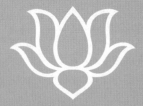

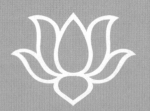

醫方明鑑

：日常養生精論與對症佛禪療法

作者◎慧 緣

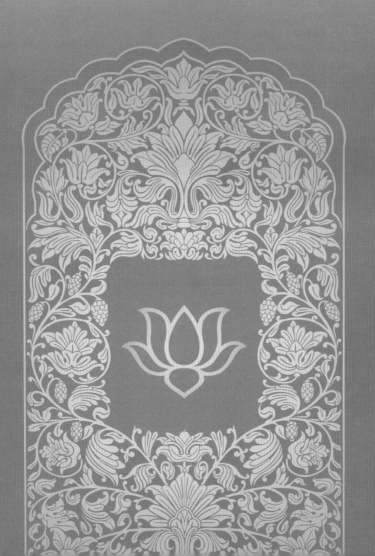

養生學堂 13

醫方明鑑
：日常養生精論與對症佛禪療法

作　　者◎慧 緣

總 編 輯◎馮國濤

出 版 者◎達觀出版事業有限公司
　　　　　11670台北市文山區景文街1號4樓之2
　　　　　Email:gwotau2004@msn.com
　　　　　電話◎02-29351011

法律顧問◎明業法律事務所

總 經 銷◎吳氏圖書股份有限公司
　　　　　新北市中和區中正路788-1號5樓
　　　　　電話◎02-32340036
　　　　　傳真◎02-32340037

初　　版◎2016年3月

售　　價◎NT$480元

All Rights Reserved　　有著作權‧翻印必究

本書由百花洲文藝出版社授權，©2010, 2016

國家圖書館出版品預行編目(CIP)資料

醫方明鑑：日常養生精論與對症佛禪療法 / 慧緣作. --
初版. -- 臺北市：達觀, 2016.03, 512面；17*23公分. --
(養生寶典 ; 13)ISBN 978-986-5958-80-0(平裝)1.中醫
治療學 2.中西醫整合 3.佛教, 413.2, 105000294

前言

　　佛教醫學是印度佛教醫學和中國中醫學相結合的修煉養生和治療疾病的獨特的醫療養生學。西元前6世紀，喬達摩‧悉達多有感於人世的生老病死等各種苦惱，便放棄了印度的王族生活，離家修煉並創立了佛教，其教義長期以來在亞洲及歐美地區流行，成為世界影響最大的三大宗教（佛教、基督教、伊斯蘭教）之一。

　　在佛教經典著作中，有很大一部分著作總結了人類治療疾病的經驗，並逐漸形成了自己的理論體系。據隋唐史書記載，藉著佛教由印度翻譯過來的醫書和藥方就有10餘種。據有關統計資料，集佛教經典之大成的《大藏經》中專講醫學或涉論醫學的經書約有400部，既有關於醫藥衛生、生理病理的記錄，也有心理健康、修心養性方面的敘述，僅此類名詞術語就有4600多條。

　　《大智度論》認為，生病有「外緣」和「內緣」兩因。外緣是生病的外在條件，如寒熱、饑渴、摔傷、扭傷等；內緣是生病的內在條件，如縱欲貪色、發怒、恐懼、思慮等。《摩訶止觀輔行》第32卷說，貪戀色、聲、香、味、觸等「五塵」，可產生相應的內臟疾病，認為人體一切生命現象都會在體內器官機能活動中有所反應，藉著對這些生命現象的觀察和分析，可以推測內在器官的病理和生理變化。

　　在漢末三國時期流傳的小乘佛教，吸取中醫「元氣學說」和「陰陽五行學說」的理論，認為「元氣」配合得好，則人心神平和，不會產生種種欲望和煩惱；如果「元氣」配合不好，「陰陽五行」不協調，心神就會失去平和，種種欲望和煩惱就會油然而生。

　　在分析疾病原因的基礎上，佛教還把疾病分為「身病」和「心

病」兩種。世界衛生組織把健康定義為「不但沒有身體的缺陷和疾病，還要有完整的生理、心理狀態和社會適應能力」。佛教的「心病」指內心的貪執、恐怖、憂愁、憎恨等苦惱，實際上便包含著社會因素和心理因素所致的疾病；「身病」是指身體的皮膚、肌肉、骨骼、神經和五臟六腑的不適，是生理性疾病。

佛教醫學認為，治病要對症下藥。《摩訶止觀輔行》第32卷說，醫生必須先正確診斷病情，分析病因，一個好的醫生應能很精確地辨別各種疾病症狀。在治「身病」時，該書提出了藥物、飲食、養生、運動（如瑜伽術、氣功、太極拳、武術等）、按摩法、痛捏法、修定功（靜坐）、修觀想等多種治療方法。這些方法與中醫養生治病的方法融為一體，成為中國養生學的重要組成部分。

佛教醫學在很大程度上具有心理學的作用，他關心人類的心理狀況和所謂的「苦難」，對人生的價值、意義作出了特定的判斷，提出了一整套調整人們思想的行為準則和規範，並賦予它們以生動形象的心理學解釋。對於「心病」，則認為主要由煩惱產生，無盡的煩惱可歸納為84000種（「八萬四千塵勞」），皆因為執著於自我（「我執」）而引起。《教乘法數》認為，有84000種對治法門（方法）來治療煩惱。《天臺四教儀》和《大乘義章》則提出了6種對治方法：不淨觀、慈悲觀、因緣觀、數息觀、念佛觀、空觀等。這些與現代心理學的許多治療方法是相通的。

佛教醫學認為，適當的飲食能使人保持健康，而飲食不當則會造成疾病。佛教醫學吸收了古代中醫的飲食療法進行治病的嘗試。《摩訶止觀輔行》就有飲食「五味」與疾病關係的記載。《禪門日誦》也說：「疾病以減食為湯藥。」

佛教在「五戒」中，規定了不飲酒。為了收到禁酒的成效，對飲

酒者進行嚴厲的懲罰。它主觀上是為了避免酒的刺激，保證個人的精神安寧，客觀上則對人體健康不無裨益。

佛教的素食對民間飲食習慣產生了一定影響，至今仍有人少吃或不吃葷腥，可見素食風尚持久不衰。佛教素食別具風味，可舒張血管，降低血壓，調節情緒。適當素食，對預防當今危害人類健康的頭號大敵—心血管疾病的發生具有一定的作用。

佛教一方面堅持戒酒和素食，另一方面提倡飲茶。僧人早起洗漱後先飲茶再禮佛，飯後先飲茶再作佛，飲茶成了他們日常生活中不可缺少的內容。後來，飲茶習慣逐漸傳向民間，形成了中國獨特的茶文化。飲茶的普及，客觀上也有利於大眾的健康。

佛教還創造了禪定法作為修煉的方法，希望藉著禪定，超出生死輪迴，脫離生滅，達到人生的解脫，獲得神秘的佛教真理。而在修習禪定的過程中，可練就調身養心、息心靜坐之功，發揮了強身健體、祛病延年的作用。

佛教把修煉方法歸結為「六度」，除禪定外，還有「佈施、持戒、忍辱、精進、智慧」，宣傳道德責任和奉獻精神，主張去惡從善和自我約束。在「五戒」中，還有「不偷盜」、「不邪淫」、「不妄語」等，鼓勵個人與群體的相互信任和瞭解。

佛教醫學與現代醫學和傳統醫學緊密聯結在一起，本書以淺顯通俗的語言，把佛教關於人類生命與健康的知識介紹給廣大讀者，其中包括佛教基本理論、佛教心理健康、佛教飲食保健、佛教醫療技法、佛教氣功、佛教武術等內容，它對於我們追求幸福生活，尋求健康長壽具有重要的指導作用。

❀ 目 錄 ❀

第三章　　　　　　　　　　　　　　　　　　　45

微笑、寬容與身體健康

第四章　　　　　　　　　　　　　　　　　　　57

佛教飲食療法

第五章　　　　　　　　　　　　　　　　　　　　87

佛教藥物療法

第六章　　　　　　　　　　　　　　　　　　　　97

佛教拿捏與按摩療法

第十四章　　　　　　　　　　　339

兒科雜病治療法

第十五章　　　　　　　　　　　363

骨關節脫位治療法

第十六章　　　　　　　　　　　373

扭挫傷治療法

第十七章　　　　　　　　　　　401

皮膚科疾病治療法

第十八章 437

眼科病治療法

附 錄

佛學小常識

第一章

佛醫學要論

　　佛教認為人生充滿痛苦，而疾病是人類最「苦」之處，它直接折磨人的身心，故救人先救其「苦」。首先就要使人們能夠擺脫疾病之「苦」的糾纏，所以佛教有「救人一命，勝造七級浮屠」之說。佛教徒透過給眾生治病療疾，普及醫學知識，同時也使佛教醫學在生活中得到提升和發展。

一、《醫方明》與中醫

　　早在三國魏明帝時，攘那跋陀羅和耶舍崛多兩位印度和尚合譯《五明論》，其中就有《醫方明》。據《開元錄》記載，從漢末至魏晉南北朝，共譯出佛典1621部4180卷，這些佛典中有許多涉及醫學內容。《隋書‧經籍志》記載，當時由印度翻譯過來的佛教醫書有10餘種，如《龍樹菩薩藥方》《西域諸仙所說藥方》《婆羅門諸仙藥方》《釋僧醫針灸經》等。

　　《大藏經》集佛教經典之大成，據李良松、郭洪濤在《中國傳統文化與醫學》中介紹，《大藏經》中，專論醫理或涉論醫理的經書約400部，既有醫藥衛生、生理病理之記錄，也有心理幻術、修心養性的載述，內容博異豐盈。不少佛醫藥書籍，大多託名自大乘佛教的龍樹、耆婆兩位宗師，千百年來廣為流傳和運用。在醫藥衛生名詞術語

方面，佛經中有4600多條此類術語，既有生理解剖、臟腑經絡方面的名詞，也有醫療、藥學、心理、病理和醫事雜論方面的術語。

綜合有關資料，現例舉有關佛教醫書如下：《佛說婆羅門避死經》、《佛說奈女耆域因緣經》《佛說奈女耆婆經》、《佛說溫室洗浴眾僧經》、《安般守意經》、《佛說佛醫經》、《佛說胞胎經》、《佛說佛治身經》、《佛說活意經》、《佛說咒時氣病經》、《佛咒齒經》、《佛說咒目經》、《佛說咒小兒經》、《禪秘要法經》、《坐禪三昧法門經》、《禪法要解經》、《禪要訶欲經》、《治禪病秘要經》、《易筋經》、《佛說療痔病經》、《大藥叉女歡喜母並愛子成就法》、《除一切疾病陀羅尼經》、《能淨一切眼疾陀羅尼經》、《觀世音菩薩如意摩尼陀羅經》、《大般涅經》、《南海寄歸內法傳》、《大智度論》、《修習止觀坐禪法要》、《六妙法要》、《摩訶止觀》、《迦葉仙人說醫女人經》、《延壽經》、《佛說醫喻經》、《五門禪經要用法》、《耆婆脈經》、《耆婆六十四句》、《龍樹眼論》、《耆婆要用方》、《耆婆五臟論》等。

佛教「醫方明」之學與中醫學理論相互吸收和影響。佛教醫學認為，人的身體是「四大」構成的，「地水火風陰陽氣候，以成人身八尺之體」，因此一切疾病的根源也就在於「四大」失調。「初則地大增，令身沉重；二則水大積，涕唾乖常；三則火大盛，頭胸壯熱；四則風大動，氣息擊沖。」

中醫「陰陽五行說」的理論認為，人體是一個由上下、內外、前後、有形和無形、物質和運動等陰陽對立面構成的統一體。它們不停地進行「陰陽轉化」和「陰陽消長」，卻始終保持著平衡，如果這種平衡被破壞，人就生病了。同時，人體內部是由金、木、水、火、土五行來表示五個系統，它們之間互相聯結，互相影響，相生相剋。由

此可見，佛教醫學與中醫學在探討疾病起因上存在著相通之處。

佛教醫學在寄生蟲學方面也有獨特的發現。《禪病法要經》及《正法念處經》就認為，人身是蟲窠，人體內的蟲約有80種，並且還列舉各種蟲的名字，描繪其形態，這與現代醫學的寄生蟲病學的觀點和記錄有許多相近之處。現代寄生蟲病學也發現人體內有蛔蟲、蟯蟲、鞭蟲、勾蟲、絲蟲、縧蟲等等。由此可見，佛醫學並非虛幻記錄，可以說它對人體寄生蟲的記載具有一定的科學性。

《修行道地經》中還有人體胚胎學方面的研究，「胎成七日，初不增減，二七日如薄酪……六七日如息肉……九七日變五泡，兩肘、兩髁及頸，十七日續生五泡，兩手腕兩足腕及頭……」這種記錄把胎兒在母體中的發育經過詳細地反映出來，與人體胚胎學有著不可思議的吻合之處。

尤其是在漢末及三國時流行的小乘佛教，直接吸取中醫「元氣說」和「陰陽五行說」的理論，用來解釋疾病的起因，認為「元氣」配合好，則人心神平和，就不會產生種種欲望和煩惱；如果「元氣」配合不好，陰陽五行不協調，心神就會失去平和，種種欲望和煩惱就會油然而生。

佛教醫學「四大」學說，也直接為中醫學所接收。

隋代巢元方的《諸病源流論》裡就寫道：「凡風病」有四百四種，總而言之，不出五種，即是六臟所攝，一曰黃風，二曰青風，三曰赤風，四曰白風，五曰黑風……所謂五風，生五種蟲，能害於人。」

唐孫思邈《千金方》也記載：「凡四氣合德，四神安和，一氣不調，百一病生，四神同作，四百四病，同時俱發。」

《大智度論》認為，生病有「外緣」和「內緣」兩種因素，「外

緣」即為外在條件，如受到寒熱、饑渴、摔傷、挫傷等等；「內緣」即內在條件，如縱欲貪色、發怒、恐懼、思慮等。《摩訶止觀》則認為，貪戀色、聲、香、味、觸「五塵」會生疾病，並認為沉迷色境生肝病，貪享聲音生腎病，貪愛香氣生肺病，貪圖口味生心病，貪念觸覺生脾病。

中醫「臟象學說」認為，「臟」是深藏在身體內部的器官，「象」是人體內臟機能活動表現的徵象，人體一切生命現象都是體內器官機能活動的外在反映，藉由對這些外在反映的觀察、分析和歸納，就能推測內在器官的病理現象和生理現象。「臟象學說」與佛教醫學也有相似之處，只是在具體器官機能上存在著某些差異。

佛教醫學認為，對不同的病症應該用不同的方法加以診治，「身稟四大，性各不同，因以治之，症候非一；冷熱風損，疾生不同」。因此，同樣的疾病發生在不同的人的身上，症候程度都會有不同。

《摩訶止觀》說，治病要對症下藥，才能很快治癒。所以醫生必須先正確地診斷病因和病情，診斷越精確，治癒的可能性就越大，這是醫生醫術高低的標準。中醫也是講究辨證施治，因而就有「同病異治」、「異病同治」的原則，它善於把體內、體外的因素加以全面的考慮，做到具體情況具體處理。因此，近人陳邦賢在《中國醫學史》中認為：「考唐宋醫學的變遷，實基於印度佛教的東漸。」

二、佛法與疾病分類

佛醫學把疾病分為404種101類，並把它們分為「心病」和「身病」兩大部分。「心病」是指內心的貪執、恐怖、憂愁、憎恨、愚癡等諸多煩惱，可以說佛教主要著眼於眾生的心病——無名煩惱的

根治。佛經認為，眾生所造的惡業錯綜複雜，所以心病的種類無量無邊。

《教乘法數》記載，眾生的煩惱可歸納於八萬四千種，即「八萬四千塵勞」，它們可以濃縮為「貪、嗔、癡」三種煩惱。因此釋迦以醫治眾生心病為己任。

「身病」是指身體、肌肉、骨骼、神經、五臟六臟等生理上的不適，即所謂「四大五臟病象」。佛教「醫方明」主要是針對身病的治療技藝。《華嚴經·普賢行願品》所示菩薩十大行願中「恒順眾生」願，就包括「於諸病苦，為做良醫」。藥師佛、藥王、藥上菩薩、龍樹菩薩等都以善施醫藥、治療身病而稱著。

佛醫學對疾病的分類與現代醫學模式相吻合。現代醫學的生物——心理——社會醫學模式認為，一個人是身心統一體，人的健康應包括身體健康和心理健康兩個方面，正如世界衛生組織對「健康」概念的定義：健康不僅是沒有身體的缺陷和疾病，而且還要有完整的生理、心理狀態和社會適應能力。

佛教從根(生理)、塵(社會環境)、識(心理)三緣和合的整體角度考察人的存在，認為它們互不相離、互相影響、互相作用。心起煩惱，惡業，不僅僅是「心病」的具體體現，而且還可導致生理失調而致「身病」。

三、疾病的佛法對治

佛教在拯救眾生諸苦的基本理論中，向眾生提供了醫治眾生「心病」和「身病」的技藝，不僅其全部佛法的教理體系可以作為廣義和深義的身心對治方法，而且還以佛教醫學善治施醫。

從現代醫學角度來看，佛教的八正道、三學、六度等修持之道，都是行之有效的身心療法。它們對指導人生正確的心理觀和生活態度，保持身心健康和人格健全，都具有重要的意義。

佛教對心理疾病提出了相應的治療對策，如《教乘法數》認為，有「八萬四千塵勞」就有「八萬四千種對治門(方法)」。《大乘義章》則提出了六種對治方法——不淨觀、慈悲觀、因緣觀、數息觀、念佛觀、空觀等，其具體方法與現代身心療法相似。佛教還認為，心靈的力量可以產生治病效果，並運用修定之法，使心理專注在身體的某具體部位，以放寬心胸、平息機體疾病，發揮治療身心疾病的作用，這與氣功理論也不無相似之處。

佛教還強調修心，採用神秘的、內省似的證悟，從日常生活做起，禮拜、懺悔、唱誦、打坐、看護病人等，都具有防治疾病的功效。

(1)禮拜

這是佛教徒的修持方法之一。磕頭禮拜時，屈伸肢體的全身運動，加上神情專注，動作徐緩，不僅可以緩解緊張心情，還可舒筋活血。禮拜時心意虔誠，意作觀想，「觀能禮所性空寂，感應道交難思議」，這些都有益於身心健康和疾病防治。

(2)懺悔

人們的身心疾病往往是內心潛意識中的不良積澱所致，尤其是當人們違背了某些社會公德、背棄了道德行為準則時，其心理負擔十分沉重。懺悔則想像面臨佛菩薩聖眾諸天，至誠悔過，使一切精神負擔在懺悔後變得輕鬆。誠如《觀普賢行法經》所說：「若欲懺悔者，端坐念實相，眾罪如霜露，慧日能消除。」這必定有利於身心疾病的治療。

(3)唱誦

佛教徒唱誦時，萬念俱棄，虔誠敬心，並配單調的節奏，如鍾磬、木魚、鼓等樂器的和鳴，在莊嚴的佛堂氛圍中，可產生現代心理療法(如鬆弛療法、催眠療法)相同的效果。日本身心醫學家池見酉次郎在《自我分析》一書中說：「如果大聲反覆地朗誦祈禱的文句和佛經等，可以將長久積累於心而即刻就要爆發的怒火、怨氣以及其他激烈的情緒和感情，以平安的方式發散出來，起到淨化心靈的巨大作用。」

《摩訶止觀》還提出，治病要對症下藥才能很快治癒；同時必須正確地診斷病情和病因，精確地辨別各種疾病的症狀，這樣治癒的可能性就越大。在治療身體和五臟失調的疾病時，佛教還有許多對治方法，如藥石、針灸、天然食物、運動和養生(如瑜伽術、太極拳、武術等)、按摩和痛捏法、修定功、修觀想等等。這些治療原則和方法，與中醫理論相比有許多相仿之處。

佛教還特別重視病人的康復，提倡護理好病人。《四分律》記載，佛陀曾親自為久病的比丘洗滌污穢、躬身按摩、說法勸勉，使之得到極大的安慰，因此，佛陀說：「若欲供養我者，應先供養病人。」這雖然是佛教慈悲心的具體顯現，但在客觀上使病人心理舒坦，精神受到安慰，有利於其疾病康復和積極配合治療。

四、佛門醫家的醫學活動

佛門醫家中有些醫術高明者，以名醫稱著，成為古代醫療隊伍中的一支力量。

西晉高僧於法開就是歷史上著名的佛門醫家，他著有《議論備豫

方》一卷。東晉的支法存著有《申蘇方》五卷。南北朝惠義著有《寒食解雜論》七卷。曇鸞著《調氣治療法》一卷、《療百病雜丸方》三卷。道洪、莫滿等均有著述。以上著作雖已亡佚，但對指導當時僧醫的行醫實踐，為人們治病療疾作出了很大貢獻。

歷代佛門醫家中，也有為中外文化交流作出重大貢獻者。如唐代高僧鑑真，歷經磨難東渡日本，傳播佛教的同時行醫治病，著有《鑑真上人秘方》，親自校正了當時日本草藥學中許多名不副實的錯誤。

日本首任掌管醫藥的官員曾隨鑑真學習藥物學，據報導，有部分鑑真的醫方現已在日本發現，成為日本漢方醫學的組成部分。鑑真被日本藥學界推奉為祖師，直到江戶時代(1603～1867年)草藥袋上還有鑑真的肖像。當然，別國的佛門醫家也從各地來到中國。中外文化的交流，使佛教醫學得到交流而發展，同時也推動了中國醫學的發展。

歷代寺院因醫而得名的為數不少，如浙江的竹林寺，即以有佛門醫家善療婦科疾病而名傳遐邇，此寺所傳婦科專著版本有數十種，至清末竹林寺婦科已綿延107世。陝西西安近郊的法門寺附近立有一方醫碑，上刻63首婦科疾病藥方，「遠近知者，對症服藥，無不應手而愈」。

河南洛陽龍門石窟藝術，為研究古代的佛教歷史和雕刻藝術提供了重要的資料。而其中「藥王洞」就有現存最早的石刻藥方，如今已被整理出了118首醫方。

歷代佛門醫家對醫學發展作出了重要貢獻，因而有的便得到皇帝賞賜。如宋代廬山僧人法堅，「醫術聞名天下」，曾獲得宋太宗趙匡胤召見，賜給紫雲袍，是稱「廣濟大師」。元代佛門名醫拳衡和尚，因皇后有病獻藥有功，被賜予「忠順藥師」，封五省採藥使。另一位普映和尚也因精於醫道，在元武帝時被封為太醫，在朝達12年之久。

五、敦煌佛教醫學

敦煌莫高窟以浩瀚的佛教文化聞名於世，其中敦煌醫學也引人注目，它不僅成為研究佛教文化的重要遺產，而且也豐富了中醫文化，是中醫文化的重要組成部分。

敦煌醫學散見於敦煌文獻、壁畫和其他文物中，甘肅中醫學院自1983年開始，多方搜集整理出了關於敦煌中醫藥方面的資料共88卷，約20多萬字。1990年該院集中研究，又經3年努力，終於編撰出了120萬字的《敦煌中醫藥全書》，該書收集古醫藥方1024首，並對敦煌中醫藥文獻，按醫理、針灸、診法、本草、醫方、古藏醫藥、道醫、佛教醫學、醫事雜論等9個部分歸類校勘、集注。

敦煌醫學中，確實不乏佛教醫學內容。

最早診療疾病的壁畫出現在繪於北周296窟北頂東端《福田經變》中，它描繪了「施醫藥」的生動場面：兩位家屬扶著半躺的患者，醫生在一旁精心診脈，身後有一人正在用藥臼搗藥。148窟有佛口拔牙的壁畫。257窟西壁《鹿王本生故事》中繪有治療惡瘡的場面，還有愚疾患者求觀音得救的場面。

西魏285窟西壁南北佛龕上，畫著14個菩薩禪定和練功的畫像，其中南龕7個菩薩坐禪圖像類似「內功」、「靜功」；北龕7個菩薩則模仿某些動物姿勢，彷彿練武功一般。

272窟有一幅40人規模的練功連續動作圖像，所有菩薩的手勢、動作、眼神、體態形象逼真。北魏260窟的一幅「剃度圖」更形象地再現和尚剃度的情景。

一個和尚坐在大盆內洗澡；另一個和尚將頭伸在水盆內洗頭；還有一個赤裸上身，脖子上圍著圍巾，蹲在地上左手拿著漱口杯，杯內

放有柳枝做的牙刷，右手把二指伸進口內撒鹽揩齒。據考證，這是中國現存最早的一幅關於口腔衛生的繪畫。

綜觀敦煌醫學中的佛教醫學，它包括了醫理、醫術、心理、氣功健身、衛生保健等多方面。在7個石窟570多個洞窟近6萬平方公尺的壁畫中，包含著不少佛教醫學成就。

第二章

佛教心理醫學

在許多寺院裡都供奉有藥師佛，全稱為「藥師琉璃光如來」，又稱大醫王，他是東方琉璃世界的教主。據說，藥師佛曾立下12條誓願，以救度眾生，其中有幾條就與人們的心理保健相關，如「所求滿足」——使眾生自由自在，縱橫自如；「安立正見」——眾生的一切煩惱都能解脫，可以獲得正確的見解；「苦惱解脫」——能解脫一切痛苦和煩惱。

藥師佛還有兩個化身。一是藥樹王，專醫人的肌體疾病(即生理疾病)；一是如意珠王，專治人的精神疾病(即心理疾病)。

據《法華經》記載，服了藥樹珠就能治癒肌體上的病痛；服了如意珠就能使人如意，精神方面的疾病便可治癒，從而使人心曠神怡，身心安樂，健康常樂。可以說，藥師佛既是大醫生藥王，又是出色的心理學家，是眾生健康的保護神。

一、佛教和心理健康

教作為宗教需要者的一種虔誠而又虛幻的心理需要，許多教徒從宗教的信仰和儀式中激發出特殊的情感體驗，獲得內心的安寧和解脫。佛教給其他信仰者也同樣有一種寄託感，在客觀上能使他們走向心理平衡，有利於身心健康。

佛教許多內容都離不開「煩惱」，這與人類心理健康密切相關。現代社會「煩惱」更多，妄想、抑鬱、焦躁等心理上的不平衡，都可歸結於佛教所說的「煩惱」之中。

1979年3月，國際勞工局在日內瓦宣佈：「任何社會中，每10人就有1人在一生中患有或曾患有某種心理障礙，到本世紀末，全世界嚴重心理疾病如精神病人總數將達2億人。」

佛教作為一種心理健康的方法，以種種教義約束人們的身心言行，而某些心理健康手段或許能為現代人提供某些啟示。佛教中許多心理健康手段也確實為廣大公眾所知曉，有的還隨著現代心身醫學的進步而得到進一步發展。客觀上，佛教具有某些心理保健作用。

憨山大師醒世歌

紅塵白浪兩茫茫，忍辱柔和是妙方。

到外隨緣延歲月，終身安分度時光。

休將自己心田昧，莫把他人過失揚。

謹慎應酬無懊惱，耐煩做事好商量。

從來硬弩弦先斷，每見鋼刀口易傷。

惹禍只因閑口舌，招愆多為狠心腸。

是非不必爭人我，彼此何須論短長。

世事由來多缺陷，幻軀焉得免無常。

吃些虧處原無礙，退讓三分又何妨。

春日才看楊柳綠，秋風又見菊花黃。

榮華終是三更夢，富貴還同九月霜。

生老病死誰替得，酸甜苦辣自承當。

人從巧計誇伶俐，天自從容定主張。

諂曲貪嗔墮地獄，公平正直即天常。

麝因香重身先死，蠶為絲多命早亡。

一劑養神平胃散，兩盅和氣二陳湯。

悲歡離合朝朝鬧，壽夭窮通日日忙。

休得爭強來鬥勝，百年渾是戲文場。

頃刻一聲鑼鼓歇，不知何處是家鄉。

這首讀起來琅琅爽口的「醒世歌」，在社會上流傳至今，是佛教對人類心理健康的綜合表述，它從不同的幾個方面勸誡人們要成為心理健康的人，就要消除世間的諸種煩惱。如果我們從正面角度，剔除其不夠積極的成分，化消極為積極，對我們心理平衡，消除內心障礙，保持心理健康十分有益，讀者不妨多讀一讀。

二、生理變化與心病

佛教認為，人的生理變化與心理變異相互影響，生老病死是必然的過程，而這個過程在心理上也有必然的反映。

《摩訶止觀輔行》說，一個人的生命依賴著呼吸，其心理狀態會影響到呼吸，因此。呼吸狀況反映了一個人的健康狀況。例如，當我們憤怒時，呼吸的氣息就會變得又急又粗；當我們心裡安寧時，呼吸就會微細綿長。

《釋禪波羅密》第2卷說：「呼吸像風的人，心中一定散亂；呼吸似喘者，心情結滯不暢；呼吸如氣流，身體易倦怠。只有守住細微的呼吸，心情才能寧靜，並進入禪定境界。」

傳統醫學也認為，人所發出的聲音與其內臟有一定的聯結，而且也反映出他一定的心理狀態。因此，中醫從聞言語和聽聲音可以分析診斷疾病。在無形體病變時，呼吸突然增粗變快，多是情緒激動；長

籲短歎，常為悲傷較深、憂思過極所致。可見，中醫理論、佛教觀點與生活實際是相互觀照的。

佛說：「念念生滅！」由於人的生理變化、心理現象也時時變化著，此生彼滅，此滅彼生，依此反覆。

佛教運用觀想呼吸的不同方法，透過心理的力量改變呼吸，從而達到治病效果，這實際上是一種生理和心理的複雜變化過程。佛教修定方法，也可以透過心靈的力量產生人體生理變化而達到治病的目的。如：定心病處、止心丹田、住心足下、繫心臍中、息心法界，認為把心理力量專注在身體的病痛部位、丹田、腳底、肚臍，放寬心胸，都可以使人產生生理變化，調和機體，排除雜念，從而使疾病痊癒。

無論是傳統醫學還是現代醫學，都十分重視心理治療，並採用心理學理論和方法、技術，不僅治療情緒不穩定和精神障礙，而且對某些軀體疾病的治療也很有裨益。

三、心病的治療方法

《教乘法數》認為，煩惱無邊無量，其對治方法也不可盡數，有「八萬四千塵勞(煩惱)」就有「八萬四千種對治法門(方法)」。佛教還採用神秘的、內省似的證悟，從日常生活做起，強調修心，把人們的日常行為與修心結合起來，從而達到身心健康的目的。

以下是佛教常用的心理對治方法：

(1)**不淨觀**。觀想境界不淨的現象，對治貪欲心特別強的眾生。

(2)**慈悲觀**。觀想眾生受苦受難的現象，平息嗔恚之心。

(3)**因緣觀**。觀察人生的因果關係和生老病死，破除愚笨癡念。

(4)數息觀。注意默數自己的呼吸，從一至十，周而復始，以消除散亂之心。

(5)念佛觀。念佛的名號、智慧、功德、莊嚴的身像，達到入靜禪定。

(6)觀心觀。不必假想，而是直觀心性。據說「觀心法」不僅可以治癒心理疾病，而且可以治癒生理疾病。

四、煩惱的產生和治療方法

光明寂照遍河沙，凡聖含靈共一家。

一念不生全體現，六根才動被雲遮。

斷除煩惱重增病，趨向真如亦是邪。

隨分世緣無掛礙，涅槃生死等空花。

這首偈說明自性本體是光明遍照的，只有一念不生其全體才能顯現，如果有意識地斷除煩惱或趨向真如，都是和「無念」背道而馳的。這是禪宗對「煩惱」的解釋。

「煩惱」二字來自梵文，佛教把擾亂眾生身心，使之發生迷惑、苦惱的精神作用都稱之為「煩惱」。

它認為世界萬物由因緣而生，或由心而生，沒有固定不變的本質屬性，也不是一般認識所能把握的，因此，各種情緒和欲望，包括一切世俗思想認識活動，都是煩惱，貪、嗔、慢、疑、惡見等都是煩惱的根本。煩惱是諸苦的根源，是生死輪迴的總因。

以佛教煩惱兩大心識的性質來看，「心病」是由煩惱產生的，無盡的煩惱可歸納為八萬四千種即「八萬四千塵勞」，這些煩惱是因為執著於自我(即「我執」)引起。佛教還把「心」的作用概括為三大類

煩惱：

(1)六根本煩惱。貪、嗔(恚怒)、知、慢、疑、惡見等。

(2)八大隨煩惱。不信、懈怠、放逸、昏沉、掉舉、失念、不正知散亂。

(3)十小隨煩惱。憤怒、仇恨、結怨、虛狂、奸詐、欺騙、倨傲、迫害、嫉妒、自私。

《百法明門論》則把八萬四千煩惱濃縮為「貪、嗔、癡」三種「塵勞」。

它認為人們的根本煩惱就在於三個字——「貪」，心貪男女和五塵境界，於他於己起貪染心；「嗔」，就是憎恨，喜愛爭論是非，從而感受其人、事、物的煩惱；「癡」，就是不明事理，如在成長過程中的「無知」，與生俱來的「無知」。夜郎自大，以我為中心，自卑、多疑、嫉妒、慳吝、欺騙等，都是由「貪、嗔、癡」引起的煩惱。

人的吉凶福禍，是因為人的「心」不時有各種煩惱和意念，然後會見諸於言行，成為招引吉凶的基因，久而久之，便會形成習慣和性格，並影響命運。因此，「心」成為「心念——行為——習慣——性格——命運」連鎖因果的根源和個體輪迴的根本所在。只有摒棄一切願望，心無所求，對周身事物採取視而不見，聽而不聞的態度，才能徹底擺脫「煩惱」，達到「涅　的境界」。

現代心身醫學認為，心理疾病是一個人由於精神上的緊張，干擾，而使自己在思想，感情上和行為上偏離社會生活規範軌道的現象，結果使人不能戰勝由挫折困難和失敗所帶來的種種困擾和煩惱，喪失了對外界的適應能力。從佛教所說的「煩惱」來看，它與現代身心醫學相適應，並且，佛教所指的「煩惱」是一個更為廣泛的心理病

因範疇，它比我們一般意義的「煩惱」意義更深廣，更具體。

(一)不自尋煩惱

　　生活並非只有陽光，漫漫人生並非只有坦途，我們每個人都體驗過「煩惱」，也常為「煩惱」所困擾。其實，所謂「煩惱」都是自找的。不信嗎？你把自己感到煩惱的事情說給別人聽，別人並不會像你那樣煩惱；同樣，別人的煩惱對你來講也未必是煩惱。因為，煩惱只是個人主觀情緒的體驗。

　　在現代生活中，競爭、快節奏很容易使人「煩惱」，煩惱好似一陣情緒痙攣，它使人陷入心靈痛苦的深淵，難以自拔。倘若我們沉湎在煩惱中，就會「剪不斷，理還亂」，心裡就會更煩惱。也許，你想忘掉它，可是它像幽靈一樣跟隨你，使你無法擺脫。

　　下面，有幾種方法可以避免和消除煩惱，當你煩惱之時，不妨一試：

　　(1)做一件你最喜歡的事。

　　(2)把自己打扮得漂亮和精神一些。

　　(3)走進你熟悉的社交圈。

　　(4)撥打心理諮詢熱線電話。

　　(5)給好朋友寫信(或拜訪他)。

　　(6)對自己感到煩惱的事視而不見，聽而不聞。

(二)不貪欲

　　《百喻經》有這樣一個故事：從前有個窮困潦倒的人，靠替別人做工賺得一件粗劣的衣服，於是穿在身上。有個人見後對他說：「你祖輩顯貴，出身於名門，為什麼還穿這種衣服？今天我教你一個好辦法，你就能得到國王賞賜給你的華麗衣服。」

窮人欣喜若狂，只見那人燒起一團火，對窮人說：「現在你脫下這粗劣的衣服，把它燒掉，然後在這裡等著國王的賞賜。」窮人欣然脫下衣服，投入火中，赤身裸體地等著，企盼國王賞賜衣服，其結果可想而知。

佛教把貪欲放在「貪、嗔、癡」三大根本之首，其目的就是要告誡人們不可貪心。俗話說：「人心不足蛇吞象。」貪得無厭者往往適得其反。

從現代心理學角度來說，貪心者心裡常是患得患失，內心不平衡，總有一種得不償失之感，這樣容易導致身心疾病的發生。古代哲學家、醫學家們也常常勸告人們不要太貪心。

《老子》四十六章曰：「禍莫大於不知足，咎莫大於欲得。故知足之足，常足矣。」它把欲望、不知足、貪婪看得比罪過、禍害、過失更大。所以，自古就有「知足常樂」、「適足則止」的名言。

佛教更是提倡「知足」，力戒貪欲。在京都龍安寺的寺院裡，藏有一個平水缽，上面刻著四個字「吾唯知足」，以儆告善男信女。成都文殊院曾編印《佛教三世因果文》，其中《想一想》這樣說：「死後一文帶不去，慳什麼；前人田地後人收，占什麼；得便宜處失便宜，貪什麼。」像那位窮人貪婪，最後連粗劣的衣服都失去了，只能赤身裸體地等待奇蹟出現，更是以生動的故事給人以啟迪。

(三)適足則止，知足常樂

佛教主張戒貪，並不是要人們什麼都不要想，什麼都不要，而是主張「適足則止」，切不可強求。那麼，怎樣才能做到「適足則止」呢？

(1)保持無禍而不追求有福。古人說：「福莫大於無禍，利莫大於不失。」因此，當你擁有某些東西時，應當有知足感，而不要貪求

自己難以得到的東西。一個人一旦貪心不足，行為超過自己能力限度，常容易招致損失和災禍，結果往往連已經擁有的都會失去。

(2)審慎行事而不貪欲圖利。只知有利可圖的益處，卻忘記了由此而引起的禍患。尤其是在貪欲的支持下，違反事物本性，其結果往往害了自己，這叫「搬起石頭砸自己的腳」。

(3)心情開朗而不患得患失。貪欲往往引起心理上的緊張和不愉快，而患得患失又刺激貪欲增大，於是這種惡性循環使人身心疲勞，人際關係緊張。記住這樣一句話：「知足者，身貧而心富；貪得者，身富而心貧。」

五、嫉妒的產生和治療方法

《百喻經》有這樣一個故事：一位師父帶著兩個徒弟，師父患了腳病，便吩咐兩個徒弟每人負責侍候一個腳，隨時加以按摩。這兩個徒弟常常相互嫉妒憎恨，有一次，甲徒弟走開了，乙徒弟就抓住甲徒弟負責按摩的左腳，用石頭猛砸。甲徒弟回來後見到師父的左腳被砸斷，一氣之下，也把乙徒弟負責按摩的右腳打斷。

嫉妒是萬惡之源。兩個徒弟因嫉妒，把師父的雙腳都打斷了，害得師父成了無腳的殘疾人。嫉妒是一種較為複雜的不健康心理現象，它包括焦慮、恐懼、悲哀、猜疑、羞恥、自咎、消沉、憎惡、敵意、怨恨、報復等多種複性情緒，一個人優越的天資、突出的成就、豐厚的財產、崇高的威望等等，都是某些人嫉妒的原因。

心理學家認為，嫉妒通常表現為兩種情況：第一，如果嫉妒者對他所嫉妒對象的重視和關心比較輕時，他的嫉妒只是陷於一種焦慮不安和情緒低落的狀態之中；第二，若對嫉妒對象表現出強烈重視和關

注，他可能會有恐懼和絕望感，可能發展成憎惡、敵視、仇恨等惡劣情緒，在行為上表現出惡意中傷，甚至產生攻擊、破壞性的行為，像上述故事中的兩個徒弟就是如此。

佛教認為，嫉妒是一個煩惱產生的根源之一，它不僅危害自己，禍及他人，還會因為「因果報應」而殃及子孫。

《遷善錄》就有這樣的故事：宋朝大夫蔣瑗有九個兒子，個個都身體殘廢，不是駝背、跛腳、手足不能屈伸、癱瘓，就是瘋癲、愚癡、耳聾、眼瞎、啞巴。

子皋見之而問，蔣瑗說：「我平生只不過經常要嫉妒比我高明的人，喜歡奉迎巴結我的人。我懷疑別人做的善事，堅信他人做的惡事。見別人得到好處就像自己損失了什麼，遇到別人有損失就好像自己得到了好處。」

子皋說：「這是你嫉妒的惡報呢，你應當改過向善，還可轉禍為福。」蔣瑗便痛改前非，廣修善行，幾年後，他九個兒子的毛病都逐漸痊癒了。

當然，這只是佛經因果報應的故事罷了，但它勸人們要免除嫉妒之心，這是消除煩惱的辦法之一。確實，在現實生活之中，嫉妒作為一種病態心理，危害極大，嫉妒者往往不擇手段地採取種種辦法，打擊其嫉妒對象，既有害自己的心理健康，又影響他人。因此，佛教勸誡人們不要嫉妒，在今天而言仍不失為有益之舉。

熄卻嫉妒之火

人都難免處於妒火的煎熬之中，一方面自己產生嫉妒心理，一方面則被他人嫉妒。因此，熄卻妒火既要消除自己的嫉妒心理，又要防止被別人嫉妒。

1.擺脫嫉妒情緒。要正確對待別人的優勢和自己的長處，不要以

己之短比他人之長；要注意開發自己的潛能，防止病態的自尊和自卑。

2.不斷充實自己。對他人和自己之間的差距，要以自己的努力去縮小，而不是損害他人；如果能以進取心來激勵自己，在充實的過程中改變自己的落後狀況，嫉妒之火自然就會變成奮鬥的激情。

3.轉移嫉妒視線。如果自己有成就，容易成為嫉妒對象，這時應當學會保護自己免受嫉妒，而最有效的辦法就是轉移視線。一方面將自己的優勢加以弱化，藏而不露；另一方面要誇大嫉妒者的長處，使之得到成就感和滿足感，從而減少其嫉妒心理。

六、牢騷的產生和治療

佛經上有這樣一首偈：

面上無嗔真供養，口裡無嗔吐妙香，

心中無嗔是淨土，無染無雜是真常。

然而，「無嗔」者總是少見，生活中常有牢騷滿腹、嗔怒無常者，他們總是因此而煩惱不已，以至於自食惡果。因此，佛教告誡人們要平息嗔怒之心。

《賢愚因緣經》記載了這樣一個故事：有一次，波斯匿王率大軍路過佛陀講經說法的道場，聽到一位出家師傅誦經的聲音特別洪亮，便願佈施十萬文錢，讓佛陀請那位誦經的師傅出來和他相見。可是，當波斯匿王見到那位師傅的相貌後，心中十分後悔，他根本沒有想到，那聲音清脆宏亮的誦經者，居然相貌醜陋，身材矮小。他便請教佛陀其中的緣由。

佛陀說：從前有一位名叫迦葉佛的聖人圓寂後，國王命令4位大

臣負責為迦葉佛蓋一座很大的塔。可是其中一位大臣牢騷滿腹，懶散怠工，國王就責備他，那位大臣更加憤怒不已。但是塔建成後，這位大臣又認為這塔莊嚴，就佈施了一個寶鈴安裝在塔上。

佛陀說：因為那位大臣的牢騷和憤怒，所以五百世中身材都矮小，相貌醜陋；又因為他掛了一個寶鈴在塔上，所以他聲音非常宏亮悅耳。

佛教把牢騷和憤怒說成能影響人的身材和容貌的惡習，其意在勸誡人們克制自己的情緒，不要心懷嗔怒和怨恨，否則就會煩惱叢生，自食惡果。

發牢騷是我們都曾體驗過的激動情緒。古人認為，牢騷滿腹易怒者，有損健康。張從正《儒門事親》曰：「怒氣所至，為嘔血，為食洩，為煎厥，為薄厥，為陽厥，為胸滿脅痛；食則氣逆而不下，為喘渴，煩心，為消癉，為目暴盲，耳暴閉，筋解；發於外為疽癰。」

現代心理學認為，發牢騷者，怒髮衝冠，臉色初赤後青者占19.3％，臉色變青者占25.8％；眼球多突出，視線亦有變化；咬牙切齒，唾沫四濺；聲音發抖，吐詞不清。尤其是交感神經興奮，心跳加快，血壓上升，呼吸急促，經常發牢騷者，最容易患心腦血管疾病。

學會消除牢騷

佛經說：「心淨則佛土淨。」一個人若能自淨其心，就能憑藉自身的善因，得到一個良好的修行環境(淨土)，那麼，一切煩惱都會遠離自己。因為修行之身，身心的抵抗力增強了，對外界的刺激都會以「平常心」見之，無名的煩惱也會因此而消失淨盡，那麼自然就不會有牢騷，不會有嗔怒。在生活之中，我們還可以採用以下方法消除牢騷：

1.遠離「導火索」。牢騷滿腹並非無緣無故，它往往是因外界刺

激的「導火索」而引發。因此，我們應當做到「非禮勿視，非禮勿聽」。曾有這樣一首偈唱道：「春有百花秋有月，夏有涼風冬有雪；心頭無掛若閒事，便是人間好時節。」只要我們不為閒事所束縛，即可以通禪而與牢騷無緣。

2.轉移「興奮灶」。發牢騷時，大腦有一個強烈的負性情緒「興奮灶」，因此，要消除牢騷，可以將此「興奮灶」加以轉移，轉移方法有多種，如聽音樂，欣賞名畫，進行運動，參與娛樂等。佛教的懺悔、念誦、修禪等也是有效的方法。

3.默念「暗示語」。接受暗示是人的一種正常心理活動，藉著自己的意識可以使自己平息牢騷。在即將發牢騷時，我們不妨默念「暗示語」：「不要發牢騷！」「發牢騷有害健康！」等，默念暗示語常可以自我警覺而免發牢騷。

七、妄語的產生和治療

佛教對人們的語言也有嚴格的要求和規範。比如在佛教「八正道」裡，「正語」就要求人們說話不要違背佛理，不要妄言、綺語、惡口、兩舌，要說真實而且與人融洽有益的話。在「五戒」中就有「戒妄語」的戒律，並為出家和居家的弟子共持。

語言是人類交際、傳達資訊的重要工具。每個正常的人都能運用語言說話，就像每個人都用腿走路一樣極其平常。然而，佛教就是在平常之中體現其教理，它對語言也進行了規範。如果說，現代人把語言作為聯結人際關係的一項重要技巧加以講究，那麼佛教則把語言作為一種直接的心理健康手段。

佛教的「妄語」有四個方面的內涵：

(1)**妄言**，指口是心非，欺誑不實。

(2)**綺語**，指花言巧語，油嘴滑舌。

(3)**惡口**，指辱罵誹謗，惡語傷人。

(4)**兩舌**，指搬弄是非，挑撥離間。

因此，佛教的「戒妄語」就是要從以上四個方面來約束自己的語言。對於違反這條戒律的人，佛教認為不僅會造成諸多煩惱，而且還將受到因果報應。

《賢愚因緣經》上記載，佛陀在世的時候，有一位比丘尼名叫微妙，她以自己的過去所遭受到的因果報應勸告許多尼姑們「戒妄語」。原來，微妙比丘尼曾是一個闊太太，但沒有生育能力，後來她丈夫娶了姨太太並生了個男孩。她嫉妒姨太太，悄悄把男孩殺了。事後她不是懺悔自己的罪過，而是發惡誓：「如果我殺了你的兒子，我的丈夫會被毒蛇咬死，我生的孩子會被水沖走，被狼吃掉，而且會自己吃親生子女的肉，我自己會被活埋……」妄言惡誓的結果是一一應驗了。

她先後嫁了三任丈夫，就在同第三任丈夫新婚幾天後，丈夫死了，按當時習俗，妻子陪葬，她被活埋了，幸虧有盜賊盜墓取寶，她被救出來。於是，她請佛陀度化，而且修成正果，成為微妙比丘尼。

佛教從因果報應上闡述了「妄語」的惡報，這顯然是唯心的。但從心理角度來說：「妄語」者往往因違反自己的良心而自責，易造成心理緊張不安，這是不利於健康的；尤其是「妄語」者欺誑誹謗、挑撥離間、花言巧語，最容易造成人際關係障礙。它雖不會像佛教所說的那樣得到惡報，但會失去人們的信任，使自己陷入孤立無援的境地。

佛教「戒妄語」不僅對其信徒具有語言規範作用，而且對人際語

言溝通也是極好的指導。它是我們進行語言溝通的必備的原則，對促進現代人際關係資訊溝通具有重要的指導意義。

八、五欲的產生和治療

《巨力長者所問大乘經》卷上：「五欲煩惱，猶若瀑流，漂溺有情入生死海，汩沒流轉，難有出期。」所謂「五欲」就是財欲、淫欲、飲食欲、名欲和睡眠欲，也有指五種感觀欲望的。五欲煩惱有如瀑流，能夠漂溺一切眾生到「生死海」中，沉浮不已。

佛教出家僧尼必須遵守佛教的戒律清規，其實質就是禁欲，自覺約束行為和心理活動，不被五欲煩惱所引誘。佛教甚至認為，眼欲得好色，耳欲得好聲，鼻欲得好香，舌欲得好味，身欲得好觸。這色、聲、香、味、觸都是眾生易得的貪欲，也在禁止之列，這樣便形成了諸多戒律，以達到禁欲的目的。而在五欲煩惱中，淫欲是首當其衝的，「戒淫」成為佛家禪定的「加行」，佛教還編有許多「戒淫」的故事。

在諸欲中，危害最大的是淫欲。《楞嚴經》即以阿難惑於淫術為「緣起」，當時阿難因乞食，經歷淫室，遭大幻術。摩登伽女喜歡其美貌，便以娑毗迦羅先梵天咒，將阿難攝入淫席，淫躬撫摩。

釋迦得知此事後，立即宣說神咒，以文殊師利咒消滅惡咒，將阿難和摩登伽女提將歸來，教誨摩登伽女修得正果。《楞嚴經》又舉例說，寶蓮香比丘尼，私行淫欲，說什麼行淫事非殺非偷，不會有業報，說話間其女根突生猛火，墮入「無間獄」。所以淫欲乃眾生輪迴的直接「惑業」。

《四十二章經》也說：「出家沙門，斷欲去愛，識自心源，達佛

深。」「汝等沙門，當捨愛欲，愛欲垢盡，道可見矣。」「有人患淫不止，欲自斷陰……若斷其陰，不如斷心。」因此，欲愛不淨，是生死之根，眾苦之本。

在佛教這些戒淫理論指導下，僧尼絕對禁止與異性交合、「染心相觸」、有親密行為，而且禁止獨自手淫。大乘佛教還戒及心念的起動。在寺院裡，早課通常念誦「楞嚴咒」為始，而這是梵語譯成的漢字，說的是佛陀救其弟子受惑於摩登伽女的咒語。據說凡念此咒可以有效地保護自己不受性欲的誘惑。

在佛學中有「惡業發相」的說法，其中「淫業發相」乃於坐中見淫穢之相而動心，或忽思邪淫之事，乃至於被此欲念所逼惱，行邪淫或手淫等事，佛教認為這是宿世行惡必感的惡果和心理的惡性變化。

佛教戒淫的目的，一方面是為了維護僧團清譽，宣揚佛教離欲，另一方面是為了給修禪提供良好的條件。

從氣功角度來說，性生活是進入高深氣功態的障礙，因禪定的需要而設戒淫，自有其有益的成分。但是，對於世俗之人來說，戒淫是違逆人性的行為。現代性學認為，性生活不僅關係到人類社會的延續和新生命的誕生，而且對生命個體來說，也是一種有益健康的行為，正常和諧的性生活是一個人身心健康的具體體現。

第三章

微笑、寬容與身體健康

一、笑彌勒佛的啟示

我們在名山寺院裡，常可見到笑口彌勒的塑像，他笑容可掬的神態，十分逗人喜愛；他袒腹趺坐，腰肢粗大，令人忍俊不禁。有的佛堂在供奉彌勒佛像兩側，掛著一副對聯：

大肚能容容天下難容諸事；

開口便笑笑世上可笑之人。

彌勒佛喜笑顏開，使人一進寺門就有一種皆大歡喜的感覺，人們會被他那坦蕩的笑容感染而忘卻自身的煩惱。如果我們再仔細注意，還會發現他一手持著一串佛珠，另一手按著一個大口袋，相信這口袋是用來盛「氣」的，他在生氣時就打開口袋，將「氣」裝進去。所以彌勒佛生性慈和安詳，他最著名的功法就是「慈心三昧」，這使他在人世間播道時，總能笑嘻嘻的，令人好不快樂。

笑是身心健康的法寶，俗話說：「笑一笑，十年少。」這句話說明了笑與長壽之間的密切聯結。「樂以忘憂，不知老之將至。」「笑口常開，青春常在。」笑使人永保青春，樂觀消愁。佛教雖然宣傳人生是苦海無邊，但並非讓人們整日愁眉苦臉，相反，它在莊嚴肅穆的佛堂裡，豎上一尊神情溫和可愛的笑口彌勒，讓人們也能笑口常開！

醫學家們研究，笑是一種有益的特殊的人體運動。

笑使人體的膈肌、胸腔、腹部、心臟、肺臟，甚至肝臟都能得到短暫的鍛練；笑使肺臟擴張，胸肌的活動得到加強，可以清除呼吸道的異物，並能加快血液循環和心臟的搏動；大笑使面部、臂部和腳部的肌肉都能得到鬆弛，從而解除了人們的厭煩、內疚、抑鬱、緊張的心理狀態；笑使胃部運動，促進消化腺的分泌，加快腸胃蠕動……因此，我們不妨學學彌勒佛，讓笑伴我們健康長壽。

早在20世紀70年代，英國的一所大學創立了「幽默教室」，利用各種發笑手段，使人在笑療中預防身心疾病。其實，從某種意義上說，觀看彌勒佛像也是一種趣味笑療法。笑口彌勒佛像本身就富於幽默，他頭上光溜，雙耳垂肩，身穿袈裟，祖胸露腹，給人一種幽默可笑之感。

笑療有多種方法，如看幽默書畫，觀看滑稽影視，與人談笑風生，照一照哈哈鏡，進行其他娛樂等等。

二、大慈大悲利人生

《大智度論》曰：「大慈與一切眾生樂，大悲救一切眾生苦；大慈以喜樂因緣與眾生，大悲以離苦因緣與眾生。」佛給予眾生未來之歡樂，故為「大慈」；它為眾生拔除痛苦，故名「大悲」。

因此，佛教的道德準則不但展現於對自我修持的要求，而且還貫穿在人與人、人與眾生之間的關係上，並希望和幫助他人得到快樂，希望和幫助他人解除痛苦。因此，它以利他為人生觀，講究施與恩惠，救除患難。

佛教宣揚「大慈大悲」，佛陀則是奉行大慈大悲的先驅。話說佛

陀的弟子眼睛失明，要穿針縫衣都困難。作為偉大的聖人，佛陀主動去幫助這位失明的比丘，並一針一線地為弟子縫衣。有病的弟子口渴了，佛陀會親自倒茶。有時他親自服侍重病的弟子，為他們清理污穢的糞屎和血膿。他說：慈悲就要不分大小、貴賤、高低！

有一次摩羯陀國的阿世王與越祗王國發生糾紛而準備戰爭，就派大臣雨舍去拜訪剛從越祗國回來的佛陀，打探敵情。佛陀知道他的來意，故意不正面回答，而是同弟子阿難大談越祗國的政治民主、上慈下孝，並用很嚴肅而慈悲的神情說：「假如一個國家具有政治民主和上慈下孝的民風，這個國家必然強大……」雨舍終於明白了其中的道理。

「慈悲」戰勝了一場戰爭！

佛教還以「緣起論」來解釋慈悲和人生一切現象，「緣起」即「諸法由因緣而起」，一切事物的產生和消除，都是由相對的互存關係和條件所決定的。人與人、人與社會也互相依存，形成一個社會人際網路。因此佛教要求：「出家人以慈悲為懷。」一個人想成佛，必須以眾生為緣，依賴眾生的幫助；同樣，眾生也需要你的幫助。

這種善惡慈悲觀的具體實踐就是「自我犧牲」，在佛教的「六度」中表現得最為完美。佈施、持戒、忍辱、精進、禪定、智慧，都成為佛教徒道德責任和奉獻精神之戒律，尤其是它的「佈施」就是要用自己的智慧和體力去救助受苦受難的人，為了眾生應不愛惜自己的財產甚至生命；「忍辱」就是對於一切有損於自己的言行，都要忍氣吞聲。這種自我犧牲精神在現實生活中確能觸發人的善良動機，激勵人的自我犧牲熱情，對人際關係的和諧具有指導作用。

不難理解，即使在現代社會裡，我們更應當有自我犧牲精神，以平等、博愛之心來待人處世，這不僅有利於良好社會道德風範的形

成，而且對於每個人來說，都有利於人際關係的和諧與心理健康發展。

利他、平等、博愛、佈施、忍辱這是佛教慈悲觀的體觀。在現實生活中，我們若能做到這樣，胸襟自然會開朗，於人於己都不失為健康之舉。

然而，在我們周圍總不乏這樣的人：待人處事，總以為自己吃了虧，一心想著要「撈回來」；有的人總認為提工資、分房子、評職稱只有自己優先才行，他人不能超越自己；有的人以自己的少許「奉獻」去追求名譽、利益……於是，他們心理產生諸多不平衡，患得患失，其結果不僅人際關係處理不好，而且內心抑鬱，工作消極，精神萎靡；有的甚至吵鬧、爭鬥，嚴重者輕生自殺……這些都是心理健康的大敵！

要保持心理健康就應當有開闊的襟懷，敢於奉獻，敢於吃苦，敢於忍辱。要知道，金錢、地位、名譽等等，都是身外之物。「奉獻就是快樂之本」，更何況，奉獻會使人心靈得到昇華從而使心理健康得到根本保證。這樣的人也就不會患得患失，人生態度也會由消極變為積極。

三、忍者長壽

十八羅漢中的第十一名羅漢叫羅怙羅，他本是釋迦牟尼的兒子，後來出家修道，成為釋迦十大弟子之一。相傳羅怙羅以忍辱而著名，在舍衛國時，他曾被一些輕薄者打得頭破血流，但他慈心能忍，因而受到佛的讚揚。

《壇經》說：「讓則尊卑和睦，忍則不惡無喧。」佛教把修行方

法歸為「六度」，「忍辱」就是「六度」之一，它要求對於所有有損於自己的言行都要不動心，忍辱負重，忍氣吞聲。「忍」成為佛教的行為準則。

清代何紹基在外地為官，有一天他接到家裡來信，得知家中因一牆基與鄰人爭吵，要打官司，請何紹基相助，何紹基立即修書一封云：「千里家書只為牆，讓人三尺有何妨？萬里長城今猶在，不見當年秦始皇。」他的家人讀罷家書，立即讓人三尺；對方深受感動，也讓了三尺，一場官司在「忍讓」中化解講和。

生活中我們難免與人發生各種矛盾、爭執。有的人視「橫蠻」為「英勇」，在矛盾和爭執中總愛誓死爭高低，使小事釀成大禍。有的人則視「忍讓」為美德，做到「人善我，我善人；人不善我，我亦善人。」這兩種人際關係的善惡，人們一眼即明，但要見之於行動則非易事。它需要矛盾的雙方具有理智和道德，要相互尊重、相互諒解。

我們常看到有些人在牆壁上懸掛一幅書法作品，上書一個「忍」字，以此來告誡自己「忍」！在現實生活中，「忍」確是「化干戈為玉帛」的有效方法。從功利上來說：「忍可以免災」，「莫大之禍，起於須臾不忍，不可不謹。」古人要求人們能忍則忍，把「忍」看成是法力無邊的法寶，能使人逢凶化吉，遇難呈祥。佛教也極度宣揚「忍」，使之成為自我犧牲的精神。

確實，「忍」有利於人際關係的和諧，倘若每個人都「忍讓」些，生活將減少許多矛盾和爭鬥，社會也變得和平安詳。「忍」也有利於我們自身的健康，「忍得一時之氣，免得百日之憂」。面對矛盾和紛爭，退避三舍，禮讓謙恭，自己會心理舒坦；同時，對方也會因你的寬容大度而受到感動。

然而，「忍」並不是要求毫無原則地忍讓。不善「忍讓」者，

或與人爭執，或虛偽退舍而求伺機報復，這實際上是人格不健全的表現，容易導致偏執型、分裂型、自戀型、反社會型、強迫型或被攻擊型等人格障礙。善「忍」者則不然，他講究靈活處理，講究氣度讓人，「得忍且忍」就是這個道理；倘若你的「忍」只是為了表現自己求得讚賞，倘若你的「忍」只是為了來日報復，這將貽害無窮！

佛教「不氣歌」

他人氣我我不氣，我自心中有主意。

君子量大同天地，好壞事物包在裡；

小人量小不容人，常常氣人氣自己。

世間事物般般有，豈能盡如我心意？

彌勒菩薩笑哈哈，大著肚子裝天地。

他人若罵我，當做小兒戲。

高罵上了天，低罵入了地。

我若真該罵，給我好教意；

我若無那事，他是罵自己。

吃虧天賜福，讓人懂道理。

若不學忍讓，氣上又加氣。

因氣得了病，罪苦無人替。

多少英雄漢，因此斷了氣，

想到死亡時，其事過得去。

他人來氣我，我偏不生氣，

一句阿彌陀，萬病皆化去。

四、人際關係和諧身心健康

人是社會化的高級動物，是一定的社會關係的總和。每個人都有交往的需要，和諧的人際關係不僅對自己、而且對他人甚至對整個社會都十分重要。保持人際關係的正常發展，既保證了個人心理的健康成長，同時也保證了社會氣氛的和諧。佛教教義都貫穿著濃厚的人際關係學內容。

佛教稱人為「有情眾生」，認為人是依情和愛而生活，一個人的愛心越廣，就越能顯示出自己的道德崇高和生命價值重大。

佛陀曾有一個堂兄弟叫提婆達多，他本為佛陀的弟子，但後來心存不軌，背叛佛陀，多次暗害佛陀；如派人行刺，驅遣惡象踐踏，推下巨石壓碾，企圖置佛陀於死地。但佛陀不去計較，反而告誡弟子們要尊重提婆達多。佛陀以言傳身教宣傳佛教的「無緣大慈，同體大悲」的人際精神，並把慈悲的對象推及到仇敵。

為了和諧的人際關係，佛教以戒律調整信徒的身心。在「五戒」中就有「不偷盜」，戒禁侵犯和取得他人財產和權利；「不邪淫」，禁止不正當的性關係；「不妄語」，避免虛偽，鼓勵個人和群體的相互信任。可見戒律並不是束縛信徒行動自由的枷鎖，而是人際關係和諧的潤滑劑，它的根本精神是不侵犯他人，減少樹敵，使人們和善友好，相互信任。

我們從佛教中可以領悟到許多人際關係的和諧之道。

有這樣一則佛教故事：有一天，佛陀對弟子阿難說：「阿難，受佛禁戒，誠信奉行。順孝畏慎，敬歸三寶。養親盡忠，內外謹善，心口相應……為佛弟子，可得商販，營生利業，平鬥直尺，不可罔人。」

可見，佛教宣揚「一切皆苦」，並不是要人們只管吃苦，而是要解脫苦海，追尋常樂；那些希望借淡薄物欲來磨煉修行的人，也只是

走向涅槃的手段。它不僅要求人們忠、孝、誠、善，而且認為信徒應當有正當的謀生手段，遵守公平無欺的原則。

但佛教呵斥物欲，反對沉溺於物欲享受。佛經就有七種不當之財的記載：竊取他物；抵賴債務；吞沒寄存；欺罔共財；因便吞占；借勢苟得；非法經營等，這七種不義之財不可苟得。這是人際關係的基本要求，也是一個人道德修養的基本準則。

在早期漢譯佛典中，對於人際關係尤其是男女關係、家庭關係、主僕關係、倫理道德、政治生活等內容不僅相當重視，而且在翻譯過程中進行了適當的調整，在很大程度上更適應了儒教思想，使儒教倫理道德與佛教融為一體。因此，我們不難理解人際關係與佛教相融和相仿。

《無量壽經》說：「父子兄弟夫婦，家室內外親屬，當相敬相愛，不能相憎相嫉；有無相通，我得貪惜；言色常和，莫相違戾。」如來佛還身體力行，一心普度眾生，入慈三昧，身體發出閃閃金光，遍照大千世界，使眾生息止貪嗔癡三毒，興生仁愛慈悲之心，於是眾生平等相愛，如父如母，如兄如弟。

這是何等祥和的人際關係的真實寫照，它也反映了佛教對人際關係所寄予的良好願望。

雲南昆明華亭寺內，存有一奇物藥方，它是唐朝石頭和尚所開，是佛教和諧人際關係、消除內心煩惱、保持身心安康的妙方。大師論世曰：「凡欲齊家、治國、學道、修身，先須服我十味妙藥，方可成就。」其方如下：

好肚腸一條，慈悲心一片，溫柔半兩，道理三分，信行要緊，中直一塊，孝順十分，老實一個，陰陟全用，方便不拘多少。

此藥用寬心鍋回炒，不要焦，不要燥：去火性三分，平等盆內

研碎。三思為末，六菠蘿蜜為丸，如菩提子在。每日進三服，不拘時候，用和氣湯送下。果能依此服之，無病不瘥。

切忌言清行濁、利己損人、暗中箭、肚中毒、笑裡刀、兩頭蛇、平地起風波，以上七件須速戒之。

偈曰：此方絕妙合天機，不用吾師扁鵲醫。

普勸善男並信女，急須對治莫狐疑。

五、忠孝者健康長壽

在《賢愚因緣經》裡，就有一個關於孝的故事，說的是佛陀與弟子阿難進城乞討，阿難遇見一位老父親和一位老母親，他們雙目失明，一貧如洗，生活艱苦異常。但他們有一個極盡孝道的7歲兒子，他經常去討食物，把好的飯菜果品拿給父母吃，酸苦變味的殘剩食物留給自己吃。阿難非常稱讚這個小孩恭敬父母，遂向佛陀稟報。

佛陀說：「無論出家還是在家，慈心孝順，供養父母，都在情理之中，其功德也極其高尚難估。」佛陀還向阿難講述了自己孝敬父母的故事，在父母生命垂危時，他連自己身上的肉也割下來供養父母，以致圓成正果，修成佛道。

佛教故事裡，也有關於孝敬父母的故事。相傳唐代道明禪師，俗姓陳，為了奉養高齡老母，紡織草履賣錢來贍養老母，人們尊稱「陳蒲鞋」。南北朝時，道濟禪師肩挑扁擔，一頭是行動不便的老母，一頭是經書，到處講經說傳。有人要幫忙照料他的老母，他說：「這是我的母親，不論她如廁吃飯，都應該由身為人子者來侍候。」道濟禪師因此備受尊敬。

佛教的「孝」是在傳統教化社會中形成和發展起來的，它雖以原

始佛教為藍本，但更多地打上了傳統文化的烙印。但是，不可否認，孝敬父母本身是傳統美德，尤其是在即將進入老齡化社會的今天，孝順老人，養親盡忠，應當加以提倡，做到孝敬恭順，尊重他們的生活習慣和人生權利，努力使他們歡度晚年。這是現代健康教育的重要內容，能孝敬老人也是一個人心理健康的標誌之一。

佛教《大藏經》有忠孝良方，它把「孝心」放在首位。意在勸誡眾生，極盡孝道，以此消災增福吉祥。醫方曰：

孝心十分，陰陟全用，恩惠隨施，仔細十分，慎言一味，安分隨用，戒淫去心，仁義廣用，老實一個，好心一片，小心一點，戒賭洗淨，信行全用，和氣一團，方便不拘多少，好肚腸一條，忍耐一百個，字詞不拘多少。

此方用心細研，用菠蘿蜜為丸，如菩提子大，每服一百零八顆，引用益友三個，平心湯隨時溫服。

當然，此方不僅用於不孝之病，而且對於其他心理疾病也十分靈驗。

六、心安益壽

在生活之中，我們也常用「安心」一詞，它表示心態平和，安寧無憂等。明代王文祿說：「世之治亂，皆由人心生，蓋歡欣則道，道則泰，泰則治；怨憤則塞，塞則否，否則亂。此古聖人所求多方之法，以平其心。」古人還有「人無憂，故自壽」之說。

所以「安心」有益身體健康。人若不能安心，則會易躁、抑鬱、驚恐、嗔怒、憂思；心煩意亂過甚，則導致陰陽平衡失調，鬱氣閉結不解，經血積滯不暢，長此以往，必將嚴重危害身心安康。

宋代文學家范仲淹的三哥中舍，被女婿煩惱，為家事所困擾，又顧念兒女，因此更為生氣，不僅難得安心，反而多憂多慮，最後得了咽塞吐逆之疾。

范仲淹為此修書一封，以勸其兄，曰：「……放心逍遙，任委來往。如此斷了，既心氣漸順，五臟亦和，藥方有效，食方有味也。只如安樂人，忽有憂事，便吃食不下，何況久病，更憂生死，更憂身後，乃在大怖中，飯食安可得下！請寬心將息將息。」

現代醫學研究表明，人的心理狀況與高血壓、心臟病、癌症等發病率相關，安心無憂者，這些疾病發病率明顯低於情緒波動者。

國外學者曾對192名醫學院學生在休息、考前30分鐘和考後30分鐘進行血壓測試，發現休息時只有12人輕度血壓升高；考前30分鐘則有51人血壓顯著升高；考後30分鐘大多恢復正常。

1978年美國湯姆斯和貝茲博士研究表明，穩定、安靜的人嚴重疾病發生率為25％，而情緒不穩、急躁者則達77％。現代醫學研究證明，佛教的「安心」確實不失為一種身心健康法，可以說：安心亦為卻病方。

佛教認為「安心」法不可得，那只是對安心法的佛教境界的估價。對於我們來說，安心法是可求的。你不妨試試以下方法：

1.心安理得法。對於我們所處的環境，不必過分追求完善，尤其對非原則問題，更不要計較其得失和是非，以「心安理得」的心情泰然處之。

2.滅卻心火法。杜荀鶴《題於夏日悟空上人寺院》曰：「三伏閉門披一衲，兼蔭房廊無松竹。安禪未必須山水，滅卻心頭火自涼。」

這炎炎盛夏，人們常會說：「天真熱！」然而，這種「熱」往往與人的心態相關，「心靜自然涼」就是我們自覺滅卻心頭之火。

待人處事何不如此，人心煩亂往往是因為我們自己的心理不平衡，滅卻自己的心頭之火，你就要少關注無關痛癢的人和事，以平靜的心態待人處事。

3.吟誦詩歌法。宋代陸游有這樣一首詩，教我們「不教一點上眉端」，你不妨多朗讀吟誦幾遍。詩曰：

短檠膏涸夜將殘，感事懷人興未闌。

酌酒淺深須自度，圍棋成敗有旁觀。

斷秫作飯終年飽，大布裁衣稱意寬。

世上閑愁千萬斛，不教一點上眉端。

第四章

佛教飲食療法

　　佛教飲食中，堅持戒酒，素食和飲茶。為了收到禁酒的成效，對破戒飲酒者處以重罰，這從客觀上對防止酒對人體健康的危害具有積極性的阻止作用。佛教的素食對於降低血壓、調節情緒、預防心血管疾病都具有一定的作用。飲茶則逐漸形成了獨特的茶文化，客觀上也有利於人體健康。

　　佛教飲食吸收中醫飲食療法，使之與人類生命健康相互聯結為一個有機整體，在醫學保健體系中佔有一定的地位，從而豐富了飲食文化，使民族飲食風味得以提高，也成為現代飲食保健的源頭。

一、飲食與疾病

　　佛教認為，人類飲食與疾病有著不可分割的聯結，很多疾病就是由於飲食太複雜和太多而引起的，而適度的飲食則可治病療疾。中醫認為，飲食不潔，沒有節制而過多進食，或饑餓勞累都可引起疾病。

　　現代醫學認為，飲食可在人體內分解為多種營養成分，機體就利用這些食物的營養促進生長，進行修補，並維持各系統功能，所以只有進食得當才能保持健康，若飲食不當就會造成機體障礙而使人生病。

　　因此，佛經《大智度論》說：「食為行道，不為益身。」不是沒

有道理，它把飲食看做是修道得以進行的必要條件，而對食物粗細並不講究，只要能維持生命和修道即可。

佛教還把古代中醫的食物治病方法吸收於自己的佛教文化中，利用飲食進行治病。

《摩訶止觀輔行》第32卷載：「酸味對肝臟有益，卻會損脾臟；鹹味對腎臟有益，卻會損心臟；辛味對肺臟有益，卻損肝臟；苦味對心臟有益，卻損肺臟；甘味對脾臟有益，卻會損腎臟。」並認為調節「五味」就可以治病。這「五味」與疾病的關係，在中醫古籍《備急千金要方》中也有類似的記載。

唐朝百丈大智禪師還提出「疾病以減食為湯藥。」從現代醫學觀點來說，人體生病時，減少飲食既是一種自然的生理反應，同時少吃也可使胃腸充分休息，減輕機體消化功能的過度負荷，使免疫功能充分發揮作用。《摩訶止觀輔行》也說：「吃得少，心智才能清明。」

佛教飲食觀對人類飲食產生許多重要的影響，如吃素、飲茶、戒酒等。早在20世紀70年代初，西方佛教界曾一度流行「禪宗長壽飲食」，其目的也是透過飲食措施來達到人體內心平衡；它甚至認為飲食再加上對佛教的篤信，就可以包醫百病。當然，這種理論因為信奉者越來越走向極端而被逐漸冷落，但它卻說明瞭佛教飲食的深遠影響。

二、佛教飲食之道

(1)**食不過飽**。佛教認為，貪求口福，會起煩惱心，而少吃則比較自在，能使人專心修道，鍛練心智。《增一阿含經》曰：「若過分飽食，則氣急身滿，百脈不通，令心壅塞，坐臥不安。」古代中醫學

也講究「食不過飽」，認為太飽則傷氣、傷腸胃。

(2)不可太饑。飲食太飽於身體不利，而太饑也有損健康。《增一阿含經》又曰：「若限分少食，則食羸心懸，意慮無固。」中醫認為，太饑餓傷脾，人吃得過少就會骨骼乾結而血液停滯。現代醫學則認為，吃得太少會造成營養不良和貧血。

(3)飲食按時。佛教徒講究飲食有時，尤其是嚴格執行「持午」，出家和尚講究過午不食。清代曹廷棟《老老恒言》說：「午前為生氣，午後為死氣。釋氏有過午不食之說，避死氣也。」

三、瑜伽和飲食

瑜伽是佛教修煉方法之一（將在《修禪練功篇》予以介紹），而瑜伽者的飲食要求，不僅對其自身修煉具有重要意義，而且對人們的身體健康也具有指導作用。

人活著就要飲食，人的身體健康和協調發展潛在能力，無不與人的日常飲食密切相關。瑜伽經典告訴人們，飲食是人類從精神的低層次向精神的高層次發展過程中所需要的基本東西。

瑜伽認為「普拉納」是宇宙間無所不在的能量，所有事物都蘊含著這種潛在的能量。人類飲食就是為了從食物和空氣中攝取能量，藉著動脈和神經組織，將能量分配到身體的各處，從而產生「普拉納」。

它還把食物分為三類型：智慧型、活潑型、無知型。智慧型的食物帶來健康和幸福，延年益壽；活潑型的食物使人興奮；無知型的食物會導致疾病，弱化能力。因此，練瑜伽的人應藉由體驗來發現對自己適合的食物。只有智慧型的素食，才能維持瑜伽實踐者的精神。

瑜伽經典還要求練功者不要飽食，食後胃內應是：固體食物占四分之二，液體食物占四分之一，餘下四分之一的空隙，讓空氣自由流通。

食物種類繁多，各地氣候和風土人情也不一樣，其食品屬性也不相同，因此，我們不必將古代瑜伽食品照搬於現在，這是大可不必的，一般只需注意以下原則即可：

・盡可能吃本地生產的自然食品，如當地的各種綠色水果蔬菜。

・以植物性食物為主，少吃動物性食物。堅持練瑜伽者，對動物性食物會逐漸厭惡，此時不必勉強自己。

・以大豆油、花生油、麻油等植物性油脂為主。

・食物要避免精細加工。

・每天飲水或果汁多次，但每次要少喝，不要慌忙大口大口地飲。

・飲食過冷或過熱都會給胃以強烈刺激，應注意避免過冷過熱的飲食。

・保持進食前後心情愉快，能排除食物中的毒素，使食物全部成為智慧型食物。

・堅持練瑜伽者，飲食量自然減少，既不要為此自尋煩惱，也不要人為禁食。

四、素食療法

佛教實行嚴格的素食習慣。本來在印度原始佛教戒律裡並無「不食肉」的規定，《四分律》還有佛言：「聽食種種魚」、「聽食種種肉」的記載，佛教傳入中國之初，也沒有普遍禁止食肉。

但大乘佛教則認為食肉就是殺生，從南朝劉宋以後開始流行的《梵岡經》規定：「不得食一切眾生肉，食肉得無量罪。」南朝梁武帝篤信大乘佛教，於是大力提倡僧尼禁止食肉，天監十年(511年)梁武帝集諸沙門立誓永斷酒肉，並以法令形式告誡天下沙門，若有違反則嚴懲不貸。這樣，素食也就逐漸成為佛教風俗習慣的主要特徵之一。

佛教素食風俗也在民間廣為流傳。吃素俗稱「吃齋」，除出家僧尼必須堅持終身素食外，在家居士則分別在三長齋月、四齋日、六齋日、十齋日持齋。

三長齋月是指正月、五月、九月三個月當中的初一至十五持齋；四齋日指每月的初一、初八、十五、廿三這四天持齋；六齋日指每月初八、十四、十五、廿三、廿九、三十這六天持齋；十齋日指每月初一、初八、十四、十五、十八、廿三、廿四、廿八、廿九、三十這十天持齋。

佛教素食大多以豆製品和蔬菜為主，並把它們製成多種美饌佳肴，別有風味，它豐富了人民的飲食文化，提高了飲食風味，同時適當的素食對人體健康也有一定的保健作用。時至今日，人們對素食仍不乏喜歡者，有的老人還堅持少吃或不吃葷食。

現代醫學認為，以葷食為主容易導致慢性疾病的產生，如心血管疾病，消化系統疾病和癌症等。因為經常吃葷食的人，葷食在體內要經過6～8小時才能完全消化，身體還必須分泌大量的膽汁從而增加了消化系統的負擔；而大量的膽汁和腸內細菌容易起化學反應而產生致癌物質。

有實驗表明，經常葷食者患結腸癌的機會比素食者高4倍；吸煙的葷食者比吸煙的素食者患肺癌的機會大得多。葷食中含有大量的脂

肪和膽固醇，這是引起心血管疾病的罪魁禍首。

因此，當今「素食之風」仍然盛行，雖然它是人們對健康追求的產物，但其淵源卻在佛教。在美國甚至還勃然興起素食主義，80年代開始，素食風潮席捲美國，素食主義的隊伍日益壯大，現已達800多萬人，他們創辦《素食時代》雜誌，倡導「全美素食節」並在150多個城市推廣。

(1)正確的素食觀

其實，正確的素食觀應當是素食與葷食兼顧，因為作為平常人來說，現代生活非常緊張勞累，光靠素食有時難免造成營養不良。美國醫生協會警告，激進的素食者只能吸收到低品質的蛋白質和極少量的維生素B，他們往往營養不良；兒童、少年、危險程度更大，他們易患壞血病，血鈣過少，白蛋白過少和腎臟病等；女性還容易引起閉經。因此，美國素食者中有許多是「半素食」者。事實上，葷食中含有豐富的營養成分，如有22碳多烯酸等長鏈不飽和脂肪酸，它與人體神經系統及大腦組織的生長發育息息相關；倘若長期不食葷食，機體處於低膽固醇血症狀況下，反而可發生突發性高血脂症，容易導致貧血，營養不良。尤其是青少年正處於生長發育的高峰需要攝取大量營養物質，更不應單純素食，而應葷素合理搭配，以保證生長發育必需的各種營養。

因此，我們應正確對待佛教的素食習慣，不要一味地機械模仿，否則就不利於我們的健康。

(2)不飲酒

「不飲酒」是佛教五戒之一。佛教認為，酒可刺激性欲，使人邪淫，人一飲酒便會產生很大的罪過。

　　從某種意義上說，佛教的「不飲酒」戒，對身體健康也是一種明智之舉。

　　元代《飲膳正要》曰：「酒味苦甘平，大熱有毒。飲酒過量，傷身之源。」原來，酒的主要成分是酒精，酒精進入胃腸後吸收很快，尤其是在空腹第一小時能吸收60％，兩個小時便被全部吸收。酒精進入血液中後，均勻地滲入各內臟器官，最後在肝臟中經過一連串十分緩慢的代謝，才可形成二氧化碳和水排出體外。

　　當大量飲酒時，肝臟處理不及時便容易引起急性酒精中毒，如手指顫抖，哭笑無常，酒後無德等行為；有的會語無倫次，步態蹣跚，嚴重者昏睡不醒，皮膚冷濕，呼吸緩慢，脈搏加速，甚至因呼吸麻痺而危及生命。

　　據報導，美國芝加哥一家酒店裡，一名酒徒一連喝了17瓶當地出產的馬提尼酒，當場死亡；另有一名威斯康星州人泰里‧巴恩，想打破世界飲酒紀錄，在50多人圍觀下，4小時內喝了46杯威士忌和白蘭地酒，還未破紀錄就醉死了。

　　誠如佛教所認為的那樣，飲酒真能使人產生很大的罪過嗎？當今世界上，酗酒已成為嚴重的社會問題。據統計，法國每年有4萬人因酗酒而死亡。澳洲的工傷事故，三分之一以上是飲酒所致。飲酒使美國工業每年損失200億美元。所以，世界衛生組織認為：「除非採取適當措施，否則，酗酒可能造成社會經濟發展的一個主要障礙。」

　　當然，從醫學角度來看，酒也並非完全有害。《本草綱目》說：「酒少飲則和血引氣，痛飲則傷神耗血。」適量飲酒能通暢血脈，活血行血，祛風散寒，健脾胃，助藥力。

　　中醫還用酒治風寒痹痛、筋脈攣急、胸痹、心腹冷痛等。也正因為如此，佛教醫學並不戒酒，相反還運用酒治病健身。

少林武術還有「醉拳」，武術者邊飲酒，邊施拳，形成似醉非醉、似武非武、變幻莫測的獨特武功。少林和尚還以石蘭花、人參、淫羊藿、三七、陽起石、故紙、海馬、醉蛇、白芍、桃仁、杷果、金櫻子、菟絲子、杜仲、青皮、沉香等製成藥酒，以調活氣血，振神舒筋，增力壯膽。

在日常生活中，我們很難與酒「絕緣」，我們也沒有必要像佛教僧侶一樣戒酒，適當飲酒對人際交往和身體健康都有益處，但必須注意以下幾點：

・宜飲低度酒，忌飲烈性酒。

・忌「空腹飲酒」和「吸煙飲酒」。

・酒後應注意休息，忌運動。

・飲酒切勿過量，也不要強勸他人飲酒。

在高血壓、心臟病、肝病、胃潰瘍和其他各種疾病的急性期，均不宜飲酒。

五、飲茶療法

唐代名僧諗禪，常住趙州觀音院，尊稱「趙州古佛」，每說話之前總要說一聲「吃茶去」，留下了「吃茶去」的典故。

據《廣群芳譜・茶譜》載：「有僧到趙州，諗禪師問：『新近曾到此間麼？』曰：『曾到。』師曰：『吃茶去。』又問僧，僧曰：『不曾到。』師曰：『吃茶去。』後院主問曰：『為什麼曾到也雲吃茶去，不曾到也雲吃茶去？』師召院主，主應喏。師曰：『吃茶去。』」

茶與僧自古以來就結下了不解之緣。「天下名山僧占多」，「名

茶出在我山中」。確實，名山出名茶，名山多寺院。如著名的蒙頂茶、武夷岩茶、黃山毛峰、華頂雲霧、雁蕩毛峰等名茶，無不出自名山寺院。甚至古代向皇帝進貢的名茶，有些就是產於名寺高僧之手。清朝乾隆皇帝，一生好遊名山大川，又嗜茶如命，因此他遍遊江南，嘗盡名茶。

茶與僧為什麼會如此相關呢？

原來，這是佛教坐禪的產物。據《晉書‧藝術傳》記載，敦煌人單道開在後趙都城鄴城(今河北臨漳)昭德寺修行時，不畏寒暑，畫夜不眠，誦經40餘萬言，經常用飲茶來防止瞌睡。唐代封演《封氏聞見記》曰：「(唐)開元中，泰山靈岩寺有降魔禪師大興禪教，學禪務於不寐，又不夕食，皆許其飲茶，人自懷挾，到處煮飲。從此轉仿效，遂成風俗。」可見佛教飲茶最初是為了坐禪修行，驅除睡魔和疲勞，以利清心修行。

僧侶們愛飲茶，還認為茶有「三德」、「十德」呢。

所謂「三德」為：一是坐禪通夜不眠；二是滿腹時能幫助消化，輕神氣；三是為「不發」(抑制性欲和平心靜氣)之藥物。「十德」是唐代劉貞亮總結出來的，即以茶散鬱氣、驅睡氣、養生氣、驅病氣、樹禮仁、表敬意、嘗滋味、養身體、以茶修道、以茶雅志。

可見，僧侶們在飲茶的同時，已經發現茶的養生保健作用了。唐代名僧皎然在《飲茶歌》中吟道：

一飲滌昏寐，清思朗爽滿天地；

再飲清我神，忽如飛雨灑輕塵；

三飲便得道，何須苦心破煩惱。

據宋代錢易《南部新書》載，唐大中三年，東都一僧侶年130歲，宣皇問他服什麼藥長壽，其僧稱：「臣少也賤，素不知藥，性

本好茶，到處唯茶是求，或出亦日遇茶百餘碗，如常日亦不下四五十碗。」飲茶成為保健長壽之舉。

據現代醫學研究，茶葉含有多種維生素、茶葉鹼、谷氨酸、精氨酸、蛋白質、卵磷脂、纖維素、磷、鈣、鐵等上百種化學成分，對身體健康十分有益。研究發現，茶葉所含多種化合物具有防癌抗癌、防止某些放射物對人體輻射帶來的危害、預防心血管疾病、減肥等作用。祖國醫學研究表明，茶葉能提精神，除疲勞；解暑熱，清火氣；解油膩，助消化；能利尿，可消炎，被稱為「萬病之藥」。

五代十國時蜀人毛文錫所撰《茶譜》中記載，曾經有個和尚，久病不愈。有個白髮老翁告訴他說：「蒙山頂茶可以祛宿疾。」和尚便在山上築室採茶，「獲一兩餘，服未竟而疾瘥」。茶療成為佛教徒治病療疾的有效方法。當然，茶作為中醫的要藥，更為醫家和民間廣泛應用。

(1)**糖蜜紅茶**。紅茶5克，蜂蜜、紅糖適量。將紅茶放入溫杯中，用沸水浸泡10分鐘，調入適量蜂蜜及紅糖，趁熱飲。每日3劑，飯前飲用。主治胃、十二指腸潰瘍。

(2)**香蕉茶**。香蕉50克，去皮研碎入50克茶水中，加糖適量。日服3次，每次1小杯。主治冠心病、高血壓、動脈硬化。

(3)**澤蘭綠茶**。澤蘭葉(乾品)10克，綠茶1克，共入杯中沸水沖泡加蓋。5分鐘後可飲。適宜於月經提前、錯後，經血時多時少，氣滯血阻，經期小腹脹痛。

(4)**川芎糖茶**。川芎6克，綠茶6克，紅糖適量，用清水1碗半煎到1碗，去渣飲服。能祛風止痛，主治風寒頭痛，血虛頭痛等症。

(5)**薑茶**。茶葉60克，乾薑30克，共研磨，每次3～4克，日服3次，治急性腸胃炎。若以茶葉10克，生薑10克，紅糖適量，煎服熱

飲，可治感冒咳嗽。

(6)油茶。茶葉60克，白糖500克，豬油120克，用水熬化成膏，每服3匙，日服3次。可治療哮喘，老年性支氣管炎。

(7)艾葉老薑茶。陳茶葉、艾葉各6克，老薑50克，紫皮大蒜2頭，食鹽少許(後下)煎湯，一劑分2次用。若外洗患處，又治神經性皮炎。

六、食鹽療法

(1)炒鹽妙用。將鹽(炒燙)包好，趁熱敷臍部，治疝氣疼。炒鹽用布包好敷疼處，每次10分鐘，每日3次，治受寒胃腹疼。鹽炒焦，開水送服，能吐胸中痰癖，解食物中毒。鹽500克、小茴香120克，共炒熱，用布包熨患處，涼了再炒，每日2次，治肌肉、關節風濕疼。

(2)鹽開水妙用。每天早晨空腹飲淡鹽水1杯，治習慣性便秘，咽喉疼痛。夏日炎熱，適當飲些淡鹽開水，可防止中暑。平日飲少量鹽開水，能通利大小便，明目固齒。鹽水洗澡可祛疲勞，保持肌膚白膩，預防皮膚病；鹽水洗頭可防止頭髮脫落，減少頭屑。

七、牛奶療法

佛教吃素，自然應排除一切乳類，其實乳類營養豐富而拯救了釋迦牟尼。

據佛經記載，釋迦牟尼出家後先在伽山苦行林苦修六年，露天靜坐思慮，「淨心守戒，日食一麻或一米」，「乃至七日食一麻米」，最後「身形消瘦，有若枯木」。

釋迦後來認為這樣苦行下去也無助於達到解脫的目的，決定放棄

苦行，改用「思維法」，離欲寂靜，達到解脫。於是，他到尼連河中洗澡，因身體瘦弱，洗完後竟上不了岸，這時「天神」放下一根樹枝把他拉上岸。又有一位牧牛女蘇耶妲向他獻上乳糜(牛乳汁和米粟煮成的粥)，他吃了奶粥後恢復了體力，從此便開始傳播佛教教義。

印度人善於煮各種粥，而以「乳糜」為上品，而「乳糜」亦為健康食品。《釋氏稽古略》卷三載：五代‧齊已《粥疏》說：「粥名良藥，佛所稱揚；義冠三種，功標十利。」古印度還從牛奶中製得甘美的「醍醐」，《涅經》卷十四載：「從牛出乳，從乳出酪，從酪出生蘇，從生蘇出熟蘇，從熟蘇出醍醐，醍醐最上。若有服者，眾病皆除；所有諸藥，悉入其中。」

可見，佛教很早就把牛乳作為治病良藥和營養品了。

確實牛奶是眾所周知的營養食物，它含有豐富的蛋白質，對腦髓和神經的形成和發育具有重要作用；牛奶還含有多種礦物質，能補充人體鈣、鐵、磷等成分：它還能中和胃酸，防止胃酸對潰瘍面的刺激，特別是對胃和十二指腸潰瘍有良好的治療作用；現代科學使牛乳發酵而成「酸牛奶」，使其含膽鹼量增高，可以調整體內膽固醇濃度；而酸牛奶中含有乳清酸，又能抑制肝臟製造膽固醇，並減少它在血管壁上的附著而使體內膽固醇含量降低；酸牛奶還能使人體避免或減輕有害物質的侵襲，有刺激胃酸分泌、增強胃腸消化的功能。

中醫認為，牛乳能補虛羸，益肺氣，潤皮膚，解熱毒，潤腸通便。可主治反胃噎嗝，大便燥結，產後虛弱，胃及十二指腸潰瘍，失眠等症。

(1)牛奶。患有胃及十二指腸潰瘍、心腦血管疾病，體弱之人，平時注意喝些牛奶，有利於健康。

(2)牛奶粥。粳米100克煮粥後，加入牛奶適量，調味食用，忌酸

性食物。適用於中老年人或病後體弱者，主治氣血虧損、體瘦虛羸、反胃噎嗝、口乾思飲、大便燥結等症。

(3)牛奶蜂蜜湯。牛乳250克，蜂蜜100克，共煮沸。每天早晨空服1次。主治習慣性便秘、大便燥結。

(4)牛奶茶。牛奶煮沸，當茶飲用，可治產後虛弱、小便多、消瘦；每晚睡前熱服，治神經衰弱、失眠。

(5)薑汁香奶。薑汁1茶匙，牛奶250克，公丁香2粒，共煮沸後去丁香，調味飲用。具有治胃寒、降逆氣、止嘔吐之功效。

八、豆粥療法

佛教把每年陰曆四月初八作為佛祖釋迦牟尼的誕生日。佛經傳說，釋迦牟尼從母親右肋降生時，兩條天龍噴出香雨洗滌佛身，一吐溫水，一吐涼水，如冷熱兩個水龍頭一般，這便是九龍吐香水的傳說。後來，佛寺都在此日行浴佛齋會，以紀念佛尊的誕辰，稱「浴佛節」。

這天，各寺院請出「誕生佛像」進行浴像，據《浴佛功德經》和《敕修百丈清規》記述，其方法和儀規為：先取諸香煎制香湯，做方壇敷妙座，於上置佛，主持上堂祝香，領眾上殿上香，拜佛宣疏，唱《浴佛偈》。然後依次灌浴佛身，參與浴佛者各取少許洗像之水，倒在自己頭上。有的還煎湯為眾僧洗浴。

浴佛節還有「吃緣豆」的飲食風俗。

《燕京歲時記》載：「四月八日，都人之好善者，取青豆數升，宣佛號而拈之，拈畢煮熟，散之市人，謂之捨緣豆，預結來世緣也。」

《清稗類鈔》載：「四月八日為浴佛節，宮中煮青豆，分賜宮女內監及內廷大臣，謂之吃緣豆。」

可見，當時的浴佛節已進入宮廷，普行民間。「緣豆」具有健脾寬中、潤燥消水之功，中醫可用來治疳積瀉痢、腹脹羸瘦、妊娠中毒、瘡癰腫毒、外傷出血。由於它含有豐富的蛋白質、碳水化合物、胡蘿蔔素、維生素B1、維生素B2等多種營養成分，被認為是美容食品。

浴佛節另一飲食習俗是「吃烏飯」。那天，寺院庫司採用「南燭葉」(北方)或「桐葉」(南方)的汁浸米蒸飯，再將米飯曬乾，這種米青碧光亮，這就是「烏飯」，又稱「烏精飯」。浴佛節這天，庫司以方丈的名義，用烏飯普請僧人大眾。

後來，民間也盛行此風，紛紛以烏飯相饋。杜甫《贈李白》詩云：「豈無青精飯，使我顏色好。」可見烏飯可以延壽駐顏。原來，南燭葉具有益精氣、強筋骨、明目、止洩之功。

中醫用來治一切風疾，助陽補陰，久服能使白髮變黑、眼睛明亮。桐葉也是一味中藥，它可外用內服，尤其是對癰疽、療瘡和創傷出血有一定療效。

(一)粥療驗方

(1)黃豆150～200克，海藻、海帶各30克，以白糖或食鹽調味煮湯食用。能清熱、降壓、散結、軟堅，適用於高血壓、單純性甲狀腺腫、慢性頸淋巴腺炎等症。體弱、胃寒怕冷及大便稀溏者忌食。

(2)黃豆皮120克，水煎分3次服，治大便秘結或習慣性便秘。

(3)南燭嫩葉10公斤用蒸籠在飯鍋內蒸熟曬乾(不可陰乾)研末，以500克南燭葉末，加入桑葉500克、熟地1000克、白果500克、花椒150克、白朮1000克，共研末和蜜為丸。每日早晨以溫開水送服50

克，能助陽補陰，白髮變黑。

(4)以醋蒸桐葉貼於患處，能退熱止痛，治癰疽發背，漸漸生肉收口。

(二)臘八粥的功效

漢族地區有的把農曆十二月八日，作為佛祖釋迦牟尼成道日和降伏六師外道之日。為了紀念這個日子，佛教寺院於這天作大法佛會，並煮七寶五味粥以供佛齋眾，唐代道世和尚在《諸經要集‧興福‧襯施》中最早記載此事。古代稱十二月為臘月，故稱十二月八日為「臘八」。

關於佛教臘八粥，宋代孟元老《東京夢華錄》卷十記載：「十二月初八日，街巷中有僧尼三五人作隊念佛，以銀銅沙羅或好盆器，坐一金銅或木佛像，浸以香水，楊枝灑沐，排門教化，諸大寺作浴佛會，並送七寶五味粥與門徒，謂之『臘八粥』。」

這七寶五味，大概取法於佛教中的「七菩提分」和「五善」、「五菩提」之類，實際上是以棗、桃仁、瓜子、蓮子和米豆等物煮粥。佛教大行於世後，世俗人家也以臘八粥供佛、齋僧和自食，流傳至今已難看出其宗教色彩了。

臘八粥在很早時就被用來治病保健。周密《武林舊事‧歲晚節物》謂：「八日，則寺院及人家用胡桃、松子、乳蕈、柿之類作粥，謂之臘八粥。醫家亦多合藥劑，侑以虎頭丹、八神、屠蘇，貯以香囊，饋贈大家，謂之臘藥。」

臘八粥雖然組成成分有許多不同，但其中諸物均具有保健治病之效。下面僅介紹常用於臘八粥的幾種保健食物。

(1)大棗。俗話說：「一日三棗，一輩不老。」大棗已有三千多年的栽培史，是傳統的保健果品。它具有補中益氣、養血安神、調營

衛、生津液、解藥毒等功效，可用於脾胃虛弱、食欲不振、大便稀溏、疲乏無力、氣血不足、津液虧損、心悸失眠等。現代醫學還用於慢性氣管炎、貧血、高血壓、過敏性紫癜等。

(2)**桃仁**。桃仁入臘八粥時，往往被染成紅色。它具有潤燥滑腸、破血行淤之功，可用於閉經、熱病蓄血、風痺、瘧疾、跌打損傷、淤血腫痛、血燥便秘等症。

(3)**瓜子**。它能潤肺、化痰、消癥、利水、益氣，可用於痰熱咳嗽、肺癰、腸癰、淋病、水腫、腳氣、痔瘡等症。

(4)**蓮子**。蓮子含有蛋白質、脂肪、糖、鈣、鐵等營養成分，具有養心、益腎、補脾、澀腸之功，可用於夜寐多夢、遺精、淋濁、久痢、虛瀉、婦女崩漏帶下等症。

(5)**胡桃**。又名核桃，素有「長壽果」之稱。據分析500克核桃肉相當於2500克雞蛋或4500克牛奶的營養價值，它含有多種微量元素，對保持心血管健康、內分泌功能正常和抗衰老等具有重要作用；它對大腦神經大有補益作用，是健腦補腦和治療神經衰弱的良藥。

中醫認為：核桃補腎養血，潤肺納氣，潤腸止帶，強筋健骨，通潤血脈，潤肌烏髮，固牙齒，補虛勞，常食核桃可以使人健壯健美，皮膚豐滿，鬚烏髮黑，是神經衰弱、身體消瘦、高血壓和冠心病患者的理想食品。

(6)**松子**。松子含有74％的脂肪油，主要為油酸脂、亞油酸脂，另外還含有一定的蛋白質、揮發油以及其他營養成分。它具有養液、熄風、潤肺、滑腸之功；可用於風痺、頭眩、燥咳、吐血、便秘。由於其油脂含量高，對皮膚潤澤健美十分有益。

(7)**柿**。柿能潤心肺，止咳化痰，清熱解渴，健脾澀腸，可用於咽喉熱痛、咳嗽痰多、口乾吐血、腸內宿血、腹瀉痢疾、解酒毒等。

九、蜜麥療法

佛經記載，釋迦牟尼藉由七七四十九天靜坐思維，終對人生痛苦的原因及達到滅苦的方法等真諦大徹大悟，此即「成道」或「成佛」，這天印度記載為二月八日。恰在這時，有兩位商主提謂、波利從山下經過，得知釋迦覺悟成道，就將隨身而帶準備在路上吃的「蜜麥」(用蜜和麥炒的麵粉)獻給釋迦吃，他倆就成了最早的佛教徒。

蜜是大自然贈給人類的珍貴禮物，它含有多種維生素、礦物質、有機物和無機物，並含有葡萄糖、果糖、蔗糖、蛋白質、澱粉、蘋果酸等營養成分，因此，它作為一種營養品而受到普遍歡迎。蜂蜜能養陰潤燥，潤肺補虛，和百藥，解藥毒，養脾氣，悅顏色，調和腸胃。

現代醫學研究表明，蜂蜜對心臟病、肝臟病、高血壓、肺病、眼病、糖尿病、便秘、便血、胃及十二指腸潰瘍、關節炎、神經系統疾病都有一定的治療作用。

麥有小麥、大麥和蕎麥之分，它們都是人們熟悉的糧食，同時也可入藥。小麥能除熱止渴，養心除煩，益胃養肝；大麥則益氣健脾，和胃調中，疏肝利氣；蕎麥能降氣寬腸，健胃止痛和降低血壓。現代醫學研究表明，麥皮中含有豐富的維生素B1和蛋白質，可治療腳氣病和末梢神經炎等症。

蜜與麥的食療驗方：

(1)蜂蜜35克，微炒後加水適量，打入雞蛋1個，早晚服食。治慢性支氣管炎。

(2)蜂蜜100克，隔水蒸熟，於飯前1次服下，每日2次，經常服用。治胃及十二指腸潰瘍。

(3)大蒜250克，蜂蜜120克，放入碗內同蒸熟食用。治水腫。

(4)每日服蜂蜜2～3次，每次3湯匙。治高血壓、冠心病、胃酸胃疼、習慣性便秘等。

(5)小麥45克，熬湯喝，每日2次。治失眠。

(6)小麥60克，大棗15枚，糯米少許，入砂鍋煮粥，調糖分3次吃完。治小兒盜汗。

(7)小麥60克，茅根甘草各30克。水煎服，每日一劑，連服有效。治坐骨神經痛。

(8)大麥芽60克，炒後煎服。治乳滯腫脹。

(9)大麥芽10克，山慈菇3克，共搗，用濃茶水調敷患處。治乳癰。

(10)蕎麥粉200克，胡椒辣椒適量，胡椒辣椒研成粉，與蕎麥粉做成麵餅，蒸熟趁熱吃，以生薑湯半杯送下，蓋被發汗，每天1次。治顏面神經麻痹。

十、番薯葉療法

番薯葉是護國菜。據民間傳說，南宋末代皇帝越棄京南逃，來到廣東潮汕、梅州一帶，屯兵於某深山寺廟。由於人多，蔬菜久缺，僧侶們無奈，只好在寺廟周圍採摘鮮嫩的番薯葉做菜，宋軍將士饑不擇食，吃之尤感鮮美。此皇帝遂將番薯葉賜名為「護國菜」，時至今日，客家菜中，番薯葉仍風行餐館酒家。其吃法也簡單：摘取番薯嫩葉，去其莖上表皮，或煮或炒菜，製作時注意保持嫩爽。

番薯，又叫紅薯、甘薯、山芋、紅芋等，過去常用來作為糧食，所以古代僧侶們常有種植。番薯食之甘美，含有大量的澱粉、蛋白質、脂肪、各種維生素及礦物質；同時還可入藥，具有補中和血、益

氣生津、寬腸胃、通便秘之功效。番薯葉亦食亦藥，能治吐瀉、便血、血崩、乳汁不通、癰瘡等症。

(1)外用。番薯嫩葉，蕹菜嫩葉、紅糖適量，同搗爛敷於臍部，一兩小時後可瀉下腹水，瀉盡腹水可癒。治水臌腫脹、肝硬化腹水。

番薯葉適量，冰片少許，共搗爛敷患處，治帶狀皰疹。

番薯嫩葉洗淨切碎，加食鹽適量，共搗爛水煎後，趁熱洗患處，治陰囊濕疹，洗後撒上滑石粉。

(2)內服。番薯嫩葉100克，羊肝120克，同煮熟食之，連服3次，治夜盲症。

五花豬肉250克，切塊煮湯，熟後入番薯嫩葉再煮片刻，以淡食為宜。能養血益氣通乳，可治產後乳汁不足。

鮮番薯嫩葉250克，加油、鹽炒食，一次吃完，早飯前空腹食。治大便燥結。

十一、芒果療法

芒果原產於東南亞。西元632～642年，唐代著名法師玄奘到印度取經，帶回了芒果種子。芒果引種中國之後，在嶺南一帶廣泛種植。芒果香氣濃郁，風味佳美，堪稱為「果王」。

芒果有極高的營養價值，含有蛋白質、粗纖維、維生素以及蔗糖、葡萄糖、果糖等，尤以維生素A含量最為豐富，居眾果之首。《黃帝內經》認為，飯後吃些芒果，可以使人身體強健。

玄奘大師帶來芒果和種子，也引進了一味良藥。芒果在中醫典籍裡，有其較高的藥用價值。《食性本草》認為，芒果能治婦人經脈不通，丈夫血脈不行。《綱目拾遺》曰：芒果「益胃氣，止嘔暈」。據

研究，芒果能生津止渴，祛痰止咳，健胃止嘔。

芒果的藥用和禁忌：

(1)芒果生食，止渴生津，開胃消食；若生食的同時，取果皮擦患處，可治多發性疣。

(2)芒果煎水飲，治慢性咽炎、聲嘶、暈船嘔吐。

(3)有過敏病史，動風氣或飽食後，均不宜吃芒果。

(4)芒果不可與大蒜辛物同吃，古代醫家認為同吃可患黃病。

十二、甘蔗療法

據《妙色王因緣經》載，釋迦牟尼曾在波羅泥斯古城說法。過去，這裡國土樂豐，繁榮昌盛，像其他農作物一樣，甘蔗連年豐收。

《百喻經》還載有一個有趣的故事。說是有兩個人共同種植甘蔗，並發誓說：「種好者賞，其不好者當重罰之。」其中一個便想：甘蔗吃起來很甜，若榨取甘蔗汁再灌到甘蔗裡，其甘美必甚，就能取勝了。於是這人開始人類最初榨取蔗汁的嘗試，不過這蔗汁卻把種植在地裡的甘蔗全灌死了⋯⋯

甘蔗不僅在佛經有記載，文史典籍也有不少記錄。《楚辭・招魂》有「柘漿」一詞，即指甘蔗。《漢書・郊祀歌》也有「百味皆酒布蘭生，秦尊柘漿析朝醒」的句子。可見，甘蔗有悠久的種植歷史。

佛教不僅以甘蔗譬喻，而且以甘蔗入藥，用以治療大便燥結和煩躁口渴。將榨取的甘蔗汁用於飲服，確實為美味良藥。

甘蔗含有豐富的營養成分，如蛋白質、鈣、磷、鐵和多種氨基酸，尤其是含糖量更為豐富。據研究，甘蔗裡70％是果汁，而含糖量為12％。醫學研究認為，甘蔗能營養心肌，清熱解渴，消除疲勞，

幫助消化。甘蔗可用於治療口乾舌燥、妊娠嘔吐、慢性胃炎、大便燥結、癤癰、口腔炎、尿道炎等，並能解酒毒。

甘蔗的藥用：

(1)甘蔗汁、生薑汁各適量，頻頻緩飲，可解河豚毒，治妊娠惡阻、口乾舌燥、慢性胃炎。

(2)甘蔗汁、生藕汁各60克，一日分兩次服。治尿道炎、小便疼痛等泌尿系統感染性疾病。

(3)甘蔗汁、葡萄酒各1杯。混合內服，早晚各1次。治慢性胃炎。

(4)甘蔗汁、蜂蜜各1杯，混勻內服，早晚各空腹服1次。治大便燥結。

(5)將米煮粥至半熟時，倒入適量甘蔗汁同煮食用。可用於煩熱口渴，反胃嘔吐、虛熱咳嗽、老人熱病後期傷津引起的口乾舌燥等症。

(6)紫甘蔗皮燒成灰，研末，撒布或以芝麻油調塗患處，每日2次。治癤癰。

十三、 薑療法

《論語・鄉黨》中記載，孔子一年四季都離不開薑，但不多食薑。而孔子在那個時代卻能高壽73歲，大概就與他愛吃薑有關吧！

佛陀也愛薑，傳說他傷風發熱，弟子阿難用生薑粥治癒。於是佛陀就召集僧人，宣揚生薑粥的好處。

薑是我們日常食用的一種調味品，也是一味中藥。它含有一種「薑辣素」，對心臟和血管都有刺激作用，能使心臟加快跳動，血管擴張，從而促進血液循環，使全身發熱，汗毛孔張開，汗流增多，可

帶走體內過多的熱量，並排出體內毒素。所以，吃生薑粥後能退燒。

薑辣素刺激舌頭上的味覺神經和胃腸粘膜上的感受器，透過神經反射促進腸胃蠕動和消化液分泌旺盛，從而具有健胃、止嘔、促消化、增食欲的作用。因此，自古以來，生薑就被用於治療中寒嘔吐發燒、咳逆多痰、腹中冷氣、胃納不結等症。此外，生薑還能殺滅細菌，能解魚肉中毒。

生薑特效驗方：

(1)生薑7片，紅糖35克，煎湯趁熱內服；同時，以生薑煎湯洗浴後臥床休息，注意保暖。治風寒感冒、發熱無汗。

(2)生薑30克，石菖蒲15克，鮮蔥、芫荽各30克，共切碎，用白酒炒熱，用布包敷患處，冷後炒熱再敷，每日3次。治風濕性關節炎。

(3)以生薑擦患處，每日2次，反覆應用。治斑禿、白癜風、手癬。

(4)生薑汁1匙，蜂蜜適量，調入開水，一次服下，治噁心嘔吐。

(5)平日吃些薑能增強體力，提高食欲，防止血液凝固，調節前列腺素水平，並有一定的抗癌作用。但生薑辛辣、性熱，多食反而傷胃、生熱。因此，切不可過量久食。

十四、芝麻療法

芝麻幾乎是家喻戶曉的食物，它含有脂肪油、蔗糖、多縮戊糖、卵磷脂、蛋白質、脂麻素脂麻油酚等營養成分，它可榨成油，其氣味芳香異常，是人們喜愛的調味品。

芝麻是一種具有悠久種植歷史的食物，佛教《雜寶藏經》記載，

摩訶羅向舍利佛求學祝願語，卻成癡人學舌，屢遭毆打。有一次摩訶被打後十分懊惱，胡亂地闖入芝麻地，踐踏摧折了芝麻，又被守芝麻者鞭打。

可見，古印度就已經廣為種植芝麻了。佛陀還因感冒吃過阿難用芝麻、生薑煮的藥粥，並教導自己的信徒，經常食用芝麻以強身壯體，於是佛教的素菜就把芝麻作為常用食物，如芝麻豆腐、芝麻醬、芝麻茶等。

確實，芝麻不僅營養豐富，芳香可口，而且具有潤腸通便、補肺益氣、助脾長肌之功效，能通血脈，潤肌膚，補肝腎，填髓腦。入藥可治大小便不通、婦人乳閉、小兒透發麻疹、體虛大便乾結、鬚髮早白、頭暈耳鳴、貧血萎黃、津液不足等症。芝麻油還能促進肌肉生長，對慢性神經炎、末梢神經麻痹均有療效。

芝麻效用驗方：

(1)芝麻有黑、白之分，食用以白芝麻為好，入藥以黑芝麻為良。按普通方法多服久服芝麻，可強身健體，並對高血壓、慢性神經炎、末梢神經麻痹、出血性疾患均有輔助療效。

(2)芝麻250克(炒)，生薑125克(搗汁去渣)，冰糖、蜂蜜各125克(溶後混合均勻)。將芝麻與薑汁浸拌炒熱，冷後與糖混合，放瓶中備用，每日早晚各服1湯匙，治老年哮喘。

(3)炒芝麻、炒二丑各30克，共為細末，摻飯中吃，1歲每次1.5克，每增1歲加1克。治小兒食欲不振。

(4)黑芝麻500克，乾桑葉60克，共碾碎，以蜂蜜調和為丸，如杏核大，每日早晚各吃1丸，連續服用可治脫髮。

(5)黑芝麻、制首烏、枸杞子各25克，杭菊花15克，水煎服，每日1劑，治腎虛眩暈，頭髮早白。

(6)芝麻1000克、早稻米1000克，胎盤1具(焙乾)，共研細末，煉蜜為丸，每丸重10克，每日2次、各服1丸。治陽痿、腰酸腿軟，頭暈耳鳴。

(7)以生芝麻油50毫升，溫熱服，治心痛、胃痛。

(8)大便溏瀉、牙疼、脾胃疾患或皮膚病患者均應慎食芝麻。

十五、柿子療法

柿子是佛教的果藥之一，古代印度僧侶持缽乞食，長途跋涉，途中常以柿作乾糧，臨時充饑。中國也有許多寺院栽種柿樹。唐代鄭虔在慈恩寺借僧房屋居住時，學書而無紙，便每日取紅柿葉學書，後將自己寫的詩畫合一卷封進，被玄宗禦賜為「鄭虔三絕」。

據《盤山志》記載，清代乾隆皇帝，每當晚秋遊盤山，僧人多以柿子招待，乾隆十分喜好。

柿子是人們喜歡的秋果之一，它味美香甜，營養豐富。據分析，柿子內含蛋白質、脂肪、糖、澱粉、果膠、單寧酸、多種維生素和礦物質，其中維生素C的含量比一般水果高1～2倍以上。

柿子還可用於治病療疾，它具有潤心肺、止咳化痰、清熱解渴、健脾澀腸之功，可用於治療咽喉熱痛、咳嗽痰多、口乾吐血、腹瀉、解酒毒等。現代臨床還以柿子加工製成酒藥，驅寒化痰，補血養身。

柿療驗方：

(1)鮮柿榨汁，每日以牛奶或米湯調服。防治高血壓中風。

(2)柿蒂30克，冰糖60克，水煎服。治妊娠嘔吐。

(3)柿餅焙焦研末，每服1.5克，每日3次，開水送服。治消化道潰瘍出血。

(4)青柿子500克(搗爛)，加水1500毫升，曬7天後去渣，再曬3天，裝瓶備用。每日3次塗患處，治過敏性皮炎。

(5)乾柿葉、馬藍、阿膠、側柏葉加適量水煎服。治血小板減少症。

(6)鮮柿葉、茶適量。將柿葉洗淨，用熱水燙數分鐘撈取，晾乾，與茶一起沖飲用。治高血壓、高血脂。

十六、粳米療法

佛經故事裡，有一處關於粳米治病的記載。很久以前，佛在舍衛國時，波斯匿王有個叫梨耆彌的大臣，他的七兒媳毗舍離聰明能幹。一次，一群大雁從海島上銜回一些稻穗掉在王宮大殿，波斯匿王就命令各大臣留作種子，拿回去種上。梨耆彌也帶回一份，讓毗舍離將稻種下，結果收穫許多。

後來，波斯匿王夫人重病，醫生說，海島上生長的一種粳稻可治。波斯匿王記起曾讓大臣種過這種粳稻，但大臣們都沒有，只有梨耆彌從兒媳毗舍離處取來了粳稻。波斯匿王命令將這粳米煮飯，讓夫人吃。「夫人食之，病得除愈。王甚歡喜，大與賞賜。」

粳米就是人人必食的米，果真能治病麼？回答是肯定的。

粳米富含澱粉和蛋白質，還有維生素B、A、E，纖維素，多種礦物質。醫學研究表明，粳米能補中益氣，健脾和胃，消煩渴，止瀉痢。淘洗粳米的粳米泔能清熱涼血，利小便，對熱病煩渴、風熱目赤有治療作用。所以，佛經故事並非虛構。

米治病：

(1)陳倉米30克，柿蒂7個，加水同煮熟，去柿蒂服食。治腸風下

血。

(2)粳米15克(炒黑)，用水1杯煎服。治小兒吐乳。

(3)人參3克，粳米100克，同煮粥，以冰糖調味食用。適用於年老或病後體弱、久病羸瘦、食欲不振、五臟虛衰、心慌氣短、失眠健忘、勞傷虛損、性欲減退等症。

(4)粳米泔，飯後冷飲之。外用硫黃與大蒜頭同碾，塗患處。治酒糟鼻。

十七、蒟蒻療法

蒟蒻最初是佛教的齋菜，後來它從寺院走向民間，並東傳日本和朝鮮，也成為日本和朝鮮的寺院素菜，許多僧侶幾乎每日必食蒟蒻。

僧侶們在吃蒟蒻的同時，發現蒟蒻還是一味良藥，它能化痰散積，行淤消腫，利尿化食。可治痰嗽、積滯、瘧疾、經閉、癰腫、療瘡、燙火傷、跌打損傷等症。

日本人用蒟蒻做人造食品添加劑；廣州某工廠以蒟蒻為主要原料，製成蒟蒻系列素食，更具保健作用而受到廣大消費者的歡迎。現代科學研究分析，蒟蒻含有優質食物纖維、葡甘露聚糖等成分，進入消化系統後能平衡、協調和抑制人體攝取食物中動物蛋白質、脂肪等物質，促進新陳代謝正常進行。而經常食用蒟蒻的僧侶們也很少得糖尿病、腎炎和腎結石症。

蒟蒻食療須知：

(1)蒟蒻未經加工製作時，有毒。新鮮蒟蒻內服煎湯，須久煎2小時，取汁服，切勿誤食藥渣，以免中毒。

(2)經常食用蒟蒻，可治糖尿病、慢性腎炎、肥胖症。

(3)華東蒟蒻50克,先煎2小時。若加枸杞根、鴨蹠草各50克,七葉一枝花25克,煎湯濾汁服,可治鼻咽癌。若加蒼耳草50克,蒲黃根、海藻、玄參各25克,煎湯濾汁服,可治甲狀腺癌。若加黃藥子、天葵子、紅木香、七葉一枝花各25克,煎湯濾取清汁服,可治淋巴肉瘤。

(4)蒟蒻塊莖切片,摩擦患處,治腳癬。

十八、五辛療法

佛教認為,蒜、蔥、薤、韭、興渠為五辛之物,其氣上沖於腦可令頭暈,實為有穢之物,天龍八部不樂此味,而護法遠離;魑魅妖怪反喜此物,復多增淫欲。因此,佛律戒禁五辛,以免其刺激性欲,妨礙修行。

但是,佛教的「醫方明」之學,卻用之於治病,還收到了明顯的療效,許多醫療方法至今還在印度、中國和日本民間流傳。這五辛中,前四種是我們常見的,後一種興渠相傳於西域,中國不生。所以,在這裡不加介紹。

(1)蒜:這是一味具有神奇功效的藥物。據說4600多年前,古埃及修築金字塔時,勞動者就以此來增添力氣;三國時,孔明征孟獲也用蒜驅除瘴癘;第一次世界大戰中,英軍傷員用蒜防止了傷口感染。古代印度及佛教醫書對大蒜的療效都有詳細的記載。

大蒜能殺蟲除濕,溫中消食,解毒殺蟲。現代醫藥研究表明,大蒜能抑制15種有害細菌,能降低血脂和增強纖溶活性,減少膽固醇的吸收;大蒜精油對血脂過高有明顯的防治作用,還能激發人體巨噬細胞吞噬癌細胞的有效成分;大蒜素N能抗血小板凝集;其蒜辣素又可

刺激胃液分泌，增進食欲，幫助消化。

(2)**蔥**：佛教戒蔥，包括戒洋蔥。蔥和洋蔥都含有一種蔥蒜辣素，具有較強的殺菌作用。醫學界從大蔥中提取出一種蔥素，用於治心血管硬化症。洋蔥是一種目前所知道的唯一含前列腺素的植物。大蔥能發表解肌，利肺通陽，解毒消腫。洋蔥能殺蟲除濕，溫中消食，提神健體，降血壓，消血脂。

(3)**薤**：其氣味與大蒜相似，故名野蒜，但它不是一瓣一瓣的，而是如洋蔥一樣，一層一層的，民間用以作酸菜食用。它能溫中散結，祛濕止痢。

(4)**韭**：這是一味溫補腎陽的良藥，其營養豐富，含有蛋白質、維生素A、B、C及礦物質鈣、磷、鐵等，並含有揮發油和大量纖維素。能促進食欲，幫助消化。中醫認為，韭能溫中下氣，補腎益陽，調和臟腑，增進食欲，降低血脂。

辛味蔬菜的藥用

(1)每天早晨空腹吃糖醋大蒜1～2個，並喝些醋汁，服10～15天。治高血壓。

(2)大蒜頭2個，蔥白1根，生薑4片，水煎後加入紅糖適量，趁熱服下，治感冒。

(3)大蒜頭30克(去皮)，先放入開水中煮1分鐘後撈出；放入粳米100克煮稀飯，將熟時重新放入大蒜頭煮熟，調味食用。適用於急慢性痢疾、肺結核、中老年高血壓、動脈硬化、肝炎、胃熱，口乾口苦者忌食。

(4)蔥白8根，硫黃30克，共搗汁，睡前敷臍上，連敷兩三夜。治小兒遺尿。

(5)大蔥60克，薑15克，花椒3克，水煎服，每天2次。治風濕性

四肢麻木。

(6)薤頭10～15克(鮮30～45克)，與粳米100克共煮粥，調味食用。適應於冠心病之胸悶不適、心絞痛、老人慢性腸炎、菌痢。

(7)核桃仁30克(香油炸黃)，再與韭菜90克(洗淨切成段)同炒熟，調味食用。適應於腎虛陽痿、腰膝冷痛、遺精夢遺、夜多小便等症。

(8)韭菜、生大蒜各30克，搗爛成泥狀，烘熱後用力擦患處，每日擦1次，連續3天。治牛皮癬。

十九、蓮藕療法

佛經說，人間的蓮花不出數十瓣，天上的蓮花不出數百瓣，而淨土的蓮花千瓣以上。蓮花表示由煩惱而至清淨，因為它生長於污泥，盛開於水面，有出污泥而不染的深層內涵。同時，蓮花在炎夏的水中盛開，炎夏表示煩惱，水表示清涼，也就是在煩惱的人間，蓮花帶來清涼的境界。所以，蓮花是從煩惱中解脫而生於佛國淨土的聖人化身。

相傳，釋迦牟尼學悟成道後，起座向北，繞樹而行，「觀樹經行」，當時就是一步一蓮花，共有十八蓮花。據說，在那棵聖樹畢波羅樹下還以石刻蓮花為象徵。而我們所見的佛像和佛經中介紹淨土佛國中的聖賢都以蓮花為座：或坐、或站，都在蓮花台之上，以代表其清靜、莊嚴。

不僅如此，蓮還與佛教醫學有著密切關係。蓮的地下根莖稱為蓮藕，相傳佛陀的十大弟子之一舍利佛有肺結核，目犍連來探望他，並得知舍利佛喜歡吃蓮藕，就帶些新蓮藕讓舍利佛吃，舍利佛吃蓮藕後果然病癒。後來，佛陀的弟子經常用蓮藕作為藥用來治病，並發現了

蓮藕的許多藥用價值。

其實，蓮的全身均可入藥，如藕節能祛淤、解渴、醒酒、止血、散淤；蓮葉能清暑利濕，升發清陽，止血固精；蓮藕梗能清熱解暑，通氣行水；蓮子能養心，益腎，補脾，澀腸；蓮子心能清心，去熱，降壓，止血，澀精；蓮藕生用可以消淤清熱、除煩解渴、止血健胃，熟用可補心生血，健脾開胃，滋養強壯；此外，蓮鬚、蓮蓬均有一定的藥用功效。

在生活中，蓮子和蓮藕是我們常食用的。蓮子含大量的澱粉和糖，蛋白質16.6％，碳水化合物62％，並含有鈣、磷、鐵等礦物質，可謂營養豐富。在食療中，蓮子可用於治夜寐多夢、遺精、淋濁、久痢、虛瀉、崩漏帶下等症。而蓮藕則含有澱粉、蛋白質、天門冬酸、鞣質等有效成分，可用於治虛渴、吐血、熱淋尿熱、小便不通等症。

蓮藕簡易療法

(1)鮮藕搗汁，服用。治中暑腹痛、鼻出血、產後出血、急性胃腸炎、肺結核咯血。

(2)鮮藕(去節)500克，生薑50克(去皮切細)，用潔淨紗布絞汁。一日內分數次服用。治夏季感冒、腸炎、發熱、煩渴、嘔吐、腹痛、洩瀉等症。

(3)蓮子、糯米同煮粥，食用。治習慣性流產、孕婦腰疼。

(4)蓮子(去心)60克，生甘草10克，同煮熟，加冰糖適量食用。治泌尿系統感染、尿頻、尿急、小便赤濁或兼治虛煩、低燒等症。

(5)蓮子心30個，水煎，加鹽少許，睡前服。治失眠、心熱、夢多。

(6)蓮子心1.5克，開水沖泡當茶飲。治高血壓。

第五章

佛教藥物療法

　　藥師佛把「除一切眾生痛苦，治無名痼疾」作為自己救度眾生的重要內容，他在十二大誓願中發誓說：「諸根俱足」，身體有殘障的人聽到他的名號後，一切障礙會消失，身體得健康；「除病安樂」，患有各種重病的人，聽到他的名號後，諸病可消除。這正是人們所企求的莫大功德。他左手持藥缽，右手執藥丸，以醫療為職業，因而大受敬仰。

　　藥師佛有「藥樹王」和「如意珠王」兩個化身(參見《心理保健篇》)，藥樹王的「根莖枝葉，皆能癒病；聞香觸身，無不得益(《觀音玄義》)」。

　　《耆域因緣經》則說，藥樹王能透視人體，「五臟腸胃，縷悉分別」，這很像科學幻想的醫療儀器。法義和尚則說，他在病中念佛，夢見一位道人為他剜出腸胃，洗乾淨後納還肚內，從而病癒，這似乎是現代外科手術幻想。

　　藥師佛身邊有兩大協侍菩薩，藥王菩薩和藥上菩薩(日光菩薩和月光菩薩)，他們合稱為「藥師三尊」，「東方三聖」，喻意為：日月皆升於東方，以其光明遍照眾生，使眾生俱得康樂。兩位協侍菩薩對醫學和藥物學頗有研究。他們經常為窮人施藥醫治，還帶著良藥為僧眾治病，因此，他們義舉斐然，備受讚賞。

一、觀音楊柳療法

在民間有「楊柳枝觀音」的傳說,她一手持楊柳枝,一手托淨瓶。相傳該觀音常以楊柳枝蘸取瓶中甘露,拂灑人間,蠲除眾生煩惱垢濁。

《灌頂經》有一個傳說,很久以前,維耶黎城遭受瘟疫,有年少比丘禪提為之闢疫,住在皆城29年,城民平安,可他一走,瘟疫又流行起來。城民想念禪提,就去他的住所,只見他嚼過的楊柳枝擲地成林,林下有泉水,城民便取泉水,折楊柳枝,拂灑病人,才祛除瘟疫。

《法苑珠林》也記載,西晉時,印度僧人佛圖澄來華,曾以「楊柳沾水」,為後趙國主石勒之子治病。

楊柳枝確是一味良藥,它隨處可見,又具有祛風、利尿、止痛、消腫之功效,對風濕痹痛,淋病白濁,小便不通,疔瘡腫毒,齲齒齦腫都有治療作用,現代醫學還將楊柳枝用於治療冠狀動脈粥樣硬化性心臟病、慢性氣管炎、傳染性肝炎等,均收到了一定的療效。此外,楊柳花可治黃疸、咳血吐血、婦女經閉、齒痛;楊柳枝的種子也可止血,祛濕;楊柳枝皮可祛風利濕,消腫止痛。

楊柳枝治病的藥用:

(1)取新鮮楊柳枝燒成炭,研細過篩,以香油調成稀膏狀,敷於患處每日1～2次,不包紮,換藥時不必擦去原先的剩藥,任其自行脫痂。上藥後約3～4小時創面漸乾,可塗以香油,切不可擦掉原藥。治燙傷。

(2)帶葉鮮嫩楊柳枝100克,水煎服,連服1周,可預防傳染性肝炎。

（3）楊柳枝200克，洗淨切碎，水煎服，每日一劑，10天為一療程。治療慢性氣管炎。

（4）楊柳枝嫩葉1小把（洗淨，細切），加少量生薑，水適量，煎至半量，溫服，每日一劑。治感冒。

（5）楊柳枝、葉一大束，長度以一公尺左右為佳，剪成小段，取水2800毫升，煮開30分鐘後去渣，煎濃汁至飴糖狀，刺破疔瘡塗擦。治疔瘡，顯效。

二、柏樹子療法

出沒雲間滿太虛，元來真相一塵無。

重重請問西來意，惟指庭前柏一株。

這首偈出自《五燈會元》，它記載了一個佛教故事。

據記載，有個僧人問趙州從諗禪師曰：「如何是祖師西來意？」師曰：「庭前柏樹子。」僧又問：「和尚莫將境示人？」師曰：「我不將境示人。」

原來，禪宗的旨趣意在言外，故有「不立文字」之說，從常識來說：「柏樹子」是境；從「真諦」來說：「柏樹子」便是心。故「境」即是心，當柏樹子虛空落地時它就有了「佛性」，人因此應當是泯滅心和境、無情和有情等種種差別妄想……

我們且不深究這則故事的禪宗思想，僅就柏樹來說說其藥用價值。柏樹其葉、果以及樹幹滲出的樹脂（柏樹油）均可供藥用。柏樹子即柏樹果，它能安神、祛風、涼血、止血，可治感冒、胃痛、煩躁、吐血。柏樹葉能治痔瘡、血痢、刀傷、蛇傷、燙傷等。柏樹油能解毒、生肌、清熱、調氣。

　　柏樹是很平常的常綠喬木，樹幹直徑粗的可達1公尺，高可達20公尺。中國各地廣有栽培，尤其是寺院僧侶，將柏樹植於寺院周圍，自然就有「庭前柏樹子」的故事，僧侶們也用它來治病。

　　柏樹的藥用：

　　(1)柏樹子3枚(碾碎)，和酒吞服。治風濕，感冒，胃疼。

　　(2)柏樹嫩葉，嚼爛，敷於患處。治刀傷。

　　(3)柏樹葉100克，香附全草100克，以洗米水煎湯，洗傷口。治蛇傷。

　　(4)柏樹葉搗汁，擦於患處。治燙傷。

三、檀香療法

　　佛經記載，佛在王舍城竹園中時，拘薩羅國的王子流離，身染熱病，身體困乏虛弱，病情十分嚴重，許多醫生為他診治，都處以「檀香」。

　　當時，檀香十分珍貴稀少，國王召令全國民眾，願以一千兩黃金酬謝獻檀香者，但沒有人獻出。後來，一位下屬啟奏國王曰：「拘薩羅國惟大檀彌離貴族世家，藏有萬貫寶藏，他家或許有之。」國王便親自出馬，索討檀香二兩。王子流離用檀香塗抹全身，果然病癒。

　　檀香是我們非常熟悉的香料，它不僅用於佛像雕刻，工藝香扇等，而且還因具有理氣和胃之功效，可用於治病療疾。中醫認為檀香可治心腹疼痛、噎膈嘔吐、胸膈不舒，可消風腫等。

　　檀香的藥用：

　　(1)檀香10克(研末)，乾薑20克，泡開水飲用。治心腹冷痛。

　　(2)檀香5克，茯苓、橘紅各8克，研為細末，以人參湯調服。治

噎膈飲食不入。

(3)以檀香熏煙，使人清爽，能散風闢邪，增進食欲，振奮精神。

四、山雞療法

佛教有「不殺生」的戒律，然而佛門醫家卻例外，它以「救人一命，勝造七級浮屠」為出發點，只要能治病，殺生亦破戒。佛經故事裡，就有一位醫術高明的醫生讓病人吃山雞的故事，並告誡病人，要多吃幾隻山雞，病才可痊癒。

山雞，又叫雉、野雞，它含有24.4％的蛋白質，脂肪僅占4.8％，並含有多種維生素和礦物質，因此，山雞是一種深受人們喜愛的野味。當然，佛教僧侶則除了藥用外是不可食用的。山雞確能入藥，能補中益氣，養肝明目，可治下痢、糖尿病引起的小便過多。

糖尿病是由於人體內胰島素分泌不足而引起的以糖代謝紊亂為主的疾病，它表現為多飲、多食、多尿和疲乏，臨床特點為血糖過多和糖尿。當糖代謝紊亂嚴重時，蛋白質、脂肪、電解質、水等代謝均相繼紊亂，可引起嚴重失水、酮症酸中毒、循環衰竭和昏迷，以致死亡。

在中醫理論看來，糖尿病稱「消渴」，因燥熱服虛所致，在治療上採取益氣養陰、生津清熱的治療原則。因此，山雞正好對症治療，它是糖尿病的天敵。

糖尿病患者常吃山雞，飲山雞湯，具有一定的治療作用。

五、蓽撥和胡椒療法

佛經記載，在過去無數世的時候，有一座大香山，山上生著無數

的蓽撥、胡椒以及其他諸藥。每當藥果成熟時,「人皆採取,服食療疾」。

蓽撥和胡椒,均為胡椒科植物。蓽撥能溫中、散寒、下氣、止痛,可用於治療心腹冷痛、嘔吐吞酸、腸鳴洩瀉、冷痢、陰疝、頭痛、鼻淵、齒痛。現代藥理研究表明,蓽撥中提出的精油對白色及金黃色葡萄球菌和枯草桿菌、蠟樣芽孢桿菌、大腸桿菌、痢疾桿菌等均有抑制作用;其所含胡椒城可明顯降低直腸溫度;蓽撥根含有蓽撥明城,有明顯的降壓作用。

胡椒則能溫中下氣,消痰解毒,主治寒痰食積、脘腹冷痛、反胃嘔吐、洩瀉冷痢等症,還可用於解食物毒。現代藥理研究表明,胡椒能引起血壓上升,可解熱、祛風、殺蟲。

蓽撥、胡椒的藥用:

(1)蓽撥丸。蓽撥、胡椒等分,搗為末,做成芝麻大小的藥丸,置於牙痛處。治牙齒疼痛。

(2)蓽撥湯。蓽撥根2.5～5克,煎湯內服,治婦人內冷無子、腰腎冷、陰汗等症。

(3)胡椒豬肚湯。白胡椒10克,放入洗淨的豬肚內(用線將兩頭紮緊),加水煮熟後,胡椒取出曬乾研末另服,趁溫吃豬肚飲湯。治胃寒痛。

(4)外用。胡椒粉10克,敷於臍部,用膠布固定,每日換1次。治小兒或成人消化不良,痢疾。

六、佛珠療法

佛珠又稱為念珠、數珠,是念佛號或經咒時用以計數的工具,一

般是圓形穿孔，用線穿紮成一串。它產生於印度，隨著佛教而傳入中國。

據《木子經》記載，「若欲滅煩惱障、報障者，當貫木子百八以常自隨。若行、若坐、若臥，恆常至心無分散意，稱佛陀、達摩、僧伽名，乃過一木子……」可見，最初佛珠乃用木子製作。當然，佛珠的質料有多種，通常採用香木料車製而成，相傳《數珠功德經》記載有用鐵、赤銅、珍珠、木子、帝釋青子、金剛子、菩提子等做成，其質地不同，所獲功德不一樣。

據佛經說，木子是一種「無患」之樹的果實，該樹為眾鬼畏，而木子亦自然具有降鬼神之力了。據說，木子所做的佛珠，功德倍數為1000倍。當然，這只是一種想像罷了。

木子同時也是一味良藥，其根、韌皮、嫩枝葉、果肉、種子均可供藥用。木子清熱、祛痰、消積、殺蟲，能治喉痹腫痛、咳喘、食滯、白帶、瘡癬、腫毒等症。

木子的藥用：

(1)木子適量，以醋煎沸，趁熱搽塗患處。治厚皮癬。

(2)木樹根50克，黃牛木根50克，六月雪根25克，山芝麻25克，生蘿菜頭200克，煎服。治毒蛇咬傷。

(3)木樹皮，煎水含口。治小兒白喉或口腔炎。

(4)木子仁7枚(煨熟)，食用。治小兒腹中氣脹。

七、沉香療法

佛經上說，很久以前，沉香就是一種珍貴的藥材，它生於海底，很難覓得。曾有一個德高望重的人，經過一年多的時間，終於採得一

車，但他拿到集市上叫賣，卻因價格昂貴，難以脫手。當他看到市場上木炭旺銷時，竟愚蠢地將沉香燒成木炭……

其實，沉香並非像佛經上說的那麼昂貴，也不是生於海底，也許是因為當時此藥稀少的緣故，才被塗上一層神秘的色彩吧！沉香具有一種特殊的香氣，可入腎、脾、胃經，有降氣溫中、暖腎納氣、益精壯陽之功效，可用於治療氣逆喘息，嘔吐呃逆，脘腹脹痛，腰膝虛冷，大腸虛秘，小便氣淋，男子精冷等症。

佛教用沉香作為香藥療法的藥物，還用於焚香等。

沉香的藥用：

(1)**沉香丸**。沉香3克，烏藥9克，茯苓、陳皮、澤瀉、香附子各15克，麝香1.5克，共研末，煉蜜為丸如梧子大。每日服20丸。治脾腎久虛，喘嗽短氣，腹脅脹，小便不利。

(2)**四磨湯**。沉香、人參、檳榔、烏藥，磨水煎沸，溫服。治七情傷感，上氣喘息，煩悶不食。

八、半邊蓮療法

相傳觀音從普陀紫竹林到壽昌大慈岩，途中經過蘭溪硯山腳下某村莊，聽見有慘淒淒的哭聲，觀音按下雲腳，只見幾個小孩撲在母親身上哭號，原來她被毒蛇咬傷，已昏迷不醒。觀音便從坐盤下摘下一朵蓮花，將半朵蓮花塗擦在蛇傷處，沒有多久，傷口便流出了許多毒汁，病人也蘇醒過來了。觀音臨走時，還把剩下的半朵蓮花留下，不料，一陣暴風驟雨之後，這半朵蓮花竟在田野生長起來，人們就叫它「半邊蓮」。

這則傳說當然是民間的佛教故事罷了，但半邊蓮確是一味治療蛇

傷的良藥。半邊蓮具有利水消腫、解毒之功效，能治蛇傷、腫毒、癬疾、疔瘡、黃疸、洩瀉、跌打損傷等。

半邊蓮的藥用：

(1)取半邊蓮45克，文火慢煎半小時，每日一劑，分3次內服。另用半邊蓮搗爛外敷，每日更換2次。治療蛇傷，對嚴重的全身中毒症狀有顯著的療效。

(2)鮮半邊蓮100克，搗爛絞汁，加甜酒50克，調服，蓋被入睡出微汗，開始一天服2劑，以後每天服1劑。治毒蛇咬傷。

(3)以半邊蓮浸燒酒搽之。治蛇傷。

九、瑞香療法

據《廬山記》記載，宋朝時廬山有個比丘，白天睡在錦繡谷大磐石上，睡夢中聞到一股濃郁的花香，驚醒後頓覺快慰，遂循香氣尋找，乃得一花，取名為「瑞香」。宋代詩人王十朋詩贊曰：

真是花中瑞，本朝名始聞。

江南一夢後，天下仰清芬。

這僧人發現的瑞香也是一味治病之藥，其花、葉、根均可供藥用。瑞香花清利頭目，可降低血液凝固性，促進體內尿酸排洩，對咽喉腫痛、齒痛、乳腺癌早期、坐骨神經痛等均有療效；瑞香葉可以治療面部各種疔瘡、慢性皮膚病等；瑞香根可治胃脘痛、毒蛇咬傷、跌打損傷。

瑞香的藥用：

(1)鮮瑞香花適量(搗爛)，加少許雞蛋白同搗勻，外敷，一日換一次。治乳腺癌早期。

(2)瑞香10克，桂枝15克，水煎服。並用瑞香樹皮及葉400克，煎水洗患處。治風濕痛。

(3)鮮瑞香葉(洗淨)，蜂蜜少許，共搗，敷患處，一日換2次。治面部疔瘡，慢性皮膚病。

(4)瑞香花50克，瑞香根250克，研成細末，每日一次，每次5克，開水送服。治胃脘痛。

第六章

佛教拿捏與按摩療法

　　佛教醫學在治療技法上，有一種與中醫按摩相類似的「拿捏法」。據佛經記載，佛陀釋迦曾親自用「拿捏方法」來治療頭痛，並親自研究實踐，確定了許多「拿捏方法」，甚至在臨終前還給一個叫烏達伊的僧侶行「拿捏」術治病。

　　《摩訶止觀輔行》記載，運用「拿捏法」痛捏手指，就可治療五臟疾病。捏大拇指治肝臟疾病，捏食指治肺臟疾病，捏中指治心臟疾病，捏無名指治脾臟疾病，捏小指治腎臟疾病。該書還強調，修定坐禪後，要摩擦雙手，使雙手搓熱，再摩擦臉部、四肢和全身，這樣可增強坐禪和拿捏的治療效果。

　　「拿捏」和按摩都是一種外治方法。從祖國傳統醫學理論來看，人與自然是一個陰陽相互維繫的整體，在陰陽平衡的情況下，保持著與自然界的協調，維持著正常的生理活動。若陰陽的某一方面或盛或衰，就會使陰陽失去相對的動態平衡而發生病變，「拿捏」和按摩能使人體陰陽恢復平衡，從而達到祛病的目的。

　　同時，人體氣血運行與內臟的關係十分密切，不僅氣血在經脈中運行與臟腑發生直接的聯結，而且氣血的所有運行過程都要受臟腑的控制。因此，拿捏和按摩可以藉由推動和激發氣血運行，疏通鬱閉，補養氣血，協調臟腑功能，調節神經系統，對人體健康產生治病保健的雙重作用。所以，佛教認為「拿捏法」是一種行之有效的治病保健

方法，並廣為運用。

「拿捏法」隨佛教傳入中國，與按摩術相融合而被廣泛流傳，尤其是在民間還有許多獨特的按摩法，這可能與之相關。

一、拿捏和按摩的效果

人體周身遍佈許多穴位，拿捏和按摩這些穴位，可以產生一定的治療保健效果。

(1)頭面部和頸部穴位

百會：頭痛、高血壓、發熱、失眠、目眩、痔瘡、耳鳴、健忘、中風。

印堂：流鼻血、目眩、頭痛、幼兒抽筋。

四白：眼睛疲勞、臉部麻痺、三叉神經痛。

下關：牙痛、耳痛、臉部麻痺或疼痛。

頰車：臉部疼痛、下齒痛、牙床痛。

翳風：重聽、暈車暈船。

大迎：三叉神經痛、臉部抽筋、齒痛。

人迎：高血壓、咳嗽、慢性支氣管炎、扁桃腺發炎、突眼性甲狀腺腫、呃逆。

扶突：嘔吐、打嗝、喉嚨痛、心悶、聲啞、甲狀腺病變、吞咽困難。

天柱：後頭痛、頸項轉側不利、頸肌強痛、鼻塞咽腫、眼疾、記憶不佳。

風池：各種頭痛、頭暈、失眠、高血壓、結膜炎、近視、感冒、頸部疾患。

完骨：眼睛充血、目眩、偏頭痛、扁桃腺發炎。

人中：昏迷、休克、窒息、中暑、癲狂、牙關緊閉、臉部麻痺。

(2)胸腹部和肩部穴位

天突：喉嚨痛、打嗝、嘔吐、咳嗽。

氣舍：胃痛、落枕、嘔吐、胸悶、胸痛、咳嗽。

肩井：頸椎病、頸項部肌肉痙攣、落枕、肩背部酸痛、手臂麻木、中風後遺症。

中府：心律不齊、氣喘、咳嗽、感冒。

膻中：支氣管炎、支氣管哮喘、胸膜炎、冠心病、心絞痛、婦女乳汁過少。

巨闕：胃酸過多、氣喘、神經衰弱、心理異常。

中脘：急、慢性胃炎、胃及十二指腸潰瘍、胃下垂、脾胃虛弱、消化不良。

神闕：慢性腸炎、脫肛、腹脹、虛寒性胃痛、怕冷症。

天樞：生殖器疾病、婦女病、容易疲勞、便秘、胃下垂。

大巨：不孕症、腎炎、便秘、痢疾、坐骨神經痛、風濕病。

關元：急性尿路感染、遺尿、盆腔炎、閉經、不孕、產後惡露不止、睪丸炎、遺精、陽痿、虛勞羸瘦。

氣海：陽痿、遺精、早洩、子宮脫垂、婦女月事疾患、大便秘結、神經衰弱。

(3)背部和腰部主要穴位

腰眼：即腰部至臀部位。腎虛、遺尿、遺精、陽痿、早洩、慢性腎炎、月經不調、尿路感染、腰痛、神經衰弱、支氣管哮喘。

命門：遺精、陽痿、痛經、月經不調、慢性腹瀉、腰痛、足部怕

冷。

大腸俞：痢疾、腸炎、腰扭傷、便秘、骶關節炎、坐骨神經痛、腳麻痺。

小腸俞：痢疾、腸炎、痔瘡、關節風濕、泌尿器官疾病。

腎俞：腎炎、膀胱炎、食欲不振、坐骨神經痛、歇斯底里(此穴乃治百病之穴)。

胃俞：各種胃病、消化不良、嘔吐。

脾俞：營養不良、肝脾腫大、胃部疾病、全身乏力、失眠。

肝俞：失眠、肝病、視力減退、目眩、中風。

三焦俞：腸鳴、腹瀉、尿路感染、白帶過多、腰痛、尿瀦留。

膈俞：神經衰弱、失眠、心悸不定、氣喘。

肺俞：呼吸系統功能失調、頸肩痛、皮膚病、幼兒疳積、肺虛自汗。

膏肓：心跳、脅間神經痛、支氣管炎、氣喘、乏力、暈眩。

天宗：五十肩、胸痛、脅間神經痛、肩胛部疼痛。

志室：腰痛、坐骨神經痛、腿肚抽筋，「拿捏」可增強精力。兼治生理異常、怕冷、泌尿器官疾病、痔瘡。

長強：治痔瘡有特效，可增強精力。

(4)手部和足部主要穴位

曲池：感冒、高血壓、皮膚病、發熱、中暑、上肢痛、眼疾、牙痛。

尺澤：支氣管炎、支氣管哮喘、肺炎、咳嗽、皮膚瘙癢或乾燥、肘關節內側疼痛。

手三里：胃脘痛、腸鳴腸炎、腰背疼、牙痛。

神門：心神不寧、心絞痛、神經衰弱、健忘多夢、精神疾病、便

秘、心臟病。

勞宮：神經衰弱、高血壓、心率過速或過慢、噁心嘔吐。

陽池：糖尿病、神經痛、手部痛、手部關節炎。

合谷：高血壓、耳鳴、眼睛疲勞、發熱頭痛、盜汗自汗、感冒。

梁丘：胃痙攣、痢疾、膝痛、坐骨神經痛。

血海：婦女病、變形性膝關節炎症、貧血。

陰、陽陵泉：膝關節周圍軟組織疾病、腿抽筋、坐骨神經痛、腹脹腹瀉、膽囊炎、膽道蛔蟲、肝炎、水腫、婦女病。

足三里：能治百病，如胃酸過多、胃下垂、半身不遂、高血壓、貧血、失眠等。

解溪：便秘以及由此引起的頭痛、膝痛、頭面浮腫、下肢麻木、足踝關節酸痛。

衝陽：過敏性體質、神經衰弱、食欲不振、腳痛。

然谷：腳底痛、扁桃腺發炎、怕冷、生理不順。

委中：坐骨神經痛、腰痛、背痛、關節風濕痛、流鼻血、高血壓。

承山：小腿肌肉痙攣、坐骨神經痛、腰痛、痔瘡、脫肛、便秘。

太溪：腎臟病、扁桃腺發炎、中耳炎、便秘、足部風濕疼痛。

三陰交：更年期症候群、泌尿系統疾病、生殖系統疾病、下肢內側疾病。

湧泉：生殖器官疾病、腎臟病、高血壓、頭痛頭暈，咽痛失音、失眠、氣喘、精力不足。

太白：消化不良、腳部冰冷、消化系統疾病。

足心：頭暈目眩、五心煩熱。

二、拿捏和按摩手法

當我們清楚地瞭解人體各主要穴位的功效後，就可以根據拿捏和按摩的手法要求，行拿捏術和按摩術了。

佛教的拿捏術的手法在於「捏」，它要求用拇指與食指對合，捏起皮膚肌肉，配合以顫抖性的動作，或輕或重，或快或慢，以感到酸、脹、麻、微痛為度。有時，還可用拇指與食指指甲掐、揉。

按摩術的手法則有數十種之多，人們一般常用按、摩、推、拿等四種。

按，是以拇指、食指、中指的羅紋面或髁節、拳頭、掌根，按壓穴位或特定部位。

揉，則以手掌面或指面緊貼穴位皮膚，進行(原穴位)迴旋揉動；或以全掌、掌根或指面，貼附於穴位部位，以腕關節連同前臂作環形旋摩。

推，是用手指或手掌用力向前或向上，向外推動擠壓肌肉，用力均衡，沿直線或筋肉結構走向推動。

拿，是大拇指、食指和中指，用力拿起某部位或穴位，隨後放下，反覆進行。

在拿捏和按摩時，要注意點、線、面的結合，由點(即穴位)到線(經絡)，逐漸擴展；用力均衡，先輕再逐漸加重，以感到酸、脹、麻、微痛為宜；同時要注意持之以恒。

三、隨痛處打與阿是穴

《摩訶止觀輔行》記載，以手或木條痛打病痛處四五十下，可以

產生治病效果。因為疾病經常是邪氣入侵所致，用痛可逼走入侵的邪氣。佛教這種隨痛處打治病方法是與古代的「阿是穴」有異曲同工之妙。

阿是穴又叫壓痛點。它們既無具體的名稱，又無固定的位置，哪裡有壓痛哪裡就是阿是穴。唐《千金方》記載：「有阿是之法，言人有病痛，即令捏其上，若果當其處，不問孔穴，即得便快成痛處，即雲『阿是』……故曰『阿是穴』也。」

人體深部有病痛，常常可在相應的皮膚上找到壓痛點(即阿是穴)，在壓痛點上進行痛捏或按摩，往往可以收到止痛，療疾，康復和保健的效果。佛教的隨痛處打法就是最好的例證。

如果擠乘火車或長途公共汽車，常會引起腿腳肌肉麻木或痙攣，氣滯血淤；有的還會頭昏，心悸；有的甚至暈車嘔吐。這時，不妨採取以下方法：

(1)拿捏手心，刺激神門、巨闕，可調節內耳前庭神經功能，轉移自己的注意力，以防暈車。

(2)拿捏和按摩腿部、腳部各穴位，使腿部肌肉鬆弛，經絡流通，避免腳部和腿部痙攣麻木。

(3)鼻吸氣時手緊握、閉嘴、腳跟用力蹬地、腳趾緊抓，之後，稍閉氣片刻，立即用鼻呼氣，隨即全身及手、足放鬆，以意念將病氣從身上往足心全部排向地下深處，閉眼練習。每次練20～30下，每分鐘6～10下，可間隔一會兒再反覆練習。

四、消化不良和摩腹

消化不良是人們常見的病症，其主要症狀是胸腹滿悶，噯腐吞

酸、噁心、腹痛、厭食、胃部嘈雜不適、腹脹、便秘、小便短黃等。有的出現胃脘悶脹、嘔吐清水、胃脘小腹怕冷、大便溏瀉等症狀。

(1)以右掌心緊貼腹部，從右下腹開始，繞臍作順時針按摩，一呼一吸宜儘量延長，且手行一圈。同時，摒除雜信念，意留丹田。每次連續3分鐘。

(2)此外，拿捏肝俞、脾俞、胃俞、膈俞、腰眼、足三里、三陰交、內關、合谷等穴位，也有療效。

(3)飲食方面注意多食蔬菜、水果，忌食辛辣刺激性食物；養成定時排便習慣；平時多作下蹲起立及仰臥屈髖、壓腹、提肛動作。這些都有助於消化不良的防治。

五、神經衰弱療法

許多人都曾為患有神經衰弱所煩惱。有的表現為頭暈腦漲，耳鳴眼花，健忘失眠，記憶減退，注意力不集中；有的表現為腰背酸脹，食欲不振，精神抑鬱；有的表現為月經不調，房事不和諧或陽痿、早洩、遺精等等。

對於神經衰弱，首先要找出原因，消除心理因素，避免過度緊張和勞累。

同時，可採取拿捏法防治。

(1)拿捏手心、勞宮、神門、陽池等穴位。

(2)拿捏湧泉穴和腳心。

(3)拿捏足三里、三陰交、衝陽等穴位。

(4)按摩天樞、關元、氣海、中脘等穴位。

(5)按摩腰眼、腎俞、胃俞、肝俞、膈俞等穴位。

六、 消除肥胖療法

肥胖是人體脂肪積聚過多所致，一般超過正常體重20％的人就算肥胖。長期堅持以拿捏法施治，輔以飲食調節，有助於減肥。

(1)飯前10分鐘，對手部魚際穴(大拇指根部)、手背正中進行拿捏，可以抑制腸胃蠕動，降低食欲，以達到減肥目的。

(2)飯前10分鐘，拿捏腳掌以減低食欲，用力不可太輕，否則反而增進食欲。

(3)飯後30分鐘拿捏腹部關元、中脘、頸側部和下肢，可保持肌肉力度，抑制腸胃蠕動而減少營養吸收，從而達到減肥的目的。

七、女性胸部健美法

乳房是女子身體曲線中最引人注目的部位，是青春女性成熟與否的標誌。有的人用整形手術來使胸部豐滿，不僅留下手術痕跡，而且還很不安全，有的手術後出現併發症而造成終生遺憾。拿捏和按摩可以促進乳房充分發育，增強乳房抗病能力。

(1)取仰臥位，以雙手掌虎口相對，夾住乳房，由乳房根部向乳頭方向施以柔和的手掌輕揉，反覆數次。再抓起乳房，進行揉捏，當感覺乳房內有硬塊時要以四指揉捏(若感到疼痛異常，則應就醫)。最後用食指和中指夾住乳頭，上面用拇指施以柔和刺激。

(2)取俯臥位，用拇指指壓膈俞、心俞、肺俞等穴位。

(3)取仰臥位，用雙手手指，按壓膻中穴及其兩邊。

八、腰痛的按摩法

腰為人體軀幹的樞紐，對全身的負重、運動、平衡等都起很大的作用。

人類原本為四肢行走，在進化過程中變為直立行走，直立姿勢對腰部的壓力很大。

如果平時不注意，很容易因不正確的工作姿勢引起腰痛；中老年還容易患變形性腰椎病，導致變形的脊柱壓迫神經和血管，從而引起腰痛。

此外，婦女病、腎臟病、胃癌、腰椎轉位扭傷、腰肌勞損、棘上韌帶損傷、腰筋膜炎等都會引起腰痛。

(1)患者俯臥，放鬆全身肌肉。施治者從患者肩胛到臀部的脊柱兩側施行手掌輕摩、手指揉捏。脊柱兩側肌肉用拇指按摩。再著力集中刺激大腸俞、腎俞、命門、志室、腰眼等穴位。

(2)以拿捏法，著力集中於足三里、三陰交、承山、血海、委中等穴位。

(3)患者俯臥，雙手向前伸直，兩腳向後自然伸直，然後四肢用力向上平抬，使腹部著地而支撐全身，四肢盡力向上抬起，儘量保持較長時間。此法可鍛練腰部，恢復腰部肌肉的功能。

九、防治性功能低下按摩法

佛教雖然禁欲，但治療性功能障礙是一門醫術。性能力低下或障礙者往往痛苦不堪，採用以下方法可以防治陽痿或陰冷，提高性感度和性能力。

(1)在臨睡和起床前，拿捏命門、腎俞、腰眼、小腸俞等穴位；按摩關元、氣海、天樞等穴位；用力指壓大腿內側、足三里、三陰交、

長強等穴位；拿捏湧泉穴。刺激要舒適而溫熱。

(2)仰臥或半臥，五指呈抓物狀，輕輕抓住陰囊部，一握、一捫、一鬆，各指指端如梅花針樣刺激陰莖根部周圍，掌心力求對陰囊各部發揮按摩、揉撫作用。

(3)擦揉會陰。以食指和中指旋摩肛門周圍。

(4)拿捏腳趾，尤其注意大足趾頭。

十、治療高血壓按摩法

高血壓病是現代社會發病率較高的疾病之一。它早期可能無任何自覺症狀，但一般會因血壓高而引起頭痛、頭漲、眩暈、耳鳴、失眠、乏力、易怒、健忘、氣喘、不安等症狀。晚期還可引起頭重腳輕、手指發麻或發脹、視力減退、思考力減退、注意力不集中、飲食減少等，嚴重時可突然倒地，神志昏迷，甚至半身不遂。

(1)施治者用一手抓住患者額頭，另一手從後腦到頸部輕輕摩擦，再用拇指和食指揉掐頸椎兩側肌肉，從頸部至肩膀，再到背脊骨兩側。

(2)患者跪坐，自己將雙手中指輕力指壓天樞穴，上身前俯，慢慢吐氣；然後在人迎穴上行指壓，脖子後仰，上身彎成弓狀，吸氣。如此反覆數次。

(3)拿捏風池、百會、足三里；推印堂穴、前額部、三陰交；手指用力梳頭。

(4)將腳踝放在膝蓋上，用拳頭叩打腳底和湧泉穴。

注意：避免過度興奮或激動，不要用過熱的水洗澡，久蹲、久坐後不宜突然猛起。

十一、食欲不振按摩法

現在的父母常為小孩不想吃東西而煩惱，一方面是小孩貪吃零食所致，另一方面則是因為胃、腸功能和心理和精神因素等導致的沒有「胃口」。成年人也有食欲不振的時候，如身體過度勞累、天氣炎熱或者患有肝病、腎病、高血壓等，均可引起食欲不振。對於食欲不振，除了找醫生作必要的檢查和治療外，有時行按摩術也會收到良好的效果。

(1)患者仰臥，左、右手分別用拇指指壓著右、左手「手三里」穴，膝蓋彎曲。施治者雙手的中指重疊，壓迫其中脘、天樞等腹部諸穴位。

(2)按順時針方向，雙手掌重疊，輕輕按摩腹部，再用力像划船般地揉捏腹部。

(3)患者俯臥，施治者雙手拇指壓迫胃俞、脾俞；以拇指指尖用力刺激湧泉、足心、手心等部位。

第七章

佛醫神奇療法

一、齒木療法

古代佛教僧侶外出化緣時，總是攜帶一根長短為十二指(約25公分左右)，約小手指粗細的木條——楊柳枝，作為潔齒之「牙刷」。楊柳枝是其必備的「牙刷」，它又叫「齒木」。

據晉《法顯傳》載，釋迦在沙祇國「嚼楊柳枝，刺土中，即生長七尺」。因此「齒木」被列為僧人必備的18種日常器物之一。僧人每天早晨及食罷，都要在屏處，將「齒木」的一頭嚼成絮狀，以剔除齒間滯垢，再將「齒木」撕開刮舌，用後即棄。

《華嚴經》卷十一說：「初嚼楊柳枝具十德者：一銷宿食，二除痰癃，三解眾毒，四去齒垢，五發口香，六能明目，七澤潤咽喉，八唇無皸裂，九增益聲氣，十食不爽味。」

佛家以楊柳枝治病，《僧祇律》說：「若口有熱氣及生瘡，應嚼楊柳枝咽之。」《陀羅尼雜集》卷五載：「牙痛咒楊柳枝七遍，嚼之。」

當然，佛家的「齒木」實際上並不是只有「楊柳枝」一種，凡「苦澀辛辣」的樹木，如楮、桃、槐、柞條、葛藤等，均可作為「齒木」。從「齒木」的功用來看，實際上是傳統刷牙療法的起源。佛教

從楊柳枝等齒木的藥用功效出發，以此來清潔口腔，並在敦煌壁畫中也有記載，在196窟西壁就有晚唐時期刷牙的壁畫，可以說，這是世界上最早的刷牙史料。

刷牙發展至今，雖然佛教的「齒木」潔齒無法與今日的藥物刷牙相比，但其「齒木」的藥用功效至今仍可運用。

「齒木」的藥用：

(1)楊柳枝

A.楊柳枝一小把(切細)，加水適量，煎至半量，以水漱口，治牙痛。

B.楊柳枝(銼細)、大豆等量，合炒至大豆全裂開，浸於清酒中三日，含於口中頻吐，治齲齒。

C.以楊柳枝根25克、豬瘦肉150克(燉湯)，以湯煎藥服，治風火牙痛。

(2)槐白皮。以槐白皮一把，荊芥穗25克，醋一瓶，煎到半量，入鹽少許，熱含冷吐，以病癒為度。治牙齒疼痛。

(3)以楊柳枝、槐枝、桑枝煎水熬膏，入薑汁、細辛粉、川芎末，以此擦牙。可預防各種牙病，保護口腔。

二、焚香和香藥療法

戒香定香解脫得，光明雲蓋遍法界，

供養十方無量佛，見聞普薰證寂滅。

佛教徒在焚香時常唱「香贊」偈，認為「香為佛使」，並將修行戒、定、慧、解脫和解脫知見這五種功德，喻為「五分香」。

《賢愚經》卷六載有這樣一個傳說，釋迦住在祇園時，有長者子

富奇那建造了一座旃檀堂，準備禮請佛陀釋迦。他手持香爐，登上高樓，遙望祇國，焚香禮敬，香煙飄嫋到釋迦頭頂上，形成一頂「香雲蓋」，於是釋迦就前往旃檀堂。可見，最初「香」作為弟子傳達信心於佛的媒介。

據佛經介紹，釋迦還以「香」粉細末融於水中，為眾生洗香藥浴，用以消災避難，祛病消煩。後來，佛教徒在修禪煉功時也焚香。以後便逐漸推廣成為一種寺院生活的時尚，寺院裡總是香氣四溢，煙霧繚繞；僧侶們坐禪也以焚香來計「六階段」，每焚一支香為一階段，每焚完一支香，寺院監值都要打茶。

焚香在民間也是較為普遍的習俗。早在宋遼時代，佛殿裡在佛像前設有香水、雜花、燒香、飲食、燃燈五種供物，後來簡化成香爐、花瓶、燭臺「三具足」，焚香也是在此基礎上推廣到大眾民間。如蘇東坡路過廣州時，就曾買了好幾斤檀香，準備帶到澹州去；古人下棋、撫琴、讀書、吟詩也焚香助興。

時至今日，在諸多名山佛殿，我們不難見到成群結隊的人們身背黃香袋，沿著崎嶇的山路，前往佛像前焚香禮拜，許願祈福。

佛教常用的香料有檀香、甘松、川芎、郁金、龍腦、沉香、麝香、丁香、安息香、白芨、豆蔻、牛黃等等。這些香料中有的就是我們十分熟悉的中藥。

香藥療法是佛教利用芳香材料的藥用功效進行治病的方法。佛教所用的香料，在佛醫和中醫古籍中都被認為具有特殊的功效。焚香，以香藥洗浴，藉由香氣環境和香藥擦洗，都能起到祛病療疾，增強體力的作用。有時甚至以香料直接入藥。

(1)甘松。一種多年生矮小草本植物，具有強烈的松節油樣香氣。具有理氣止痛、醒脾健胃之功。臨床上以甘松、木香、厚樸適

量，煎服，治各種腸胃疼痛。以甘松20克，廣陳皮5克，浸於500毫升沸水內，每半小時煮沸一次，浸3小時即可，分12次服，每日6次。治神經衰弱、癔病、腸胃痙攣等。以甘松、荷葉心、蒿本煎湯，洗浴，可治濕腳氣，收濕拔毒。

(2)川芎。常用中藥，它能行氣開鬱，祛風燥濕，活血止痛。臨床上用川芎5克，茶葉10克，煎服，於飯前熱服，可治風熱頭痛。以川芎、桂心、木香、當歸、桃仁各50克，研為細末，每次5克，熱酒調服(或以10克煎水熱服)。治產後心腹痛。

(3)龍腦香。即冰片，它具有通諸竅、散鬱火、去翳明目、消腫止痛之功效。《本草衍》稱龍腦「清香為百藥之先」。臨床上，以龍腦3克，卷紙燒煙熏鼻，吐出痰涎，可治頭痛。以龍腦1克，蔥汁調化，搽患處。治內外痔瘡。

(4)沉香。具有降氣溫中、暖腎納氣、益精壯陽之功效，中醫用於治氣逆喘息、嘔吐呃逆、脘腹脹痛、腰膝虛冷、大腸虛秘、男子精冷等症。入藥可煎湯、磨汁或細末內服。

(5)麝香。具有開竅、闢穢、通絡、散淤之功效，可治中風、痰厥、驚癇、煩悶、心腹暴痛、跌打損傷、癰疽腫毒等症。

(6)丁香。具有溫中、溫腎、降逆之功效，中醫用於治呃逆、嘔吐、反胃、瀉痢、心腹冷痛、疝氣、癬疾等症。

(7)白芨。具有補肺、止血、消腫、生肌、斂瘡等功效，中醫用於治肺熱咳血、金瘡出血、癰疽腫毒、潰瘍疼痛、湯火灼傷、手足皸裂等。臨床上，以白芨粉抹於患處，可治刀斧損傷肌肉、出血不止。以白芨、芙蓉葉、大黃、黃柏、五倍子研末，以水調擦，治一切瘡癤腫毒。白芨研末，每次溫開水飲服10克，治肺熱吐血不止。

(8)豆蔻。具有行氣、暖胃、消食、寬中之功效，可治療氣滯、

食滯、胸悶、腹脹、噫氣、反胃、瘧疾等症。

(9)牛黃。具有清心、化痰、利膽、鎮驚之功效，可用於治熱病神昏、癲癇發作、小兒驚風抽搐、口舌生瘡、癰疽、疔毒等。

對於以上香藥，可根據其功效選用，或以焚香熏嗅，或以香粉塗抹，或以香料浸水洗浴，或以香料入藥，均具有一定的療效。當然也可多味同用。有病者可以治病，無病者可以使人神清氣爽，消除疲勞，消熱降暑，增強體力和醒腦益智。

三、金篦術和金針撥障療法

三秋傷望眼，終日哭途窮。

兩目今先睹，中年似老翁。

看朱漸成碧，著日不禁風，

師有金篦術，如何為發蒙。

這是唐代詩人劉禹錫的《贈眼醫婆羅門僧》詩。當時，士大夫對印度僧人醫術是頗為推崇的。

相傳這種用金針治療眼疾的方法為龍樹菩薩發明的，龍樹菩薩善治眼病，他的眼科著作《龍樹眼論》對眼科醫學的發展影響頗大。他在這部書裡，分析眼疾的原因是「過食五辛，多啖炙搏熱物油膩之食，飲酒過度，房事無節，極目遠視，數看日月，頻撓心火，夜讀細字，月下觀書」，這些話在今天看來也很有道理。他的金針治療眼疾方法則由印度僧人傳入中國。

據《北史》記載，後周時代，有位孝子張元，16歲時，祖父雙目失明。張元晝夜禮佛，以求佛能保佑他祖父。

他虔誠地拜佛3年，有一天，他讀到《藥師琉璃光如來本願功德

經》，佛經上有「盲人得視」的經文，於是點了七盞佛燈，請七位師父到家裡來讀此經，祀求祖父雙眼恢復光明。到第七天晚上，他夢到有位老人用「金蓖」為他祖父治眼病，三天後其祖父果然眼明如初。

這則故事雖然帶有濃郁的神話色彩，但卻真實地反映了「金篦術」治眼疾的事實。「金篦術」即金針撥障療法，它藉由針撥手術將白內障撥離瞳孔，以恢復其視力，古代又稱為「金篦決目」、「開內障眼」。

在醫療水準不斷提高後，醫學工作者在此基礎上採取中西結合的方法，使之能廣泛而有效地運用於臨床。據報導，現代金針撥障療法具有簡便安全，患者痛苦小，術後不需臥床和手術器械簡單等優點，有效率高達80％以上。

金針撥障療法主要適於老年性白內障成熟期。因為老年性白內障質地較硬，不易撥破，晶狀體懸韌帶較脆易斷，晶狀體比重較大，易下沉固定；尤其是年老體弱或有高血壓、心臟病等全身性疾病患者，更適宜於使用本法。

對白內障年輕患者，併發性白內障、小眼球、小角膜、淺前房、窄房角、玻璃體液化及有青光眼趨勢患者，均不適宜於本療法。

凡需運用本療法治療者，一定要到眼科醫院診治，絕不可想當然地自行針刺醫治。

四、倒灌療法

中醫灌腸療法至少起源於漢代，張仲景《傷寒論》中就有用豬膽汁灌腸治便秘的記載。這種灌腸療法在佛教經書中也有類似的記載，不過它稱之為「倒灌」。

佛經有這樣的故事：有一個人患有肛門疾病，醫生說「當須倒灌，乃可瘥爾。」並準備好灌具和藥物，只等「倒灌」。不料病人自作聰明，竟將「倒灌」的藥物服下，使腹部鼓脹難忍，疼痛不已。醫生只好把剩餘的藥給他服下，使其吐瀉腹中物，才病癒。可見「倒灌」與中醫灌腸療法大體上相似。

灌腸療法操作簡單，配好藥物後，準備肛管，肛管外塗少量石蠟油，以便滑潤和減少肛門及腸粘膜產生的刺激或損傷；再將肛管輕柔插入肛門約10～30公釐，將藥液經注射針筒或灌腸筒注入，其用藥量及保留時間可根據病情而定。

灌腸療法對潰瘍性結腸炎、尿毒癥、麻痹性腸梗阻及支氣管哮喘等有效。由於它是藉由腸粘膜局部給藥或吸收藥物，方法簡便，吸收迅速，作用較快，尤其用於通便，療效顯著而迅速。

灌腸療法配方

(1)取大黃、萊菔子、甘草，水煎，灌腸。可減輕腎功能衰竭症狀。

(2)蒲公英、金銀花、黃柏、赤芍、當歸、甘草，水煎，以30～100毫升灌腸，保留4～8小時。治潰瘍性結腸炎，療效顯著。

(3)厚樸、枳實、大黃、黃連、檳榔、沉香、廣木香、橘皮，水煎，以500毫升灌腸，保留1～2小時。治麻痹性腸梗阻。

五、念誦和暗示療法

暗示療法是一種心理情志療法，它藉著對病人進行語言、行為等方面的誘導，使病人無形中接受某種「暗示」，從而改變其心理和行為，進而達到治病療疾的目的。它可分為自我暗示和他人暗示。從某

種意義上說，佛教念誦也是一種有效的暗示手段。

佛教醫家治病時，大都要向東方念誦《服藥咒》，《新羅法師方》就記載了這方面的內容，如：「南無東方藥師琉璃光佛、藥王藥上菩薩、耆婆醫王、雪山童子、惠施阿竭，以療病痛；邪氣消除，薑神扶助，五臟平和，六臟調順，七十五脈自然通暢，四體強健，壽命延長，行住坐臥，諸天衛護，莎呵！」

這種念符咒固然是唯心的宗教信仰，但不可否認又是一種較為獨特的心理安慰，它就像「他人暗示療法」一樣，尤其是對誠信佛教的病人來說，念符咒增強了病人的治療信心，使病人產生一種強烈的精神依託，從而增強了藥物的療效和治療效果。

不僅如此，佛教徒數珠念誦也是一種「自我暗示療法」。數珠是僧侶們念佛號或經咒時的計算工具，又叫佛珠、念珠。

從電影、電視上我們常看到和尚頸上掛一串佛珠，口裡念念有詞，手則在拈動佛珠。佛教認為這樣可以斷除煩惱，《木槵子經》說：「若欲滅煩惱障、報障者，當貫木子百八以常自隨。若行、若坐、若臥，恒常至心無分散意，稱佛陀……若複能一百萬遍者，當得斷百八煩惱結業。」

佛珠以108粒為常見，最多的達1080粒。據《金剛頂經》載，中國人好簡便，將佛珠減為54粒、36粒、27粒、21粒、18粒、14粒。古代念佛常用36粒佛珠，禪門則用18粒，均取108的三分和六分比數，簡便易行，還可繞在手腕。

《敦煌曲子詞》有這樣一首偈：「念觀音，持勢至，一串數珠安袖裡；目前災難不能侵，臨終又得如睡眠。」佛教徒數珠念誦，並不像偈裡所說的免災難，但它卻能藉著攝心來消除自身妄想，用心專一，從而有益於身心安康，此所謂：「清珠下於濁水，濁水不得不

清；佛號投於亂心，亂心不得不佛。」

從上述內容來看，佛教念誦確實是一種較為原始的暗示療法，它藉著人們的意念活動，動其神而應於形，從而產生良好的暗示效果。現代心理學將暗示療法進行發展，運用藥物、科學儀器進行情景渲染，使暗示療法更具療效。

暗示療法主要用於心理疾病和功能性疾病，尤其對神經官能症、病等心理疾病最為有效。

治療器質性病變時，在藥物和其他醫療手段治療過程中，若恰到好處運用暗示療法，也可提高療效。

第八章

修禪練功療法

佛經記載，釋迦牟尼年至80歲時，自知陽壽將盡，便最後從王舍城出發，作一次巡行。他向西北走到希拉尼亞瓦提河西岸的兩株莎羅樹下，頭朝北，右手支頤，左手放置身上，雙足並攏，取側臥姿勢，面向西，進入了涅槃，這就是「雙林入滅」。

釋尊入滅後遺體由大弟子迦葉火化，火化後的遺骨稱為「舍利子」，梵語「寶利羅」(即骨身)。

它被分成8份，由與釋尊因緣深的8個國家各取一份，另有遲到的兩國代表一個揀拾碎骨小塊，一個掃骨灰，共合10份，各起一塔供養，共有10塔。歷史上就有9次迎奉釋尊「舍利子」的記載。陝西省西安市近郊的法門寺內外就存放有「舍利子」，寺內還有座刻有「真身寶塔」4字的古塔。

1000多年來，法門寺籠罩著令人迷惑的傳奇色彩，而「真身」二字更顯得神秘莫測。然而，20世紀80年代，該寶塔因風化等原因陷塌，誰也沒有想到，竟由此產生了「舍利顯靈」的千古奇觀，舍利子之謎亦隨之被解開。

1987年4月，西安市政府決定重建「真身寶塔」，考古人員在清理塔基時，意外發現殘磚碎瓦裡有個地宮，地宮裡藏有價值連城的珍貴文物，而最令人驚異的是還有一節安然無恙的「舍利子」！而這一天又恰恰是「佛誕」。

　　1988年，當到了農曆十月一日那天，有關方面在寶塔建成後舉行了一次盛大的慶典──釋迦牟尼真身舍利子瞻仰禮法會。那天數百名高僧及10萬信徒彙聚法門寺，零時三分，就在禮拜進行的過程中，那枚放置於主席臺上的舍利子，突然生出一股煙霧，在舍利子上方約17公分處形成耀眼的光團，地宮中誦經之聲頓時大振，攝影師紛紛拍下千古奇觀。

　　舍利子發光現象，佛教典籍多有記載，但它為什麼會發光呢？答案是：氣功！

　　劉文閣先生曾在《羊城晚報》撰文寫道：「佛教講求修心養性，這本身就是氣功態，修煉氣功就是人將自然界的能量和自身的精、氣、神收聚至身體某處，形成具有較大能量的生物能量場，佛教稱為『明點』。一個人修煉時間越長，程度越深，會使能量場廣為分佈和累積在體內，最終導致體內骨灰變化而成為晶狀體，故舍利子雖火焚仍能保存完好。」

　　釋迦牟尼滅度後，肉體消失了，但作為強大能量場的載體舍利，依然具有很高的接受外界能量的靈敏度。當高僧、信徒彙集在舍利周圍時，他們的生命運動產生的生物能量便彙聚成一個較為強烈的能量場，舍利子接受這個能量場的能量後，便以光的形式表現出來……

一、佛教流派與氣功

　　氣功是東方文明的重要組成部分，也是中華民族數千年歷史長河中寶貴而豐富的文化遺產。氣功現象在人體生命中普遍存在，它是古人生命整體觀，經由內向性意識的鍛練，增強人體以自我意識控制的能力，激發和強化人的固有功能，使人身心達到高度和諧的境界，它

既能治病療疾，又能健身壯體。

而佛教修禪習定，也是藉著「以念止念」，「以心治心」的心理過程來增強人體自身生命運動的調節、控制和運用的能力，以期超凡脫俗、趨於涅　寂靜。

修「禪」、「定」，這是佛家修持法門的核心。

所謂「禪」，即「思維修」、「靜慮」，它是指在寂靜的心態下冥想，或者解釋為「止觀」。止者靜也，觀即慮也。所謂「定」，即「三摩地」、「三昧」、「等持」，定境為修禪之所得，為離散亂，昏沉的一切寂定心境。由禪而定已被認為是最好的法門。後來禪定並稱。

坐禪修定，在心理精神境界的修持中，人體生理發生變化反應；它以捨棄一切求得佛道，合於佛道表現出禪的大智慧。因此，佛家禪定與氣功相比，它是一種氣功，又在理論和境界上深於氣功，超乎氣功。

佛教有許多流派，下面則從氣功角度簡單介紹一下小乘禪法、天臺宗、禪宗、密宗、淨土宗。

(一)小乘禪練功法

小乘佛教的禪定修持法主要是指「四禪四定」。

佛教有三界諸天之說，三界即「欲界、色界、無色界」。

「欲界」為營營擾擾的眾生世界，人生活在財、色、名、食、睡「五欲」熾盛的境界中，尤以男女色欲為甚，故曰「男女參居，多諸染欲，故曰欲界」。

「色界」位欲界之上，雖已離欲但有物質窒礙，其地「宮殿高大，是色化生，故名色界」。

「無色界」則位色界之上，為已破除物質窒礙的高深境界，「但

有四心，無色形質，故名無色界」。這三界諸天是佛教修禪後所達到的境界之反映。

「四禪」是超離「欲界」而進入「色界」的「果」，「四定」則是超離「色界」而進入「無色界」的「果」。四禪四定是一個循序漸進的過程，是修持禪定者按照一定的程式和標準逐漸進入三界諸天的最高境界，這是一種高級氣功。

1.初禪：寬衣端坐，調和五事，藉由「尋」(尋求)和「伺」(伺察)的方式，去支持「捨」，「念」和「正知」的思維活動，使自己從內心厭離「欲界」而達「喜」、「樂」——對順情境分別領納而生「喜」；對無分別而生「樂」，這是初離欲界的感受。這「尋」、「伺」、「喜」、「樂」、「定」即為初禪的「五支」。

此外，在初禪中還出現動、癢、輕、重、涼、暖、澀、滑等「八觸」的生理反應，還有「十功德」的心理現象，即一空(身心虛豁)、二明(明淨美妙)、三定(一心安穩)、四智(不復昏迷疑惑)、五善心(慚愧信敬)、六柔軟(心善性溫)、七喜(慶喜前悟)、八樂(恬愉禪心)、九解脫(心離苦境)、十境界相當(安隱久住)。

2.二禪：在眼、耳、鼻、舌、身、意「六識」上，只有「意」在起作用，內心自然生起光明恬淡的「喜」「樂」，形成內心的信仰，其他眼耳鼻舌身都處於寂靜狀態。

3.三禪：捨去二禪中「喜」而「離喜妙樂」，「樂」感充溢身心，身心安樂，無有疲極，此境界為佛界坐禪所重視。

4.四禪：斷除「樂」支，身調柔，處在「心一境性」的高級禪定狀態，其時無苦無樂，安穩調適，湛然寂然。

完成「四禪」後，即可修「四定」，它是「無色界」中的不同定心境界，故稱為「四無色定」。

5.空無邊處定：從意識中排除一切物質形態觀念，自我意識處於虛空態，「思無邊空，作無邊解」。

6.識無邊處定：舍去「空無邊處」的意識，僅以「內識」作「心識無邊」之念，心與識作無邊相應，但不是「無邊、無邊」的意念，這樣泯去了主觀意識。

7.無所有處定：虛空、內識均消失，一切意念對象都不復存在，心與無所有相應。

8.非想非非想處定：本來「無所有處定」是要捨棄一切意念，超越於一切，即是「非想」。這時已無粗想，而非無冥頑不靈之空境，故為「非非想」。修煉至此，已超然一切觀想而進入一種物我兩忘，如眠如暗、無所愛樂、萬念泯滅的境界。

據說四禪四定修成後即可得「六神通」，而古往今來，得六神通者畢竟不多，足見其難而不可思議。

(二)天臺宗禪練功法

天臺宗是大乘禪法宗派。它的中心理論為「圓融三諦」、「一念三千」等，其哲理煩瑣。但其禪法以坐禪法門為代表，明指直說，周遍精詳，可分為以下幾種禪相。

世間禪相：四禪、四無量心、四空定；

亦世間亦出世間禪相：六妙門、十六特勝、通明。

出世間禪：九想、八念、十想、八背捨、八勝處、十一切處、九次第定、獅子奮迅三昧、超越三昧等。

諸法禪相境界雖有深淺，但方法不出「止觀」，所以讀者可參見「修習止觀禪法」。其修觀的行儀如《摩訶止觀》所載，有常坐、常行、半坐半行、非坐非行等4種。修觀之前加行方便有具五緣、訶五欲、棄五蓋、調五事、行五法等25種。

(1)具五緣

1.持戒清靜，防止身、口、意三業的過失，守「五戒」即不殺生、不偷盜、不邪淫、不妄語、不飲酒，從而止惡修善。

2.衣食具足，衣服過於貪求，則心亂妨道，不利修行；飲食之法有四種，即如上人大士於深山絕世，草果隨時資身；常行頭陀受乞食法；頭陀若蘭處(寺廟)檀越送食；於僧中潔淨食。如此可驅除享受食的魔障。

3.閒居靜處，如深山絕人處，頭陀若蘭處等環境安靜之地。

4.息諸緣務，斷絕名利思想，省卻一切不必要的交際應酬，省卻精神和體力上的不必要負擔。

5.近善知識，親近有道德學問的君子，有益於自我修持。

(2)訶五欲

就是要訶除塵世間能蠱惑人心的色、聲、香、味、觸「五欲」。意志不堅強者會貪美色；消遣沉湎於箜篌箏笛、男歌女唱之聲欲之中；貪聞飲食馨香、男女身香；貪食酸、苦、甘、辛、鹹、淡等諸種美食美味；沉迷於男女觸欲的業障。這些對於修禪者來說，都不利於修成正果，應當訶除。

(3)棄五蓋

就是要捨棄貪欲、嗔恚、睡眠、掉悔、疑等能使人心生欲念的五種情況。貪欲使人生煩惱，遠離正道，坐禪則要排除種種欲念；嗔恚使人生怨生恨，墜入惡道；睡眠使人神昏氣傷，有損健康；掉悔使人身好遊走，縱意攀緣，憂惱覆心；疑使人資質愚鈍，以疑覆心。

(4)調五事

即調食令不饑不飽，調睡眠令不節不恣，調身令不緩不急，調息令不澀不滑，調心令不沉不浮，詳見「調五事」的氣功養生原理。

(5)行五法

就是要具備五種方便法門。即是：

1.欲：「一切善法，欲為其本」，要「欲離世間一切妄想顛倒，欲得一切諸禪智慧法門」等。

2.精進：堅持禁戒，專於精修坐禪之法。

3.念：念想世間為欺誑可賤，念想禪定為尊重可貴。

4.慧：用智慧比較「世間」樂少苦多和「禪定」永離生死、與苦長別之樂。

5.一心：就是要一心分明，「明見世間可患可惡，善識定慧功德可尊可貴」，心如金剛而不被業障所阻。

天臺宗禪法的創始人智凱認為，從本體而言，宇宙萬物是一個整體，是自然存在的，而且互相關聯。因此，人的一念之中包含著一切現象，一切境界，即「一念三千」。人可以從一念之中悟得「真如」，頓悟圓滿。

(三)禪宗練功法

禪宗也是大乘禪法之屬，是流傳最久、最廣、影響最深遠的佛教宗派。禪宗理論的最大特點是強調悟性，提倡單刀直入，直指人人本來具有的心性，以徹見此心性而成佛。《涅槃經》曰：「一切眾生，悉有佛性。煩惱覆故，不能得見。」因此，它強調頓悟漸修，以倡人人皆有佛性。

這頓悟、漸修，本為佛學界頓、修之爭，而禪宗創始人惠能則認為頓悟還須漸修。所謂頓悟者，「凡夫迷時，四大為身，妄想為心，不知自性是真佛，奔波浪走，忽被善知識指爾入路，一念回光，見自本性，而此性原無煩惱，本自具足，故雲頓悟」。而漸修之意為「雖悟本性與佛無殊，而無始習氣卒難頓除，故依悟而修，漸熏功成，長

養聖胎，久久成就，故雲漸修」。

可見，「自性迷，佛即眾生；自性悟，眾生即佛」，眾生因頓悟漸修成佛，佛與眾生在乎一念之間。

禪宗在這些理論指導下，進行修持實踐，主張無論吃飯睡眠，都應「隨緣任運」，順其自然，行所無事，無念，無往；在每日尋常中修持，「佛法無用功處」，「恰恰無心用，恰恰用心功也」。這樣將禪宗滲透於日常生活。

《傳燈錄·慧海傳》裡有這樣一個故事：有源律禪師來問：「和尚修道，還用功否？」師曰：「用功。」曰：「如何用功？」師曰：「饑來吃飯，困來即眠。」曰：「一切人總是如是，同師用功否？」師曰：「不同。」曰：「何故不同？」師曰：「他吃飯時不肯吃飯，百種思索；睡時不肯睡，千般計較。所以不同也。」可見只要借用一切言語舉動皆可修禪。

禪宗倡導佛法即在世間，佛即自佛，因此不須離世別覓，亦不須離心外覓。「行住坐臥，運水擔柴，無往非道」，這樣，禪宗顯得生機勃發，質樸無華，令人隨處自調身心，因此具有深遠的影響。尤其是在其形成和發展中，融彙了先秦道家和儒家學說及傳統養生之道，使得禪宗對後世文化理論和氣功都產生強烈的影響。

(四)密宗練功法

密宗是印度佛教後期一些大乘佛教派與婆羅門教相結合而形成的，傳入中國後又成為佛教教派。其基本理論為「即身成佛」，這樣必然要重視形體的修煉，並要求身心兼顧，性命雙修。其要領則在於「三密加持」，使自己的身、口、意「三業」與佛的身、口、意「三密」相應。

(1)身密：指坐法和手印等身相(參見「調五事」)。密宗認為身調

則脈調氣調，氣調則心調。

(2)口密：口誦「真言」，有5種誦法。

A、**蓮花誦：**念誦時發出聲音。

B、**金剛誦：**念誦時動口舌，不出聲。

C、**三摩地誦：**念誦時不動口舌，定心觀想「真言」文字。

D、**聲生念誦：**念誦時觀想蓮花上有白螺貝，美妙聲音由白螺貝發出。

E、**光明念誦：**念想口出光明持誦。

而口誦「真言」實際上與密咒無異，密宗認為口誦密咒可破除煩惱暗障，念誦時要求吸氣時默念，呼氣時不念，並要與「觀想」相結合，其字、音均使用梵文。收功時，則逐漸放棄念誦和「觀想」，住心於空。

(3)意密：即觀想。如觀想人身的三脈七輪模式等。三脈：中脈，藍色，在脊髓中間，從海底至頭頂；左脈為紅色，下通右睪丸；右脈為白色，下通左睪丸，女性則通子宮。

七輪分別是海底輪、生殖輪、臍輪、心輪、喉輪、眉間輪和頂輪。

海底輪相當於男子會陰和女性子宮口，與人體機能、性腺、腎臟相關。生殖輪在生殖器根處，主管性腺、卵巢、睪丸、前列腺等。臍輪在肚臍處，主管肝、脾、胰和腎上腺等。心輪位於心窩處，主管胸腺、心臟、肺臟等。喉輪位於喉根處，主管甲狀腺、扁桃腺等。眉間輪位於眉心處，主管腦垂體腺。頂輪位於頭頂內，主管松果腺。藉著觀想三脈七輪，並輔以金剛拳法，可使生理發生顯著變化，提高健康水平，延長壽命。

密宗的修持法繁多，大部分來自瑜伽，有的則來自印度，西藏等

地區的民間原始巫術。一般來說，密宗包括練氣修脈的寶瓶氣、三脈七輪、拙火定、大手印、息災法、增蓋法、敬愛法、降伏法、勾召法等等。

《大幻化網導引法》介紹了一種金剛數息方法：隨息而觀，默察此息出至何處，入至何處，吸時觀息由鼻端前33～165公分左右處吸入，經過喉、心、肺、臍而至密處(會陰)，並遍及四肢，貫滿全身，如不周遍即時糾正；呼時觀息仍出至鼻端前33～165公分左右處而止。

這樣觀之既久，即可體驗到呼吸的遠近長短。此後氣與心合(心息合一)，再觀其進住之自性如何。觀住時應觀住於何處，入則由鼻至臍住，出則由臍至鼻而出。

觀其住臍為粗觀，觀其遍住全身為細觀，以及觀息之冷暖是否適中等等，久之可見地水火風空五氣之色：地氣色黃、水白、火紅、風綠、空藍。進至觀呼出之氣呈白「嗡」字，吸入之氣為藍色「啊」字，住則變為紅色「吽」字等。最後歸於空淨。

(五)淨土宗練功法

淨土宗是專門修持往生阿彌陀佛淨土的法門。它認為只要信仰阿彌陀佛，持名念佛不輟，死後就能往生西方極樂世界，這種具有誘惑力的說教，令不少信徒為之神往。

從氣功角度來看，淨土宗的修持方法極為簡單易行，它要求信、願、行。「信」即為信仰它，堅定信心；「願」即為願望，下決心修持；「行」就是實行實修。修持時有兩種方法：

一為持誦佛號，即念佛「南無阿彌陀佛」，念念不忘，可以「舍諸亂意，收攝散念」，其作用為以「一念代萬念」。

二為觀想，它又分為觀佛像、觀想景相和實相念三種。

「觀佛像」為觀想念佛的入門法，可置一塑像或畫佛像於面前，注意觀察，將其形象牢記在心，然後，「集中意念，停息妄想，專注一境」。

「觀想景相」即依照《觀無量壽經》，對阿彌陀佛極樂世界的種種莊嚴，分別作觀日、水、地、花台、小佛身、大佛身、觀世音等十六種觀想。

「實相念」則「觀自身及一切法之真實自性，觀佛之法身不生不滅，不來不去，無相可觀，無佛可念」，這是淨土宗的最高法門。

念佛何以修持養生呢？當我們撇開其教義，單從氣功角度來研究，不難理解，念佛確與氣功默念字句入靜等相似，它們都能掃除妄想，攝心入靜，從而有益身心安康。尤其是在持名念佛時，還配合以十二種具體功法，使之養生收效更為顯著，這十二種功法為：

(1)默念：口唇做念的動作而不出聲，默念「南無阿彌陀佛」六字或「阿彌陀佛」四字，念時凝神靜慮，每一個字都清清楚楚。此法最為簡單，無論何時何地，可以隨時隨地默念而收攝心歸靜之效。讀者不妨一試。

(2)出聲念：默念時若昏然難以攝心，可臨時改為出聲念，逐字朗讀，可振作精神，驅除昏沉，防止懈怠。但時間長後易口乾唇燥，不宜長期堅持。

(3)金剛念：念時聲音中和，出聲輕微，且聲聲入耳，字字分明，其要點在於口、耳並用。

(4)覺照念：默念時要覺照自性，使我性佛性，我身佛身渾然一體，眼前為光明宏闊、湛然寂然的混沌境界，身外之物已不復存在。長期修持可開發智慧，提高思維能力。

(5)觀想念：默念與觀想相結合，在默念時觀想阿彌陀佛的金身

和光芒，觀想西方淨土的各種美妙景象，心生愉悅。

(6)**追頂念**：就是念時出聲輕微，一句一句頭尾相連不斷，一口氣連續下去，上句接下句，追頂而成。念時集中心思，使雜念無從鑽入。

(7)**禮拜念**：邊念邊拜，這樣能在念佛中活動肢體，使身口意「三業」集中，眼耳鼻舌身意「六根」攝而不散。

(8)**記十念**：默念時，用數珠記錄所念次數，每念十次佛號，數珠過一粒，因此要思慮集中而不外馳。

(9)**十口氣念**：採用追頂念，不管念多少句，只要呼氣之時，一氣念下去就行，一氣念完後吸氣再念，如此反覆十次以上即算練功。對於平日忙碌而無暇練功者來說，此法易學易行，5～10分鐘即可。

(10)**定課念**：指每天規定時間念多少遍，以保證念佛的持之以恒。

(11)**四威儀念**：就是平時行、住、坐、臥四威儀中都念念不忘佛號。

(12)**念不念皆念**：念至爐火純青之時，即使口裡不念，心裡也時時刻刻在念。

據實驗證明，不會氣功而僅以虔誠心專注念佛或念誦經文者，與會氣功者入靜時的腦電、心電極為相近，腦電錶現出額、枕各部分功率譜能級增高，波形十分活躍等特徵；而心電與腦電之間在幅度與頻率上表現出協同關係，據認為這是最完美、和諧的潛意識激發狀態。

二、調「五事」氣功養生法

調「五事」是指佛教修禪之初，必須調節飲食、睡眠、身、息、

心，它既是修禪的主要內容，也是練功的重要手段。

隋・智凱《修習止觀坐禪法要》說：修禪好比「世間陶師，欲造眾器，先須善巧調泥，令使不強不懦，然後可就輪繩。亦如彈琴，前應調弦，令寬急得所，方可入弄，出諸妙曲。行者修心，亦複如是。善調五事，必使和適，則三昧易生；有所不調，多諸防難，善根難發」。下面便是智凱對「調五事」的詳細敘述。

(一)調飲食

飲食本來是用以資身進道的，調飲食就不得過饑過飽，忌食不乾淨和不宜食的食物。如果吃得太飽，就會氣急身滿，百脈不通，心氣閉塞，坐念不安；倘若吃得太少，又會身羸心懸，意慮不固；假如吃不潔淨的食物，就會心識昏迷；假使吃了不宜食的東西，就會引發舊病，使身體機能下降。

因此，《壇經》說：「身安則道隆，飲食知節量，常樂在空閒，心靜樂精進，是名諸佛教。」

飲食是維持人體正常生理功能的基礎，是人類生命生存的必要條件，倘若飲食不調，無疑會危害身體健康。

飲食應以不饑不飽為宜。我們知道，吃得太少，會使人體力不支，引起頭昏、噁心、出冷汗，甚至休克。長期飲食不夠會導致營養不良、貧血、體力下降、抵抗力減弱，從而導致疾病產生。而飲食過量又可引起消化不良，暴飲暴食則可引起急性胃腸炎或急性胰腺炎。因此，自古以來，養生學家們就十分重視調飲食，這與修禪似乎異曲同工。

(二)調睡眠

初修禪者，首先應保證必要的睡眠時間，但不可放縱貪睡。如果

睡眠過多，不但白白浪費時間，而且還令人心地昏沉，難以入定。因此，睡眠時間要恰到好處，「調伏睡眠，令神氣清白，念心明淨」。當然修禪功夫深入後，睡眠會自然減少，所以初修禪者又不可刻意減少睡眠時間，使自己勉強硬撐而坐禪。

《壇經》說：「初夜後夜，亦勿有廢，無以睡眠因緣，令一生空過，無所得也。常念無常之火，燒諸世間，早求自度，勿睡眠也。」

醫學研究表明，睡眠與人的壽命相關。美國心臟病專家韓明發現，每晚睡眠10小時的人比睡7小時的人，因心臟病死亡的比例高1倍；因中風死亡的比例高3.5倍，這說明睡眠太多反而不利於健康。

韓明從1966年開始進行這項調查，當時他針對40～80歲的男女發出了80萬份調查表，兩年後他再分析這群人們所填的調查表，並與他們的現狀進行比較，發覺睡眠過多會造成心臟病突發或中風。原來，睡眠時血液循環緩慢，會增加心臟和腦內血凝的危險，甚至引起動脈硬化。因此，修禪能使睡眠自然減少，無疑是益於人體健康的。

(三)調身

調身要「不寬不急」，端身正坐，猶如奠石。平時不要做過於劇烈的運動，「若在定外，行住進止，動靜運為，悉須詳審；若所作粗獷，則氣息隨粗，以氣粗故，則心散難錄，兼複坐時煩憒，心不恬恬，身雖在定外，亦須用意逆作方便」。

因此，平時宜靜，利於修禪入定。而修禪時應把坐墊放牢穩，這樣才「久坐無妨」。

然後還要掌握其他調身方法，如「正腳」，有如「跏趺坐」之勢；「解衣寬帶」，使周身氣血自然通暢，但又不可使坐時脫落；「安手」，有如「定印」之勢；「正身」，挺動身軀和各關節，使身體自然調暢，然後端直身體；「正頭頸」，鼻與臍相對，不可偏斜，

頭不低不昂;「口吐濁氣」,張口緩緩放氣,再閉口鼻納清氣,反覆3次;「閉口」和「閉眼」。

調身實際上是一種軀體姿勢和動作的鍛鍊,也算是靜極而動的自發功或是自我保健按摩。調身一方面有助於大腦進入靜狀態,同時也有利於神經系統和心血管系統更好地發揮其功能,並影響到全身各個系統。

中醫認為「人為血氣之屬」,而氣為血帥,氣行則血行,氣滯則血淤。在調身時,氣血運行得以加強,從而直接影響到全身的血液循環機能。

有實驗表明,修禪時,大多數人可見手指增粗,脈搏波迅速擴張,最明顯的可達原來的3～4倍,甲皺微循環流速增快,長度增加,管徑擴大,因而外周阻力下降,結果是心臟輸出量增加,而血壓下降。同時,修禪還可使腦阻抗血流量相對減少,而血管彈性則改善,這也有助於大腦進入入靜狀態。

(四)調息

調息要不澀不滑,「令息微微然,息調則眾患不生,其心易定」。而息有風、喘、氣、息四相:

風相──鼻中出入之息有聲音;

喘相──息雖然無聲,但呼吸結滯不暢;

氣相──息雖無聲也很通暢,但呼吸所出入的氣息不細微;

息想──呼吸不但無聲、出入通暢,而且氣息很微細綿長,若有若無,不易被察覺。

在這四種呼吸現象中,前三種都是不協調的,佛教稱之為「不調相」,只有「息相」方可入定,被稱為「調相」。正如智凱所說「守風則散,守喘則結,守氣則勞,守息即定。」因此,調息時「當依

三法：一者下著安心，二者寬放身體，三者想氣遍毛孔出入，通同無障。」

調息是對人體呼吸系統的調節，它產生複雜的生理神經反射機制。

調息要求用主觀意志去控制和引導自動呼吸，使呼吸自然達到深、長、柔、緩的特點，其呼吸頻率一般可從原來的每分鐘14～18次降低到7～9次或更少，此時從呼吸描記曲線上可見波幅加大而均勻，頻率減慢，它反映了情緒的穩定。

用X光觀察其膈肌活動，可見上下活動範圍比平時增加2～3倍。增強了氧氣交換，肺功能測定表明，每分鐘通氣量減少約三分之一，吐氣中二氧化碳成分增加，氧氣成分減少，說明肺泡氧氣交換充分，這就激發了心血管和全身各個系統的功能。尤其是隨著加深的腹式呼吸運動，產生了內臟按摩作用，增強了胸腹腔內臟器官的血液循環，消化液的分泌，胃腸道的蠕動，改善了消化吸收功能。

(五)調心

調心要不沉不浮，「安心向下，系緣臍中，制諸亂念，心即定住，則心易安靜」。修禪時若內心昏沉，無所記錄，頭好低垂，則為「沉」；若心念飄忽，身亦不安，念外意緣，則為「浮」。因此，只有不沉不浮，才可入定。

若能入定，又有「心寬病象」、「心急病象」之說。「心寬病象」是心志散漫，身體傾倚曲透，口中流涎，心理暗晦。此時應「斂身急念，令心住緣中」。而「心急病相」是因攝心太猛而入定，導致胸臆急痛，此時應寬放其心，想氣向下身而流。

因此，調心要排除雜念，意念歸一，大腦逐漸進入一種特殊的入靜狀態。研究表明，此時腦細胞的活動趨向有序化，大腦的精神的意

識和思維等高級神經活動得到鍛練，從而使之進入特殊的功能狀態，這與清醒和睡眠都有所不同，表現在練功中腦電波顯著增強，並從枕葉向額葉擴散，且不易受外界刺激影響而消失。

近年來有人用電腦分析，腦電功率譜技術表明，修禪入定後，α 波的中心從枕葉逐漸向額葉轉移，且左右腦半球從不對稱趨向對稱，這是腦細胞活動處於有序化和同步化的良好生理狀態，有利於細胞的修復和調整，並調節大腦各級生命中樞的活動，使修禪的主觀感覺為一種特殊的身心愉悅狀態「α 狀態」。

調心藉由調整神經系統功能，增強了皮層和皮層下各級中樞的協調性，降低了機體的應激狀態和對環境劣性刺激的敏感性，提高了機體的修復和抗病能力，並能增強記憶力，提高學習效率和工作能力。

調五事不僅涉及練功過程中的注意事項和輔助方法，而且還包括一些重要的練功原則，尤其是「調身、調息、調心」這三調對靜功的發展影響較大，它既適宜於坐禪功法，又普遍用於各種靜功乃至動功，使「三調」為各家所接納。

國外學者研究表明，修禪有益於呼吸系統、循環系統、消化系統、神經系統、血液系統、內分泌和免疫系統。

如修禪後，腦電圖上出現 α 節律，使大腦皮層進入穩定狀態，從而有益於神經系統和自我調節。修禪三個月後，紅血球和血紅蛋白增加，白血球可增加13％～23％，而且其吞噬能力可增強40％，吞噬指數可提高99％，肺結核病的血沉轉為正常的人約占89％，飲食、睡眠和體重改善者達90％以上。

腎上腺皮質類激素、血管緊張素、兒茶酚胺、多巴胺活性，特別是 β 一羥化酶活性均見降低，因而從生化和內分泌角度證明了練功確實降低交感神經張力，減輕應激反應。有人發現：性激素如血漿雌激

素和睪丸酮水平也得到了調整。

　　總之，「調五事」不僅為氣功界所重視，而且已逐漸引起世界上許多醫學家的重視。

三、立行坐臥皆禪法

　　「佛法在人間，不離世間覺。」

　　唐朝有一位明州禪師，有人去參訪他，說道：「禪師，請開示佛法。」趙州禪回答：「吃飯去！」一會兒，又有人來請示佛法，趙州禪師說：「洗碗去！」等一會兒，又有一個人進來向禪師說：「請禪師指示我無上妙道。」禪師說：「掃地去！」

　　吃飯，洗碗，掃地，本來是日常生活瑣事，似乎與佛法無關，其實，佛教往往就在這日常生活中存在，「若欲修行，在家亦得，不由在寺」。佛教禪宗就倡導佛法即在世界，不須離世別覓，亦不須離心外覓，此所謂：「行住坐臥，運水擔柴，無往非道。」那麼，我們來看看立行坐臥怎樣修禪。

(一)立禪法

　　立禪法，站立時兩足稍並或微微分開，自然端身正立，雙手合十，或作「定印」置於臍下，頭頸、背脊、雙目、唇齒舌之式與坐禪相仿。立禪法在佛典中並無過多規定，一般見於淨土念佛禪。

　　《性命圭旨・亨集》對立禪法有如下記載：

心無所往，湛然見性。

體用如如，廓然無聖。

隨時隨處，逍遙於莊子無何有之鄉。

不識不知，遊戲於如來大寂滅之海。

若天朗氣清之時，當用立禪納氣法而接命，其法曰：腳跟著地鼻遼天，兩手相懸在穴邊(注：拱手相懸於膻中穴前)，一氣引從天上降，吞時汩汩到丹田。

或住或立，冥目冥心，檢(制止)情攝念，息業養神，已往事，勿追思；未來事，勿迎想；現在事，勿留念。欲得保身道訣，莫若閑靜介潔；要求出世禪功，無如照收凝融。昔廣成子告黃帝曰：「目無所見，耳無所聞，心無所知，神將守形，形乃長生。」其意大同，允為深切。

(二)行禪法

行禪法，原本為古印度人的一種散步健身法，佛教則用來解除因坐禪、立禪所引起的疲乏、瞌睡、散亂等。據《十誦律》記載：「比丘應直徑行，不遲不疾，若不能直，可畫地作相(即在地上畫一直線)隨相直行。」因此，行禪又稱為「徑行」。行禪時要雙目平視前方，不可低頭，不可搖晃，不可快步急行。原規定直來直去而行走，現多在殿堂內作旋繞式行禪。

《性命圭旨・亨集》對行禪法有如下記載：

萬法歸一，一歸何處？

有者個在，又恁麼去。

行亦能禪坐亦禪，聖可如斯凡不然。論人步履之間，不可趨奔太急，急則動息傷胎。必須安詳緩慢而行，乃得氣和心定，或往或來，時行時止，眼視於下，心藏於淵。即王重陽所謂：

兩腳任從行處去，

一靈常與氣相隨。

有時四大醺醺醉，

借問青天我是誰？

白樂天云：

心不擇時適，足不擇地安，

窮通與遠近，一貫無兩端。

寶志公云：「若能放下空無物，便是如來藏裡行。」

《維摩經》云：「舉足下足，皆從道場來。」

《法藏集》云：「晝心夜心，常遊法苑去。」

(三)坐禪法

坐禪的坐姿稱：「跏趺坐」。趺是足背，「跏趺」指把足背加壓於腿或足上。坐禪時，要用厚軟的坐墊(厚2～4寸)，若不用坐墊，會導致氣血阻滯。坐禪有以下幾種坐式：

(1)吉祥坐：先以右足背壓左大腿上，再以左足背壓右大腿上，左上右下，兩手掌心朝天，以一掌置另一掌中，兩掌相合，兩大拇指相觸，置於臍下足上，為「定印」，兩手與兩足位置一致。吉祥坐能調理氣血運行，平和內心意念。

(2)降魔坐：與「吉祥坐」交足之勢相反，先以左足背壓右大腿，再以右足背壓左大腿，足和手的位置均為右上左下。降魔坐能降伏雜念，調和氣血。降魔坐和吉祥坐為「全跏趺坐」。

(3)半跏趺坐：僅以一足背壓另一大腿彎處，左右兩足何上何下不拘。當手足都擺好後，左右搖動身軀8次，脊柱自然挺直，不曲不僵；鼻與臍對，不可偏斜；頭頸不可低垂或高昂。然後口吐濁氣3次，吐氣時想像體內病邪之氣被排出體外，之後閉口以舌抵上齶，上下唇齒微觸，微微閉目或兩目半開半合。至此即可調息調心開始修禪。

《性命圭旨‧亨集》也對坐禪法有記載，並認為坐禪可不拘坐

式，只要在念頭上下工夫，雖如常坐，卻與常人異：

坐久忘所知，忽覺月在地。

冷冷天風來，蕭然到肝肺。

俯視一泓水，澄湛無物蔽。

中有纖鱗游，默默自相契。

無事此靜坐，一日如兩日。

若活七十年，便是百四十。

靜坐少思寡欲，冥心養氣存神。

此是修真要訣，學者可以書紳。

坐不必趺跏，當如常坐。夫坐雖與常人同，而能持孔門心法，則與常人異矣。

所謂孔門心法者，只要存心在真去處是也。蓋耳目之竅，吾身之門也。方寸之地(注：指心)，吾身之堂也。立命之竅(注：指命門，下丹田)，吾身之室也。故眾人心處於方寸之地，猶人之處於堂也，則聲色得以從門而搖其中。至人心藏於立命之竅，猶人之處於室也，則聲色無所從入而窺其際。

故善事心者，潛室以頤晦而耳目為虛矣；禦堂以聽政，而耳目為用矣。若坐時不持孔門心法，便是坐馳，便是放心(注：心境放馳，思慮萬千)。《壇經》曰：「心念不起名為坐，自性不動名為禪。」坐禪妙義，端不外此。

(四)臥禪法

臥禪法，與佛教規定的僧侶睡覺時的姿勢相同，它採取右脅臥，側身而臥，身體右側著褥，頭枕在右手心上，兩腿微屈，以左壓右。臥禪擺好後，方可入定修禪。《摩得勒伽論》載：「右脅臥，腳腳相累，不得散手腳，不得散亂心。」對臥禪的要求是保持右脅臥姿，調

心入定。

《性命圭旨‧亨集》對臥禪法有較為詳細的記載：

覺寤時切不可妄相，則心便虛明。

紛擾中亦只如處常，則事自順逐。

掃石焚香任意眠，醒來時有客談玄。

松風不用蒲葵扇，坐對清崖百丈泉。

元神夜夜宿丹田，雲滿黃庭月滿天。

兩個鴛鴦浮綠水，水心一朵紫金蓮。

古洞幽深絕世人，石床風細不生塵。

日長一覺羲皇睡，又見峰頭上月輪。

人間白日醒猶睡，老子山中睡卻醒。

醒睡兩非還兩是，溪雲漠漠水泠泠。

開心宗之性，示不動之體。

悟夢覺之真，入聞思之寂。

古人有言：「修道易，煉魔難。」誠哉！是言也。然色魔食魔，易於制伏，獨有睡魔難煉。是以禪家有長坐不臥之法。蓋人之真元，常在夜間走失。苟睡眠不謹，則精自下漏，氣從上洩，元神無依，亦棄軀而出。三寶各自弛散，人身安得而久存哉！……

然初機之士，煉心未純，昏多覺少，才一合眼，元神離腔，睡魔入舍，以致魂夢紛飛，無所不至。不惟神出氣移，恐有漏爐迸鼎之患。若欲敵此睡魔，須用五龍盤體之法。

訣曰：東首而寢，側身而臥；如龍之蟠，如犬之曲；一手曲肱枕頭，一手直摩臍腹；一隻腳伸，一隻腳縮；未睡心，先睡目；致虛極，守靜篤；神氣自然歸根，呼氣自然含育；不調息而自調息，不伏氣而氣自伏。

此乃臥禪的旨，與那導引之法不同。功夫到時，自然寢寐神相抱，覺悟候存亡，亦能遠離顛倒夢想。即漆園公所謂「古之真人其覺也無憂，其寢也無夢」是也。然雖睡熟，常要惺惺；及至醒來，慢慢輾轉。此時心地湛然，良知自在，如佛境界，正如白樂天所云：「前後際斷處，一念未生時。」此際若放大靜一場，效驗真有不可形容者。

四、佛教止觀療法

佛教氣功雖然源於印度，但傳入中國後與傳統文化相結合，尤其是佛家修禪與養生相融合，使之更具有濃厚的養生保健功用。

(一)智顗止觀療法

智顗大師是天臺宗的開宗祖師。智顗的弟弟陳針，曾任中軍參將之職，40歲那年，陳針遇到了八仙之一張果老，張果老對陳針說：「哎呀，參將的命相不好嘍，你的壽命快結束了，再活一個多月必死無疑。」

陳針非常害怕，立即請教已經得道的高僧智顗，智顗便教給他佛教「天臺止觀」，並囑咐他：「依法修行，即可免災。」陳針按智顗所授之法修煉，果真免災回生。

第二年，陳針又遇見張果老，令張果老驚訝不已，連聲歎服：「天臺止觀，奇哉！」

止觀，又稱「定慧」、「寂照」。「止」為停止，止息妄念，把心念停止下來；「觀」為達觀，殄滅煩惱，是在心靜的基礎上閉目返視自心，而後明察心境。「止」和「觀」兩者，在次序上是先「止」而後「觀」，先抑制煩惱而後斷卻煩惱。《維摩詰經注》曰：「系心

於緣謂之止，分別深達謂之觀。」

在修習止觀法的過程中，將散亂心思漸漸收束，不知不覺坐下來，閉目返觀自心，這樣能調攝心身，和諧全身氣血，因而能起到積極防治心身疾病的作用，成為一種獨特的養生祛病療法。

〔功法〕

修習止觀禪法，首先應調身、調息、調心，再進一步修習止法、觀法。《童蒙止觀》曰：「行者初坐禪時，心粗亂故，應當修止，以除破之；止若不破，即應修觀。」因此，在靜坐入定過程中出現種種雜念時，首先應隨心念所起而制止之，若止法不能破除雜念，就應採取推理分析的方法反觀勘破，以排除雜念的干擾。

(1)修止法。本法有繫緣守境止、制心止、體真止三法。

繫緣守境止——心念活動必定有個對象，或許是想一件事情，或許是某一樣東西，它們就叫「緣」；把心念繫在一起，則為「繫緣」。當心中雜念一起，即專心注意鼻端，息出息入，入不見其從哪裡來，出不見它往哪裡去，久之則雜念慢慢安定下來，此乃「心繫鼻端」。人的重心在小腹，把心繫在這個地方，想鼻中出入的「息」像一條垂直的線，筆直通至小腹，此乃「繫心臍下」。

制心止——如果心意方動，雜念初起，立即隨時制止，這是從心的本體上下手。

體真止——對各種雜念進行仔細體會，不必去想它，就會很快過去，而不必刻意抑制，自然會止息。

(2)修觀法。學習坐禪者，起初心裡散亂，難以把持，用「止」法可收束心思。之後不知不覺又會打瞌睡而昏沉，就要用「觀」法，如「空觀」、「假觀」、「中觀」。

空觀——觀宇宙間一切事物，大至地球人間，小至自我身心，皆

有發生、發展和滅亡過程，皆為空洞不實和變化不定，提起意念，作此空觀。

假觀——認為凡世界事物都是因緣湊合即生，因緣分散即滅，勘破假像，無須追執。

中觀——相對而言，「空觀」屬於無的一邊，「假觀」屬於有的一邊，功夫到此還不完備，要不偏執於任何觀念，即使「空觀」時不偏執於「空」，在「假觀」時不偏執於「假」，離開空假兩邊，心中無依無著，乃洞然光明。

(3)止法治病。只須集中意念於患處或身體某一部位即可。常用方法如：止心於丹田(臍下1～3寸)，可治胸悶氣喘、心煩肋痛、心中熱痛、不欲飲食或上熱下冷、肩背上肢拘急疼痛、咳嗽等。止心於兩腳之間，可治頭痛、頸項強直、目赤腫痛、口瘡、腹痛等。

(4)觀法治病。觀想元氣如「吹、呼、嘻、呵、噓、四」六字，可治五臟及三焦之病。如冷痛則觀想火，熱病則觀想冷氣等。用同想治瘻瘤，可假想瘻瘤如露蜂巢，群蜂居其裡；再想群蜂傾巢而出，膿血潰流，瘻瘤中穿孔如空蜂巢，如此反覆觀想，可消除瘻瘤。

(二)達摩壁觀療法

「一葦渡江何處去，九年面壁彼人來。」

這副對聯給我們講述了一個神奇的故事。故事的主人是佛教禪宗的創始人——菩提達摩。達摩本為南天竺(印度人)婆羅門族人，他出家後傾心學佛，得道之後便決心來中國輸經傳教，於南朝宋末航海來到廣州，到達金陵，與宋武帝談禪而見解不合，他大失所望，遂決意渡江往北魏傳教。

相傳，達摩渡江時，兩岸百姓想見識這位遠方高僧的本領，有意把舟船開離碼頭，達摩毫不介意，向江邊一老婦借一根蘆葦，放入江

中，然後使出坐禪功夫，腳立蘆葦之上，眼觀鼻，鼻觀心，心入定。蘆葦隨風漂至北岸，達摩上岸後向老婦人隔水施禮，蘆葦又漂過江去。達摩過江後，在洛陽、嵩山一帶遊歷，一面修禪，一面傳教。

據說，他在五乳峰半腰的一個石洞中，面對石壁，閉目參禪，終日默然不語。有一次，五乳峰起了山火，少林寺的幾個僧人頂著山火到石洞去救他，只見他依然面壁，盤膝端坐，閉目默悟。

唐宗密《禪源諸詮集都序》卷上之二記載：「達摩以壁觀教人安心之，外止諸緣，內心無喘，心如牆壁，可以入道，豈不正是坐禪之法？」就這樣，達摩面壁九年之後，身影已印入石壁之中，後人便將石洞命名為「達摩洞」，壁石稱為「面壁石」。

〔功法〕

壁觀坐禪集中體現在「理入」和「行入」。「理入」就是教人捨偽歸真，以認識世間萬事萬物；「行入」則教人去掉一切愛憎情欲，按佛教教義踐行修煉。

道宣在《續高僧傳》中記載了達摩壁觀禪法為入「捨偽歸真，凝住壁觀，無自無他，凡聖第一；堅住不移，不隨他教，與道冥符，寂然無為。」因此，將達摩觀引進為現代氣功療法時，可面壁參禪打坐，寬衣鬆帶，全身放鬆，調整呼吸，捨棄雜念，將直覺觀照與沉思冥想集中於牆壁之上，以達到心志靜寂，消除妄念的目的。

壁觀者應做到遇苦不怨，寵辱不驚，無所求行，寧靜淡泊。「如是安心，謂壁觀也；如是發行，謂四法也；如是順物，教護譏嫌；如是方便，教令不著。」壁觀坐禪應保持練功狀態1小時以上，以後逐漸增至2小時甚至更長。起坐前應慢慢放鬆手腳，微略活動四肢。道宣評價壁觀坐禪曰：「大乘壁觀，功業最高，在世學流，歸仰如市。」

本法能通調氣血運行，調理五臟六腑，促進飲食消化。適用於各種慢性病的治療，尤以虛弱性、功能性病症為宜，如失眠、心悸、焦慮、神經衰弱、內分泌失調、更年期症候群、胃腸功能紊亂等。本法對無病者可以起到保健養生之作用。

(三)達摩胎息療法

佛經記載，有一次，釋迦問諸沙門：「人命在幾間？」對曰：「在數日間。」佛曰：「子未能得道。」複問一沙門：「人命在幾間？」對曰：「在飯食間。」佛言：「子未能得道。」複問一沙門：「人命在幾間？」對曰：「呼吸之間，我於出氣不望入，入氣不望出。」佛贊許道：「善哉，子可謂得道矣！」

確實，呼吸是維持人生命活動的基礎，佛教認為，「命」包括壽、暖、識三要素，《俱舍論》卷五曰：「命根即壽，能持暖及識。」

生死相續謂「壽」，生理活動謂「暖」，心理活動謂「識」，呼吸將它們聯結成一體而形成生命。「胎息」法就是為了鍛練和調整人的呼吸，使生命在修持中得到珍惜，據傳說，它是由菩提達摩所傳。

胎息包括閉息與調息兩類。前者藉著特殊的閉息鍛練，以逐漸延長停閉呼吸的耐久能力；後者藉由意守入靜，靜神減息，誘發循經感傳。它們均可啟動和積聚體內的元氣，從而產生強身祛病、延年增壽的效應。

〔功法〕

(1)閉息法。每天子時(午夜23點至凌晨1點)至午時(中午11點至13點內)，擇時而練，可取坐姿或臥姿，瞑目靜心凝神。就現代生活方式而言，也可改為晨起與臨臥各行1次。

當心安、氣靜、神定之後，便可練閉氣之法，初習者以鼻緩吸

氣，再屏息默念數字1至100以上；屏息不住時可緩緩吐出濁氣。吸氣或吐氣均應儘量做到悠、長、細、微、無喘息之聲，經修煉之後，可達到「鴻毛著鼻上而不動」的標準。

(2)**調息法**。練功時間與上述相仿，平坐式，兩掌相疊，掌心向上，拇指相扣，置於下腹部，摒除思慮，舌抵上齶。先取自然呼吸，並默守呼吸，自1至10，反覆進行。待淺度入靜後，意守下丹田(臍中)，並改用腹式呼吸，逐漸做到呼吸勻、細、柔、長而導入深度入靜狀態，呼吸極度緩慢。

練習後不可驟然起立活動，而應先摩面，擦耳，緩慢睜目，然後起身。

胎息法是藉由呼吸鍛練和意念控制來增強和蓄積體內元氣，從而達到修養身心，袪病保健的目的，它對臨床各種慢性疾病和某些心理疾病均可產生一定療效。尤其是慢性支氣管炎、哮喘、肺氣腫等呼吸系統疾病，慢性胃炎結腸炎、胃及十二指腸球部潰瘍等消化系統疾患，緊張、失眠等心理疾患，都有相當顯著的療效。

閉氣和調息不可刻意追求氣功狀態，不可強忍閉氣，不可強調意守，而應循序漸進。有嚴重心腦血管疾患、青光眼、晚期肝癌、精神分裂症、性格內向、偏執者，不宜練習。

(四)正覺默照禪療法

默默忘言，昭昭現前。

鑑時廓爾，體處靈然。

靈然獨照，照中還妙。

露月星河，雪松運嶠。

晦而彌明，隱而愈顯。

這是由正覺撰寫的《默照銘》，它明白曉暢地解釋了「默照

禪」。正覺(1091～1157年)幼年出家，18歲參學，有《宏智禪師廣錄》九卷行世。他認為心是諸佛的本覺，眾生的妙靈，只因疑礙昏翳，自作障隔。若能靜坐默究，淨治揩磨，去掉妄緣幻習，不被一切包裹，清白圓明，便能事事無礙。於是，他倡導「默照禪」。

「默」為默默忘言，洗心絕慮，寂然清靜；「照」為昭昭現前，湛然靈明，不墮昏沉。「默」和「照」相輔相成，你中有我，我中有你，交互為用。

「默照禪」在南宋很流行，靜室禪房焚香默坐者大有人在。尤其是在當時詩風盛行之時，詩人們認為，清心潛神的默照禪狀態最能喚起詩的靈感，使非理性的直覺突破物象的界限，人的大腦如空虛透明的鏡子，外部世界形成的各種表像紛至遝來，形成滲入了主觀潛意識和無意識的複合表象，使人進入物我冥契的境界，正如正覺在《宏智禪師廣錄》卷一中所說「廊爾而靈，本光自照；寂然而應，大用現前」。可見，默照禪早已被詩人用於啟迪思維和靈感。

〔功法〕

調和五事，攝心靜坐，潛神內觀，息慮靜緣。然後進入一種無思慮的直覺狀態，忘掉一切感性的理性的認知，「默為至言，照惟普應。應不墮於功，言不涉於聽」。只管閉目合眼，沉思冥想，有如正覺《坐禪箴》所說：「不觸事而知，不對緣而照。不觸事而知，其知自微；不對緣而照，其照自妙。」如此而禪，般若智慧自然會湧冒出來。

誠如古代詩人們修「默照禪」以啟迪智慧和靈感一樣，默照禪既容易修煉，又實用可行，它可使腦中輸入資訊網的聯絡溝通，注意力集中於整個知識網上，排除內外一切不良干擾，使大腦進入處理資訊的最佳狀態，從而增強了記憶的敏感性、準確性；思維的廣度、深

度、靈活性；想像的生動性、主動性。因此，將「默照禪」引入學習和工作中，將有助於提高我們的思維能力，增強我們的記憶力。

此外，「默照禪」對於諸種慢性病患者、年老體弱者來說，不失為一種簡單而又行之有效的鍛練方法，行功時間可由自己掌握。

(五)五門禪療法

「五門禪」又名「五停心觀」，這是佛教小乘、大乘初學修禪的五種門徑，其作用是停息亂想雜念，專門對治煩惱和妄念，這五種門徑見於《瑜伽師地論》和《大乘義章》。

五門禪尤其為慈恩宗所重視。慈恩宗是唐代高僧玄奘及其弟子窺基所創立的佛教宗派，玄奘和窺基長期住在西安大慈恩寺，故稱慈恩宗。慈恩宗以《瑜伽師地論》為本，闡揚法相、唯識的義理，所以又稱「法相宗」、「唯識宗」。

五門禪有諸多說法，佛教一般以不淨觀、慈悲觀、因緣觀、數息觀、念佛觀為普遍。

〔功法〕

(1)**修不淨觀**。觀想自身、他身、種子、住所等諸種內外境界的污穢不淨，不值得貪戀，以對治貪欲過患。

(2)**修慈悲觀**。在禪定狀態中，觀想一切眾生皆同父母兄弟，他們都有自己的苦難，觀想其受苦的可憐相，從而產生慈悲同情的憐憫之心，以對治嗔恚殘忍。

(3)**修因緣觀**。在禪定狀態中，觀想人生的十二因緣。佛教認為，世界上的萬事萬物皆因具備種種因(事物生滅的主要條件)和緣(事物生滅的輔助條件)才得以生起或壞滅，因緣和合則生，因緣分散則滅。

人為萬物之一，也是因緣和合的表現，整個人生可分成十二個彼

此互為條件或因果聯結的環節：

1.無明(愚昧)。

2.行(因無明而生的善惡行為)。

3.識(托胎時的心識)。

4.名色(胎中的精神和物質狀態)。

5.六處(眼、耳、鼻、舌、身、意)。

6.觸(出生後開始接觸事物)。

7.受(感受苦樂)。

8.愛(欲望)。

9.取(追求)。

10.有(生存環境和條件)。

11.生。

12.老死。

這十二因緣彼此相依，流傳不息。如此觀想可對治不明覺悟者的愚癡。

(4)修數息觀。此乃「六妙門」的入手方法，坐禪修習，注意自己的呼吸，默數呼吸，從1至10，周而復始，並且只注意出息或入息，不可出入息同時數。依此可對治散亂心思。

(5)修念佛觀。坐禪入定後，憶念佛的「名號、智慧、功德、法身」等，以對治業障。

《教乘法數》認為，人的心病由煩惱而起，煩惱就是心病(即心理疾患)，煩惱無邊無量，所對治的方法也很多，五門禪是佛教對治心病的常用方法，其以不淨觀和數息觀更引人注目。

當然，對於現代人來說，五門禪仍不失為防治心理疾患的調和功夫，而其中不乏有益之舉，對於人們的身心健康，鬆弛緊張情緒，消

除內心憤悶，五門禪諸觀均可修持。下面介紹不淨觀的具體修持和治病方法：

1.體內污穢不淨。據《瑜伽師地論》，觀想「體內污穢不淨」，如內身中髮毛爪齒，塵垢皮肉，骸骨筋脈，心膽肝肺，大腸小腸，生藏熟藏，肚胃脾腎，膿血熱疾，脂肪膏髓，腦膜涕唾，淚汗屎尿等，可有效地對治內身的種種貪欲。

2.體外污穢不淨。對於淫相應貪者的顯色、形色、妙觸、承事四種貪欲，觀想「體外污穢不淨」。如貪愛起於女郎身上的誘人色彩者(顯色)，以觀想死屍的青淤膿腫等，以此對治。貪美女曲線外形之色(形色)，以觀想屍體皮肉變赤，血筋青脈對治。對女性擁抱觸摸生起淫欲(妙觸)者，以屍體腐爛生蛆、只剩骨架對治。貪愛生於別人行止威儀(承事)，以屍體腐爛骨散對治。

藉由修持不淨觀，可力排心理貪欲，產生清靜心理激動，緩解貪愛緊張的作用，此乃氣功的意念功法。

(六)調息療法

調息作為修禪之初「調和五事」的一種調和方法，本身就有利於人體健康。古代醫學將此融入醫學內涵，透過調整呼吸和摒除雜念，恢復和增強人體元氣，從而發揮祛病保健的作用，傳統的調息療法由此形成。清代著名醫學家李士材的弟子尤乘將此法編入《壽世青編》，使調息療法保存和流傳下來。

〔功法〕

隨時隨意而坐，寬衣鬆帶，身體端直，兩手互握置於小腹前，全身放鬆。

以舌攪口腔數遍，細呵氣數口而以鼻微納清氣3～5次，不可有聲，若口中有津液即咽下。接著叩齒數遍，舌抵上齶，兩眼微閉成朦

朧之狀。再調息，默數呼氣1～100，反覆進行，使意念集中於數息，氣息細綿，雜念全無，逐漸達到心息相依的境界。維持練功狀態1小時以上。

收功時，應慢慢放鬆手腳，徐徐睜開雙眼，按摩頭面部和四肢。

本療法主要是運用調息入定的原理，使人體呼吸機能與心理意念相依，可用於治療虛弱性、功能性慢性病，如失眠、心悸、焦慮、神經衰弱、內分泌失調、更年期症候群、腸功能紊亂以及其他消化系統疾病，並有無病養生之功效。

(七)靜坐療法

靜坐療法是近代蔣維喬創編的靜坐養生功，它融合了禪宗修習方法和小周天功法。

〔功法〕

靜坐修煉前後及日常起居，均隨時注意「調五事」，排除雜念，心理平靜，呼吸時意出喉間、胸膺而下達丹田。再於清靜室內，開窗合戶，不使他人干擾，隨意盤坐或端坐於床上或凳上，寬衣鬆帶，胸部微向前俯，使心窩降下，臀部宜向後突出，使脊骨不曲，下腹鎮定。兩手置於腿上，手心向上重疊貼近小腹。再左右微晃上身，使頭正領直，全身身然放鬆。

然後收攝心神，意念集中於臍下小腹間，輕閉雙眼，噤口呼吸如常。再開口吐出濁氣後舌抵上齶，口輕閉，以鼻吸入清氣，吐納7次左右。靜坐時間以早晨起床後及晚間就寢前各靜坐一次為宜，否則每日至少有1次靜坐。靜坐時間長短一般每次數分鐘不等。

練功到了一定程度後，體內之氣會在體內按經絡路線循行周轉而產生「周天」效應。

收功時宜徐徐張眼，舒放手足，切勿匆遽。

本法既可作為中老年人及體弱者的養生保健功，又可以防治呼吸系統、消化系統等系統的慢性疾病，對遺精、陽痿、痔瘡、脫肛、頭暈頭痛等也有較好的防治效果。

(八)六字訣療法

六字訣療法是一種以「吹、呼、嘻、呵、噓、四」六字呼吸法組成的保健療法。智凱《修習止觀》坐禪法要卷下有六字氣訣對治五臟病：

心配屬呵腎屬吹，脾呼肺四聖皆知。

肝臟熱來噓字至，三焦雍處但言嘻。

可見，這六字氣訣療法為佛教治病方法之一，它藉著每一種呼吸法的特定吐字口型，可相應地調整某一臟腑機能，從而達到治病保健的目的。

〔功法〕

在準備念這六個字時，以普通話發音口型為準，只動嘴吐氣而不出聲，輕柔緩慢，耳朵當然聽不到嘴裡所念的聲音，因為音念得很輕，感覺上好像有很柔和的氣緩慢地流過舌頭和牙齒；所念的氣雖很輕柔，但心中卻會全神貫注，字字分明，而且要心理放鬆，不可緊張。一呼一吸為一次，單用某字訣時每字訣24～36次；六字訣依次同時用時，每字訣6次。

古代養生家還總結了其練功姿勢，現借鑑如下：

(1)噓字訣。 坐或立式，怒目瞪眼，按念「噓」字的口型吐氣。以鼻吸氣時，眼微開，口輕閉。對治肝臟熱邪、目赤多淚等。

(2)四字訣。 立式，雙手擎起，按念「四」字的口型吐氣；吸氣時手放下。對治肺部疾病、咳嗽、痰阻上焦、寒熱煩渦等。

(3)呵字訣。 兩腳放開，兩手十指交叉舉過頭頂，按念「呵」字

的口型吐氣；吸氣時手放鬆。對治心臟疾病、口腔潰瘍、口苦、心煩等。

(4)吹字訣。坐式，兩手抱膝，按念「吹」字的口型吐氣；吸氣時鬆手。對治腎臟疾病、腰膝酸疼、體弱陽痿、耳鳴等。

(5)呼字訣。坐或立式，撮口，然後按念「呼」字的口型吐氣，吸氣時口輕閉。對治脾臟疾病、胸腹氣脹、痰阻脾胃等。

(6)嘻字訣。臥式，按念「嘻」字的口型吐氣；吸氣時口輕閉。對治三焦疾病，具有助消化、通便等功能。

這六個字奧妙無窮，它不僅可對治五臟疾病，而且還可以治療身體機能的失調，如身體感覺到冷時練「吹」字訣；身體感覺熱時練「呼」字訣；關節疼痛時用「嘻」字訣；疲勞乏力用「四」字訣；「噓」字訣可散痰；「呵」字訣可除煩。

清代徐文弼在《壽世傳真》裡以曉暢簡明的文字，總結了六字氣訣功法的對治與效驗。現將其歌訣附於後：

噓屬肝兮外主目，赤翳昏蒙淚如哭。

只因肝火上來攻，噓而治之效最速。

呵屬心兮外主舌，口中乾苦心煩熱。

量疾深淺以呵之，喉舌口瘡並消滅。

四屬肺兮外皮毛，傷風咳嗽痰如膠。

鼻中流涕兼寒熱，以四治之醫不勞。

吹屬腎兮外主耳，腰膝酸疼陽道痿。

微微吐氣以吹之，不用求方需藥理。

呼屬脾分主中土，胸膛氣脹腹如鼓。

四肢滯悶腸瀉多，呼而治之複如故。

嘻屬三焦治壅塞，三焦通暢除積熱。

但須六次以嘻之，此效常行容易得。

四季卻病歌

明清時代甚為流行運用六字氣訣在不同季節健身的方法，明代冷謙《修齡要指》輯錄為：

春噓明目木扶肝，夏至呵心火自閑。

秋呬定收金肺潤，腎吹唯要坎中安。

三焦嘻卻除煩熱，四季長呼脾化餐。

切忌出聲聞口耳，其功尤勝保神丹。

(九)六妙門療法

佛教認為，「息」是生命的本源，假如一口氣不來，那時身體便是一個死物，神經不能再有反射作用，心也死了，生命就此完結。「六妙門」就是偏於「息」方面的調和功夫。

六妙門又稱為「六妙法門」、「不定止觀」、「數息觀」，梵文名阿那波那。在佛教天臺宗功中，六妙門是一種萬行開發、降魔成道的禪定方法。

〔功法〕

1.一數：即數息。入座後，先調和氣息，不澀不滑，極其安詳，徐徐而數1～10.專注於呼吸，一呼一吸記一數；或心注在數，不讓數數散斷，若數不到十，心忽他想，應趕快收回，重新從一數起，數至十後又從頭再數。數息日久，漸漸純熟，自然數息不亂，出息入息極其輕微，即可不用功力而數息，此為「證數」。

2.二隨：即隨息。「證數」後可捨「數」修「隨」，一心跟「隨息」的出入，心隨於息，息也隨於心，心息相依。隨息功深，心即漸細，覺息的長短可以遍身毛孔出入，此乃「證隨」。

3.三止：即止息。「證隨」之後，不去隨息，把心有意無意地止於鼻端。修止後覺得全身不見內外境，身心泯然入定，這叫「證止」。

4.四觀：即觀息。功到「證止」，但仍須以心來觀照息，令它明瞭，於定心中觀照呼吸或意念，息出息入如空中的風，似無實在。觀久之後，心眼開明，徹見息的出入已周遍全身毛孔，這叫「證觀」。

5.五還：即還息。修觀既久，心易浮動散亂，這時應捨「觀」還複於心的本源。用心來審視呼吸出入之息，就有能觀的心智和所觀的意境。這能觀的心智是從心而生，既從心生，應隨心滅，達到無觀心也就沒有觀境的「證還」。

6.六淨：即淨息。坐禪到此，不起妄想，不起分別，心裡清靜，爾後心慧相應，雜念全無，顯露真心，達到心垢全無、一塵不起的高級境界。

修習者可以從學「數」開始，幾天後學「隨」，依次進行，然後再次從頭開始，如此反覆。這樣安心修習，再過幾天就可依自己的條件，以適宜於自己的容易入定的「妙門」入手，而不必按次第進行。覺得修此門效果不理想時，還可選擇其他幾門試修，此乃「安即為善」。

經過選擇後，選取能使自己身安息調，心靜開明，始終安固的法門專修。如此日長時久，可以心情調達，寬身放息，抑制煩惱，從而防治諸種慢性疾病和心理疾患，或是無病強身。

(十)瑜伽冥想術

據印度傳說，早在7000多年前就有瑜伽術流傳於喜馬拉雅山區。而瑜伽這個詞源於梵語，意為聯結之意，是為了達到冥想而集中意識的方法。《石氏奧義書》認為，瑜伽是「堅定地統制心和各種器官的

活動」。《瑜伽經》也說「瑜伽是抑制心識的活動」。

由於各宗、各派、各乘、各部的要求和形式不同，瑜伽名目繁多，其中共同的有嚴持戒律、調息煉氣、凝神冥想等。《瑜伽經》提出瑜伽有「八支行法」即八個部分：1.禁戒；2.持戒；3.坐勢；4.調息；5.制感；6.持攝；7.靜慮；8.三昧。

佛教中有許多經典，或涉論瑜伽，或專研瑜伽，使瑜伽成為佛教修煉方法的組成部分。而瑜伽術的最終深意，就是「冥想」。它將自己的願望、愛、希望，都集中在同一法則之下而進行深層的冥想。

〔功法〕

1.想向術：明確自己的「方向性」而冥想。如希望擺脫罹患已久的氣喘，希望不再咳嗽等，全力以赴地投入冥想。

2.想欲術：這是因為有某種欲望，而希望將這改正的「私欲整理」。如冥想治好氣喘後，對讀書會聚精會神，對工作會認真負責等。

3.想整術：為了達到上述目的，努力整理好自己每天的生活，如擬定的作息時間表，安排好飲食、呼吸、運動、休息等。

4.想和術：對於自己的計劃是否都保持調和了呢？要加以核對，使之相互間保持均衡調和。

5.想心術：無論你操練什麼功法，心中都保持樂觀，而不是注意動作姿勢的好壞，保持快樂地投入。

6.想定術：將自己所希望的事和所要求操練的事，都徹底而具體地表現出來。如你想減肥，就毫不含糊地冥想：「我的體重現在是××公斤，一定要減至『多少』公斤！」

7.想念術：這是你的實際行動了，你要按照自己的目標，調和五事，再進行冥想，如冥想自己殺死體內病毒的過程，冥想自己身體逐

漸強壯起來等等，使自己的潛意識發揮強大的活動能量。

為了使冥想之前入靜，瑜伽術有冥想阿、烏、姆音節的方法。瑜伽認為，阿、烏、姆包含了潛在力和普遍性的概念，是莊嚴之力的象徵，是永存的精神，是最高的目標，先冥想阿、烏、姆，使身體、呼吸、感覺、精神、智性皆融於阿、烏、姆的音節之中，使冥想者逐漸變得安靜、純粹、偉大，體驗超越時空的滿足。

冥想時，要保持長時間的練功姿勢，身體不要鬆垮。然後執著地冥想自己的願望。每天早、中、晚休息時間，各冥想15～20分鐘，就一定會有收效，你的願望就會實現。瑜伽冥想首先著眼於身體的強健，然後再融合身心為一體，切不可疑慮和鬆懈，尤其要堅持下去。

冥想果真能使身體強健嗎？現代醫學認為，冥想與其他心理過程一樣，有其生理基礎，在冥想時，腦內的各種細胞以新的方式聯結起來，對機體的其他器官產生新的調節作用，改變它們的功能活動，從而提高人體的免疫功能，有效地控制各種傳染病、癌症、自身免疫病、過敏反應性疾病等等。

當然，若能把冥想術與其他醫療措施相結合，其效果會更明顯。

五、「魔事」與氣功偏差的治療

「魔事」是指一切擾亂身心、妨礙學佛修行的意念和行為，它能使人喪失「慧命」而誤入歧道。

《婆沙論》說：「斷慧命故名為魔。」《大智度論》也說：「奪慧命，壞道法功德善本，是故名為魔。」

《魔逆經》載，文殊菩薩對大光夫人說，魔事即「住於精進……其精進者，乃為魔求其便；若懈怠者，彼當奈何」。

這就是說，學佛本當「精進」，但若執著貪欲等等，「住於精進」，則反為「魔事」。從現代氣功學理論來看，所謂「魔事」就是氣功偏差，它是在練功修持過程中出現的軀體症狀或精神障礙。

佛教把「魔事」分為四種：1.煩惱魔，指自內心生起的貪嗔癡等煩惱；2.陰魔，即身心五陰；3.死魔，即死亡；4.天魔，指專門妨害修學佛道者的無欲天魔王。

此外還有「十魔」之說，這些雖然是佛教有神論的解釋，但「魔事」卻確實存在。《摩訶止觀》把「魔事」的表現總結為令人病、失觀心、得邪法三類，表現為修禪過程中出現各種幻覺及身心的各種病態變化，主要是各種不自覺的生理、心理失調和變態現象。「魔事」使人失去行為控制，甚至使人喪失性命。

湖北醫學院附屬一醫院羅照春曾對16例氣功偏差引起的精神病住院患者進行分析，發現其臨床症狀為：感知障礙以幻聽、幻視最常見；思維障礙以妄想如鬼神附體顯靈、被害妄想、被控制感為主；情感障礙以情緒不穩定、易激動、緊張恐懼等為多見；行為障礙以做怪異動作最為普遍。其次，有自殺、自傷、興奮躁動、木僵、傷人毀物等異常行為的在25％以上。

造成「魔事」和氣功偏差的原因很多，其中主要有以下幾個方面的因素：

練功者的素質及基礎較差，行氣速度過快，強度過猛，使體內之氣聚集過多而又無所歸納，使經脈不能承受和抵抗內氣的強烈衝擊，而造成經脈阻塞及組織臟器的直接損害。

不能正確運用氣門對氣體的調節作用，使氣行受阻，繼而在體內某個部位造成氣滯血淤、經脈阻塞及臟腑失調。

不根據體內精、氣、神變化的具體情況而盲目練功，使體內的精

氣神三者的轉化失調。過度化精可使人陽氣不足，精神倦怠，身體無力；過度化氣可使人氣塞傷精，全身的生理功能失調；過度化神使人陽氣過盛，令人心理煩躁甚至癲狂，耗傷陰血。

對功法不理解，盲目練功，對內氣難以用意念駕馭，使之無所約束，不能收功。

練功者的身體和心理素質差，以及個性缺陷，使之沉醉於幻覺，意念不能自持，耗傷人的心血和元精，使人神志恍惚。

貪功冒進，爭於求成，不重視基礎功法的修煉，在沒有具備一定功力的情況下去練高深功法，從而造成偏差。

潛意識的活動，使練功者的不健康心理在練功時被激發，從而使心理障礙表現出來而發病，引起各種荒謬、離奇的精神症狀。

魔事和氣功偏差的出現已引起社會的重視，對練功習禪者來說，首先必須消除習禪和練功的神秘化傾向，應謹慎行事，選擇好指導老師，順乎自然，按部就班地進行，而已「走火入魔」者應先找到病因，然後用止、氣、息、觀想等方法，對症施治。治魔事的方法如下：

(1)因不善調解，坐姿不正所致的脊背骨節疼痛，可用「下息」對治。從頭頂往下沿脊骨運氣，每節脊椎住氣片刻，一節節直至尾椎，反覆多次，令中脊氣通則可治癒。

(2)因調息不當所致筋脈痙攣、肌膚焦枯等病，應先糾正呼吸，然後於吸氣後住氣片刻，想氣從頭頂流注全身，引向四肢末梢，放鬆全身毛孔，令氣由內向外運行於肌膚，久之則關節靈活，肌膚潤澤。

(3)初修數息觀，呼吸不調，長短不一，致使心以上至頭頂蒸熱，可先解衣寬帶，閉口縮氣，向上至頭頂，然後向下牽氣，至呼吸平和，長短合度而止。

(4)坐禪中覺氣短胸悶，或胸腹脹滿，可先噓氣，然後從鼻中吸氣，意想氣滿全身，安心於兩掌中，不久即覺安和。若氣上塞胸，腹脹，應寬解衣帶，調息，令出氣長，入氣短，反覆十次即可。

(5)修止時若不根據身心反應而靈活掌握，只知死守一處，久之則發諸病。若意守過猛而生洪熱喘息，可放心令寬坦鬆弛。若意念過於寬緩鬆弛而發虛腫膀脹，應攝心稍緊。若感頭重足輕，應意守丹田。若足重頭輕，應觀鼻尖、眉間。若頭痛，應以鼻吸氣，然後從口中微微吐氣，吐氣時觀想頭痛消散。

(6)坐禪所致全身虛肥腫滿，可於坐禪中想氣從頭到腳溜向四肢，平心靜氣，挺直脊項，不久即可令腫滿消散。

(7)若四肢痿弱無力，應於吸氣時運氣充滿四肢，久之自癒。若致咳嗽，可於欲咳之時，吐氣三次，再意守胸部。若腹中結積硬滿，可仰臥，伸開手足，以手輕摩腹部10～15次，嗌氣排出濁氣。

以上方法也可用來治療一般疾病。

六、武功武術療法

《大般涅槃經·金剛身品》說，佛教徒「應當執持刀劍器杖，侍衛法師」。佛家僧侶在修禪習定時，創造和發展了武術強身之術，使之形成了具有獨特魅力的佛家武術。

早在佛教誕生之前，印度便有了29種武藝，既有實用搏擊性武術，也有強身健體武術。相傳釋迦牟尼就出身於武士家族，自小就練就了高強武技。他精通印度各種武術技法，身強力壯超群；釋迦出家前，曾為爭奪美女耶輸陀羅，參加諸般武藝競爭，竟無往不勝，攻無不克。他徒手高舉起大象，拋入半空之中，還能再用手接住……

藏密瑜伽強調修氣脈明點與打拳相結合，以活動肢體，流通氣血，舒筋活絡。密乘無上瑜伽注重以金剛拳、金剛舞鍛練身體，打通氣脈，強體健身。

佛教傳入中國後，教徒們為在亂世或僻壤中自衛和強身，創編傳習了佛家武術，並使佛教武術不斷發揚光大。自古以來，佛教武術以其剛柔相濟、動靜結合、虛實莫測、靈活敏捷、變化神速而著稱。習武使佛教徒們體魄強健，身心平衡，真正起到了禦邪除疾、養生延年的作用。

佛教武術威震神州，飲譽全球，成為佛教文化的瑰寶，至今仍璀璨奪目，閃閃生輝。

明·程紹《少林觀武》詩云：

暫憩招提試武僧，金戈鐵棒技層層。

剛強勝有降魔力，習慣輕挾搏虎能。

定亂策勳真證果，保邦靖世即傳燈。

中天緩急無勞慮，忠義毗盧演大乘。

少林寺是佛教禪宗祖庭，少林寺功夫更是天下聞名。自古以來，少林寺為文人遊賞之地，其間留下許多名人詩作，少林寺也是歷代文人名仕題詠的物象。「武以寺名，寺以武顯」，少林寺成為中國武術中一支重要流派，享有「天下功夫出少林」的美譽。

(一)少林武術簡介

少林武術內容豐富，套路繁多，有「七十二功夫」、「機關木人」、「十八般武藝」等說法。但一般將其劃分為拳術、器械、功夫等三類。

拳術：少林拳術包括羅漢拳、大小洪拳、通臂拳、六合拳、梅花拳、少林五拳、昭陽拳、柔拳、金剛拳、醉八仙、鷹爪拳等等。還有

徒手對練拳術，如二十四炮、踢打六合拳、一百零八拳、擒拿、點穴等。

少林拳一招一式，非打即防，具有較強的攻防能力，並以剛為主，剛柔相濟。其套路結構緊湊，節奏鮮明，動作樸實，健壯敏捷，力量運用靈活而有彈性。有歌云：

眼法到處周身遂，起落進退一氣摧，

手眼身步協調用，一氣呵成顯神威。

秀如貓形鬥如虎，動如閃電行如龍。

勁發丹田達指尖，聲發如雷魂魄驚。

心身到處意推山，拳不華麗實用能。

器械：少林武術器械主要有少林棍、少林槍、少林刀、少林劍、少林暗器、少林短兵、少林拐等十八般兵器。其實，少林武術器械不勝枚舉。

少林槍有十八槍、二十一名槍、二十四名槍、三十一名槍、四十八名槍、豹花槍等，槍為兵器之王。少林刀又有春秋大刀、梅花刀、少林單刀、奮勇刀、雙刀、滾躺刀等。少林劍有達摩劍、乾坤劍、二堂劍、行龍劍等。少林棍有猿猴棍、齊眉棍、鎮山棍、盤龍棍、六合棍等。

功夫：少林功夫有內功、外功之分，傳說有七十二藝。功夫旨在練氣練力，為強身健體之術，克敵制勝之本，因此諺語說：「打拳不練功，到老一場空。」

少林外功練剛功，如鐵砂掌、打馬鞍、千斤腳等。少林內功則煉氣練柔勁，旨在行氣入膜，充實肌體，達到於外力抵千鈞，不畏刀劈劍砍；於內祛病強體，神清氣爽，屬武術內功。

少林武術剛柔相濟，動靜結合，補氣相凝，以神馭氣，以氣運

力，隨意變化，靈活敏捷，神速莫測。

少林武僧藉著習武操練，不僅掌握了高強的武功技藝，而且使自己身強體壯，增強了身體的防禦機能，是增強身心健康的有效方法。在少林武僧看來，少林武功「首為悟性，次健體，末為防身」。其精髓在於「神」，也就是領會其中蘊含的人生哲理，以修煉自身的德性和情操，最終達到身心的平衡。

少林武功講究「套路」，它「借人之力，順人之勢，制人之身」、「聲東擊西，指下打上」、「佯攻實退，似退實攻」、「剛柔相濟，虛虛實實」，反映著深刻的佛理，展現了佛門深邃的智慧。

(二)少林武僧戒約

武術本是一種打人殺人的技藝，而佛教以「不殺生」為根本戒，大乘戒也只許殺不得不殺的極惡之人。

少林武僧也遵守佛教的戒約，強調習武是為了強身，自衛防暴，嚴禁恃藝妄用。而少林武術也很少外傳，以防他人逞兇肆惡；甚至對俗家弟子傳武，也要嚴格選擇心地善良，品行優秀者。《少林拳術秘訣》一書載戒約十條，以防少林武功的濫用，保持少林武僧的武德。這十條戒約有：

(1)習此術者，以強健體魄為要旨，宜朝夕從事，不可隨意作輟。

(2)宜深體佛門悲憫之懷，即使技術精嫻，只可備以自衛，切戒逞血氣之私，有好勇鬥狠之舉，狠者與違反清規同罪。

(3)平日對待師長，宜敬謹將事，勿得有違抗及傲慢之行為。

(4)對待儕輩，須和順溫良，誠信勿欺，不得恃強凌弱，任性妄為。

(5)於挈錫遊行之時，如與俗家相遇，宜以忍辱救世為主旨，不可輕顯技術。

(6)凡屬少林師法，不同逞憤相較。但偶爾遭未知來歷，須先以左手作掌，上與眉齊。如系同派，須以右掌照式答之，則彼此相知，當互為援助，以示同道之誼。

(7)飲酒，食肉，為佛門之大戒，宜敬謹遵守，不可違犯。蓋以酒能奪志，肉可昏神也。

(8)女色男風，犯之必遭天譴，亦佛門之所難容。凡吾禪宗弟子，宜垂為炯戒勿念。

(9)凡俗家子弟，不可輕以技術相授，以免貽害於世，違佛氏本旨，如深知其人性情純良，又無強悍暴狠之行習者，始可一傳衣缽。但飲酒淫欲之戒，須使其人誓為謹守，勿得以一時之興會，而遽信其畢生。此吾宗之第一要義，幸勿輕忽視之也。

(10)戒恃強爭勝之心，及貪得自誇之習。世之以此自表其身，而兼流毒於人者，不知凡幾。蓋以技擊之術於人，其關係至為緊要，或炫技於一時，或務得於富室，因之生意外之波瀾，為禪門之敗類。貽羞當世，取禍俄頃，是豈先師創立此術之意也乎。凡在後學，宜切記之。

歷代佛門武僧多能守此戒約，即使揮戈上陣，也多師出正義，並被傳為武林佳話。從以上戒約中，我們也可以看出，佛門武功不以攻擊打殺為目的，而是以使體魄強壯，鍛練身體為宗旨，其戒約本身就不失為生命健康的指導，其中絕大多數是有益於身心健康的，它能使人保持身心平衡，強化自我控制。

(三)易筋經治療法

易筋經是一種健身目的十分明確的武術套路。相傳古印度高僧菩提達摩來到少林寺後，見信徒坐禪太久，肢體羸弱，昏沉瞌睡，就教以拳術，讓他們活動筋骨。而這套拳術就是他在山中習定時，為對付

猛獸毒蛇而創編的武技。達摩將其武技撰成《達摩洗髓經》和《易筋經》。尤以《易筋經》流傳最廣。

「易」的含義為變易、活動、改變，引申為增強之義；「筋」指筋脈、肌肉、筋骨；「經」為方法。因此，「易筋經」就是活動筋骨，使其變得身強體健，以祛病延年的方法。

相傳易筋經姿勢鍛練方法有12勢，其動作要領為：精神清靜，意守丹田；舌抵上齶，呼吸勻緩，採用腹式呼吸；動靜結合，剛柔相濟；身體自然放鬆，動隨意行，不得緊張僵硬。只有意、氣、體三者相互配合，才能卓有收效。

易筋經共計12勢，其預備式為：兩腿開立，頭端平，目前視，口微閉，調呼吸。含胸，直腰，蓄腹，鬆肩，全身自然放鬆。

◎第一勢：韋馱獻杵第一勢

兩臂曲肘，徐徐平舉至胸前成抱球勢，屈腕立掌，指頭向上，掌心相對(10公分左右距離)。此動作要求肩、肘、腕在同一平面上，合呼吸酌情做8～20次。

訣曰：

立身期正直，環拱手當胸。

氣定神皆劍，心澄貌亦恭。

◎第二勢：韋馱獻杵第二勢

兩足分開，與肩同寬，足掌踏實，兩膝微鬆；兩手自胸前徐徐外展，至兩側平舉；立掌，掌心向外；兩目前視；吸氣時胸部擴張，臂向後挺；呼氣時，指尖內翹，掌向外撐。反覆進行8～20次。

訣曰：

足指掛地，兩手平開，

心平氣靜，目瞪口呆。

◎第三勢：韋馱獻杵第三勢

兩腳開立，足尖著地，足跟提起；雙手上舉高過頭頂，掌心向上，兩中指相距3公分；沉肩曲肘，仰頭，目觀掌背。舌抵上齶，鼻息調勻。吸氣時，兩手用暗勁盡力上托，兩腿同時用力下蹬；呼氣時，全身放鬆，兩掌向前下翻。收勢時，兩掌變拳，拳背向前，上肢用力將兩拳緩緩收至腰部，拳心向上，腳跟著地。反覆8～20次。

訣曰：

掌托天門目上觀，足尖著地立身端。

力周腿脅渾如植，咬緊牙關不放寬。

舌可生津將齶抵，鼻能調息覺心安。

兩拳緩緩收回處，用力還將挾重看。

◎第四勢：摘星換斗勢

右腳稍向前方移步，與左腳成斜八字形，隨勢向左微側；屈膝，提右腳跟，身向下沉，右虛步。右手高舉伸直，掌心向下，頭微右斜，雙目仰視右手心；左臂曲肘，自然置於背後。吸氣時，頭往上頂，雙肩後挺；呼氣時，全身放鬆，再左右兩側交換姿勢鍛練。連續5～10次。

訣曰：

只手擎天掌覆頭，更從掌內注雙眸。

鼻端吸氣頻調息，用力收回左右侔。

◎第五勢：倒拽九牛尾勢

右腳前跨一步，屈膝成右弓步。右手握拳，舉至前上方，雙目觀拳；左手握拳，左臂屈肘，斜垂於背後。吸氣時，兩拳緊握內收，右

拳收至右肩，左拳垂至背後；呼氣時，兩拳兩臂放鬆還原為本勢預備動作。再身體後轉，成左弓步，左右手交替進行。隨呼吸反覆5～10次。

訣曰：

兩腿後伸前屈，小腹運氣空鬆；

用力在於兩膀，觀原須注雙瞳。

◎第六勢：出爪亮翅勢

兩腳開立，兩臂前平舉，立掌，掌心向前，十指用力分開，虎口相對，兩眼怒目平視前方，隨勢腳跟提起，以兩腳尖支持體重。再兩掌緩緩分開，上肢成一字平舉，立掌，掌心向外，隨勢腳跟著地。吸氣時，兩掌用暗勁仲探，手指向後翹；呼氣時，臂掌放鬆。連續8～12次。

訣曰：

挺身兼怒目，推手向當前；

用力收回處，功須七次全。

◎第七勢：九鬼拔以刀勢

腳尖相銜，足跟分離成八字形；兩臂向前成叉掌立於胸前。左手屈肘經下往後，成勾手置於身後，指尖向上；右手由肩上屈肘後伸，拉住左手指，使右手成抱頸狀。足趾抓地，身體前傾，如拔刀一樣。吸氣時，雙手用力拉緊，呼氣時放鬆。左右交換。反覆5～10次。

訣曰：

側首彎肱，抱頂及頸；

自頭收回，佛嫌力猛；

左右相輪，身直氣靜。

◎第八勢：三盤落地勢

左腳向左橫跨一步，屈膝下蹲成馬步。上體挺直，兩手叉腰，再屈肘翻掌向上，小臂平舉如托重物狀；稍停片刻，兩手翻掌向下，小臂伸直放鬆，如放下重物狀。動作隨呼吸進行，吸氣時，如托物狀；呼氣時，如放物狀，反覆5～10次。收功時，兩腿徐徐伸直，左腳收回，兩足並攏，成直立狀。

訣曰：

上齶堅撐舌，張睊意注牙；

足開蹲似踞，手按猛如拿；

兩掌翻齊起，千斤重有加；

瞪睛兼閉口，起立足無斜。

◎第九勢：青龍探爪勢

兩腳開立，兩手成仰拳護腰。右手向左前方伸探，五指捏成勾手，上體左轉。腰部自左至右轉動，右手亦隨之自左至右水平劃圈，手劃至前上方時，上體前傾，同時呼氣；劃至身體左側時，上體伸直，同時吸氣。左右交換，動作相反。連續5～10次。

訣曰：

青龍探爪，左從右出；

修士效之，掌平氣實；

力周肩背，圍收過膝；

兩目注平，息調心謐。

◎第十勢：臥虎撲食勢

右腳向右跨一大步，屈右膝下蹲，成右弓左伸腿勢；上體前傾，雙手撐地，頭微抬起，目注前下方。吸氣時，同時兩臂伸直，上體抬

高並儘量前探，重心前移；呼氣時，同時屈肘，胸部下落，上體後收，重心後移，蓄勁待發。如此反覆，隨呼吸而兩臂屈伸，上身起伏，前探後收，如猛虎撲食。動作連續5～10次後，換左弓右伸腿勢進行，動作如前。

訣曰：

兩足分蹲身似傾，屈伸左右腿相更；

昂頭胸作探前勢，偃背腰還似砥平；

鼻息調元均出入，指尖著地賴支撐；

降龍伏虎神仙事，學得真形也衛生。

◎第十一勢：打躬勢

兩腳開立，腳尖內扣。雙手仰掌緩緩向左右而上，用力合抱頭後部，手指彈敲小腦後片刻。配合呼吸做屈體動作；吸氣時，身體挺直，目向前視，頭如頂物；呼氣時，直膝俯身彎腰，兩手用力使頭探於膝間做打躬狀，勿使腳跟離地。根據體力反覆8～20次。

訣曰：

兩手齊持腦，垂腰至膝間；

頭惟探胯下，口更齒牙關；

掩耳聰教塞，調元氣自閑；

舌尖還抵齶，力在肘雙彎。

◎第十二勢：工尾勢

兩腿開立，雙手仰掌由胸前徐徐上舉至頭頂，目視掌而移，身立正直，勿挺胸凸腹；十指交叉，旋腕反掌上托，掌心向上，仰身，腰向後彎，目上視；然後上體前屈，雙臂下垂，推掌至地，昂首瞪目。呼氣時，屈體下彎，腳跟稍微離地；吸氣時，上身立起，腳跟著地。

如此反覆21次。收功：直立，兩臂左右側舉，屈伸7次。

訣曰：

膝直膀伸，推手自地；

瞪目昂頭，凝神一志；

起而頓足，二十一次；

左右伸肱，以七為志；

更作坐功，盤膝垂昝；

口注於心，息調於鼻；

定靜乃起，厥功維備。

總考訣曰：

總考其法，圖成十二。

誰實貽諸，五代之季。

達摩西來，傳少林寺。

有宋岳侯，更為鑑識。

卻病延年，功無與類。

〔健康指導〕

易筋經氣感強，收效快，尤其是內外兼修，身心同養，性命雙修，具有禦邪療疾，延年益壽，開發潛能的功效。從中醫研究的角度看，易筋經以中醫經絡走向和氣血運行來指導氣息的升降，在身體曲折旋轉和手足推挽開合過程中，人體氣血流通，關竅通利，從而達到祛病強身的目的。而按現代醫學觀點來看，修習易筋經，會使人體血流循環加強，從而改善人體的內臟功能，推遲衰老。

易筋經運動量較大，動作難度較高，因此全套運動只適宜於體質較好的青壯年慢性病患者。體質較弱者，可量力而行，有選擇地操練其中幾勢或減少每勢操練次數。心腦血管病和哮喘病發作期間忌用。

七、丹田呼吸療法

禪的修煉方法，實際上是一種丹田呼吸法，而這種丹田呼吸法，對現代人的健康有著重要的意義。

(一)丹田呼吸法

丹田呼吸法的第一個效果是增強對疾病的自然治癒能力。

人得了病，或是因為細菌、病毒的入侵；或是因為器官的先天、後天的變異，失去了正常的功能；或是因神經、心理的失常……要治癒這些病，特別是心臟病、肝病、胃腸病、神經病等，固然可以使用藥物治癒，但是如果同時學習丹田呼吸法的話，亦可使藥物使用量減少到最低限度，達到幾乎是自然康復的程度。而自然康復不僅治癒的效果更可靠，而且會減少藥物的副作用。

現代人的心態常常表現出兩種對立的狀態：一是被各種壓力所激怒；二是應對壓力無出路而轉入消極的昏昏沉沉的狀態。這兩種狀態下人的呼吸都會發生異常變化，久之必然影響身心健康。

比如在家庭、工作崗位上，常會遭受各種精神壓力：職務、職稱能不能升遷，工資獎金是多是少，家庭生活是否和諧幸福……一旦個人的要求、欲望一時未能滿足，不知不覺地就會怨怒起來，常常變得看什麼都不順眼，周圍一切，上至長官、下至同事都會成怨怒的對象。

而這種怨怒如不及時解脫，往往會在不知不覺中被積蓄起來，使心態發生變化，變成一種亢奮、緊張的狀態。由於胸中積怒，呼吸就會不暢、變淺，常常覺得被壓抑得透不過氣來。由於慢性的怨怒持續不斷，就會使自己經常處於一種生氣的狀態中。

如果不斷遭遇到周圍強大的壓力，起初會用生氣、緊張等方法

來作出反應，以對抗壓力，以求適應，然而這種本能的方法作用也是有限度的。最後會逐漸失去對抗的活力，因為生氣而吃驚、悲傷、憂慮、煩悶、嫉妒、不安、擔心……種種不快持續湧上心頭，這時如不設法及時轉換心情，就會陷入一種昏沉的狀態，隨之而來的是心慌、氣短狀態的出現。

呼吸狀態發生變化，不知不覺中失去氣力，強壯的人變成虛弱的人，樂觀的人變成悲觀的人，甚至會陷入憂鬱，失望和絕望。承受不住壓力的人，甚至會神經衰弱，精神失常……

那麼出路何在呢？出路是多種多樣的：接受心理醫生的治療；讀好書，學習先賢對抗磨難的榜樣；一時改變一下生活環境；從事體育鍛練，進行健康向上的文化娛樂活動……這些自我調節的方法對於現代人擺脫怨怒和消沉都是行之有效的，但是最方便、最便捷的方法卻是古老的禪的修煉──禪的丹田呼吸法。

(二)長壽之藥在丹田

丹田的「丹」一是指朱砂，二是指紅色，三是指依成方製成的顆粒狀或粉末狀的中藥。從前道家煉藥多用朱砂，所以稱為「丹」。田即田地，與丹合用，是指製造的地方。古代人認為，紅色的丹砂(水銀與硫橫的化合物)能製造出長生不老藥，製造的方法是煉丹。

從現代科學看，朱砂可以用作鎮靜劑，外用可以治療疥癬等皮膚病，而不會使人長生不老。然而，被考古學家們挖掘出來的千年木乃伊，正是因為水銀化合物的強力作用，才使這些屍體歷經千年而不朽。

丹田，指人體肚臍下3.5寸(約10.5公分)的地方。此處也叫氣海丹田。氣是指元氣之氣，或氣力之氣，是能力的源泉，這種能力集合地，就叫做海。

　　自古以來人們認為，氣海在肚臍下1寸5分(約4.5公分)處。不論丹田或氣海丹田，都統稱為下腹部。傳統修煉的理論認為：丹田是製造長壽不老藥的地方，這個地方就在你的體內。

　　說起來似乎很玄妙，其實日常生活中，每個人都會不自覺地使用丹田呼吸法。比如每天早上坐在馬桶上，用力時要不自覺地同時呼氣。這樣，壓力只會留在下腹部，胸部以上只有輕微的感覺，不會覺得苦悶，腦壓也不會升高。只對下腹部施壓力並呼氣，即是丹田呼吸。丹田呼吸是可以幫助人擺脫激怒狀態的一種行之有效的方法。

(三)正確運氣

　　腹腦或身體之腦與心之腦是有密切聯結的。

　　讓「心之腦」所支配的情緒高揚或低落的話，就會破壞「身體之腦」作用的內部環境穩定，導致混亂。例如，為不愉快、悲傷的事情傷心難過，如果持續不斷地承受這種強大的壓力，就會導致胃潰瘍。

　　那麼，怎樣才能控制「心之腦」，以避免情緒的失常呢？

　　古代的禪僧是利用呼吸來解決這一問題的。

(四)丹田呼吸與橫膈膜

　　研究健身的人很少有研究橫膈膜運動的，這是因為橫膈膜在體內，人們觀察不到，又不瞭解其作用。其實橫膈膜不是「膜」，而是覆蓋在腹部內上的像降落傘的「肌肉」，是胸腔與腹腔之間的膜狀肌肉。這個橫膈膜收縮時胸腔會擴大，鬆弛時則會縮小，因此橫膈膜的運動會影響體內的變化。而研究丹田呼吸法的人，才搞清楚如何用橫膈膜的運動來健身。

　　通常橫膈膜是不太活動的，但是，若以丹田呼吸做深呼吸的話，就會像收縮的降落傘一樣，每次收縮時會壓縮全部的內臟。這種運動

就是內臟按摩。不僅對胃、腸、肝、腎等，對腹中的一切組織都會帶來最大的刺激。而下腹中的體積是一定的，只要能傳達壓力，靜脈血會快速返回心臟。

我們不可能用手直接按摩內臟，一般只能靠多休息，以保護體內的臟器。而真正要消除內臟的一切疲勞，只有靠丹田呼吸法的物理性刺激。最可靠的驗證是：只要堅持丹田呼吸法，習慣性的便秘，就會馬上恢復正常。

(五)吐故納新

呼吸的基本原理，是首先要讓肺部的濁氣排出，然後大量的新鮮的空氣才能吸入，「吐故納新」說的就是這個道理。左右兩個肺葉，約有3億個肺泡，充塞在左右的肺葉中，如果不做呼吸的話，肺部就會充滿二氧化碳。這種狀態，新鮮氧氣就難以進入。

好比一輛公共汽車，已客滿為患，再想擠進幾個人，不但擠不進去，一不小心還會被推出來。如果一輛空車，乘客可以從從容容地魚貫而入了。所以呼吸也同此理，必須先呼氣，然後才能再吸氣。

(六)運動員體力超常的秘密

運動員比一般人的體力、耐力都要強，而且有能克服痛苦的堅強毅力。運動員也比一般人比較熟悉做丹田呼吸。

一個人是否習慣做丹田呼吸，從外表看是不易看出的，不過，只要利用腹壓計測量腹壓即可得知了。測量運動員的腹壓，水銀柱的指標很輕鬆地超過了200公釐，而一般人安靜時的腹壓是在10～20公釐。這是由於運動員經常鍛鍊，呼吸時橫膈膜會活潑地活動。運動或武術，對於丹田呼吸的訓練，是非常有效果的。

對上班族，提醒他們經常運動、學習武術，他們也會表示贊同，

但實際卻常常被忙忙碌碌所打斷，難以堅持。所以上班族的保健實際存在不少問題。

古代的禪僧，有的生活比較痛苦，但是注意堅持每天打坐。「聊借蒲團供打坐，大家拍手唱山歌」，「一杯淡粥相依，百衲蒙頭打坐」，排除世間干擾和一切煩惱，使自己始終能保持清澄的心與能做深遠思考的靈敏頭腦，從而多能保持健康長壽。打坐即坐禪，其內在的秘密之一即是丹田呼吸。

(七)呼吸能治百病的機理

說呼吸能產生治百病的機能，有的人會不相信，說那還要醫院、醫生、藥物幹什麼？

從生理上說，丹田呼吸法，會使自律神經的集合體——太陽神經叢等活性化，這樣，從腹部大動脈、小動脈，會大量輸送能變成養分的氧和葡萄糖。

許多從事丹田呼吸法鍛練的人體會到，這一方法最顯著的療效是治療神經叢功能衰弱諸症，如神經衰弱、胃潰瘍、十二指腸潰瘍等。

其次，丹田呼吸法，會使糖尿病患者的血糖值降低。這是因為用丹田呼吸，會促進胰臟的血流，胰島素(可降低血糖值)會恢復正常分泌的關係。

再其次，丹田呼吸法，對肝病的痊癒也有效果。因為重複做上半身的前傾姿勢，肝臟的靜脈血容易回到心臟去。而且，當要吸氣而放鬆時，大量含有營養與氧的血液會馬上進入。由於血液的循環好轉，肝臟的功能會很快速回復原狀，表示肝功能的GOT、GPT等數值也會恢復正常。

所有的人體臟器都有一個共同點：都要由動脈供血，獲得營養。人體內的任何部分或組織，都是從血液裡獲得氧與血糖，連輸送血液

的心臟，其能源也是血液——冠狀動脈的動脈血。

正是丹田呼吸法，使自律神經活化，使全身的吐故納新強化，而這正是人體機能共性、矛盾的普遍性。個性與共性的統一，才是醫學的本質、健身的本質。

對老年人來說，丹田呼吸法有非常重要的保健價值。老年人面臨不同程度的臟器功能減退，肺活量會減到50％～60％，心臟的搏擊量減到正常人的50％左右，腎功能也下降50％左右，這時丹田呼吸的增氧作用就可能延續、增長壽命。

丹田呼吸的要領，就是要做長呼氣。10秒、20秒的長呼氣，並不困難，超過30秒的長呼氣，只要稍微努力，很快就能做到，但是40～50秒的長呼氣，是不容易的，必須經過努力才能做到。

一開始就做40秒、50秒的長呼氣，就是在10分鐘以內約10次的呼吸，這種呼吸法容易令人生厭，也是初學者容易陷入的誤區。因為初學者心存雜念，靜不下來，又求好心切，很快地，心中會漸漸產生不安與種種疑問。必須戰勝自己，突破初學時有的誤區，否則就不可能實際體驗到丹田呼吸產生的美好效果。

練丹田呼吸卻不同，即使連續做了幾十次也不會感到疲倦，反而會愈做愈有趣。雖然是初學，也會感到腹部變輕鬆了，鼻子暢通了，頭不再整日昏沉沉了，思路也比以往更清晰了，額頭會微微冒汗，身體也會發熱，感到非常舒暢。

第九章

素食療法

　　佛教寺院的素食始於梁武帝時代。佛教徒的素食，其目的在於培養慈悲心，實行戒殺護生的教義，因此素食與佛教有著特殊的因緣。

　　現代科學證明，素食對人體健康有很多好處，除了人們常說的有抗癌、降低膽固醇、清除膽鹽、減少血脂、淨化血液等作用外，還可以防止便秘、痔瘡等疾病的發生，又能使頭髮烏黑亮澤，皮膚光潔細嫩，精力旺盛充沛，有些蔬菜甚至被譽作「皮膚食品」、「頭髮食品」、「系列藥膳」等，越來越受人們歡迎。

　　素菜營養豐富，它含有大量維生素、礦物鹽、有機酸、蛋白質、糖、鈣等，能調節人體器官功能，增強體質，而且還具有一定的醫療價值。《黃帝內經》、《神農本草經》、《食醫心鑑》、《飲膳正要》、《本草綱目》等著作中，都記述了素菜(植物性食物)製作菜品的食療作用。

　　古代著名詩人蘇東坡、陸游對素菜曾有過讚美的語句，稱「素菜之美，能居肉食之上」。《舊唐書‧王維傳》曾載：王維和他的胞弟常素食，不茹葷血，晚年長齋，不衣文采。近世、現代素食者就更多了，名畫家豐子愷先生就是一位長期素食者。

　　無數研究證明，全世界的素食者都遠比肉食者健康。

　　目前在歐美，素食幾乎成為群眾運動。在倫敦，約有三百萬人已決定戒肉食，而且其人數還在急劇增加。據估計，如今年輕婦女中素

食的比例占十分之一。過去三年中，有三分之一的英國人減少了食肉量，愈來愈多的菜館和學校開始供應素菜。

其實，一旦素食，人們將攝取到比肉食更多、更豐富、更全面的營養；對自己的飲食，也就往往更加注意，乃至煙、酒也能趨於適度。

許多青年人或老年人之所以不吃肉食，除健康因素之外，往往還由於喜愛動物，不忍加害的慈悲心所激發。

素食還有很好的治療疾病作用，本章中還介紹幾十種用植物性食物作原料的藥膳食譜，供你如法制作食用，可收到營養與食療相輔相成之功效，使你身體更加健康。

一、素食的營養

人們每天都要攝食和飲水，取得食物中的營養素，以滿足人體生命活動的需要。食物是人體營養的源泉，但營養從哪裡來呢？科學告訴我們，它是來自土地、陽光、空氣和水分。尤其是陽光照在植物上，由於光合作用產生營養成分。土地中的養料，便能被植物直接吸取。素食者乃是直接接受營養者，食肉者倒反而是間接接受營養者。

據分析，我們知道肉類中牛肉的營養價值最高，但牛的營養不是靠吃牛肉和其他動物中的營養而得來，而是吃植物得到的。我們也知道鹿茸具有很高的藥用價值，但鹿僅能吃草，並沒有吃鹿茸和其他動物。由此可知動物的營養素，都是直接或間接從植物中來的。

食物中為人體所必需的營養素，主要有蛋白質、脂肪、醣、無機鹽、維生素和水六大類。它們構成了人體生命活動的物質基礎，現將它們對人體健康的作用介紹如下：

蛋白質：在各種營養物質中，蛋白質對於人體是最為重要的，它要占人體重的16.3％左右。它對於人體和各種生命活動具有極其重要的作用，是組織細胞不可缺少的一種成分。如果蛋白質攝入量長期不足，兒童和青少年會導致發育遲緩；成年人會造成體重減輕，抵抗力降低，出現貧血、水腫等現象；對於受創傷或某些消耗性疾病的人，就會延長病期。

脂肪：一般來說脂肪就是我們通常所說的油，另外還有一類脂肪，如食物中的磷脂、膽固醇，稱為類脂。脂肪也是人體能量的主要來源，而且是貯藏能量的主要形式。據測算，東方成年男子體內脂肪含量，平均為其體重的13％左右。如果長期缺乏脂肪，人就會變得消瘦，容易疲勞，怕冷，皮膚不潤，造成脂溶性維生素的缺乏。可是脂肪吃得過多也不好，能使胃部飽脹不適，引起消化不良，而且還會促使血漿膽固醇含量增高，導致動脈粥樣硬化。

醣類：醣是由碳、氫、氧三種元素構成的，統稱為碳水化合物。我們身體活動的能量，在正常情況下，大約70％是靠醣供應的。人體內過剩的糖，可以轉化成脂肪貯存起來，使人發胖，且對動脈壁也有不良影響。食糖過多，還會增加胰島腺負擔，有發生糖尿病的危險。

無機鹽：也就是礦物質，是指除氧、氮、氫以外存在於人體內的各種元素，約有五十餘種，它們一部分構成骨骼，對人體起著支持的作用，如鈣、磷等；鈉和鉀則是維持細胞內外滲透壓的主要物質；鐵是造血的主要成分；碘是甲狀腺素的主要成分；銅、鈷是造血的物質。無機鹽還是酶的組成成分和酶系統的啟動劑。

維生素：它的種類很多，目前已知的有30種以上，它分為脂溶性維生素和水溶性維生素兩類，其中人體必需的有維生素A、維生素D、維生素B、維生素B2、尼克酸和維生素B6及維生素C等，它是人生長

所必需的少量有機化合物，對機體的新陳代謝、生長、發育、健康有極為重要的作用。如果缺乏上述必需的維生素，人體就會產生各種疾病。

水：水也是一種重要的營養成分，人體一切代謝過程，都是在有水的條件下進行的。另外水還是血液的構成成分，它還有調節體溫，幫助消化的作用。人體缺乏水，就會危及生命。人身的水分，占全身容量的75％。

除了上面六種以外，還有一種營養成分叫**纖維素**，主要存在於蔬菜和水果中。統計材料表明，肉食過多，纖維素過少，引起結腸癌的可能性越大，所以常吃含纖維素多的蔬菜，對人體健康是大有裨益的。

各佛教單位如寺院、安老院，素菜館及家庭等可根據時令，依據人體需要來制定菜單，搭配營養，調換口味。

營養與健康的關係甚為密切，合理的營養可促進健康。根據中外的調查結果表明：偏食或多吃魚、肉或蔬菜不足地區人們平均壽命縮短；經常吃大豆、蔬菜、瓜果等飲食清淡者多長壽。

下面舉一個例子，日本沖繩人營養平衡就數理而言，較日本其他地區少，但他們的壽命都最長。同樣，在美國出生的日本人比日本國本土出生的營養好，但在美國的日本人第二代比第一代短命。

一般被認為第一代食肉少，喜歡吃蔬菜、豆腐、紫菜，患心血管病的少；而第二代食肉多，極少蔬菜，患心血管病的多。因此可以認為長期高脂高熱的飲食，無助於壽命的延長。

武漢地區、廣西巴馬縣和都安縣的調查資料表明，那裡的長壽老人都有良好的飲食習慣。他們飲食清淡，每日三餐定時定量，每餐僅吃七八成飽，晚餐少吃，粗細糧搭配，多吃蔬菜水果。

又據英國學者報告，在厄瓜多爾一個寧靜的小村莊居住的819個居民，有9人活到一百歲以上，年齡最大的是142歲。該村居民的飲食所含的熱量，僅為英國人的一半，並且主要是蔬菜、水果和未精煉的糖。

實驗研究還證實，低脂與低膽固醇食物，對於降低血中膽固醇的作用，不如飲食中含有一定比例的不飽和脂肪酸，這樣在油脂食用選擇上，就應該吃含不飽和脂肪酸多的植物油了。

蘆筍營養豐富，食味鮮美，有很好的抗癌作用。其他如菌類植物的香菇、白木耳等也有抗癌作用。

二、佛教論素食

食素是漢地佛教的特色。眾所周知，佛教講慈悲平等，因為素食則不殺生，不殺則惡念消而善根增長，這是大悲心的展現，並對長養大悲心有很大的功德。為此漢地佛教徒——特別是出家佛子，一直奉行不食肉戒，在家佛子的「五戒」中，雖無不食肉戒，但其第一條是「不殺生」戒，既不可殺生，那麼，眾生的肉當然也不忍吃了，故在家佛子也很重視素食。

那麼這樣說來，佛教是否要求一切佛子均須素食嗎？佛是有這個意思，但佛陀是重時節因緣的，佛陀看到初入佛的人難於頓斷肉食，可暫吃「三淨肉」，即吃不見殺、不聞殺、不為自己殺的肉。

又有吃六齋(每月初八、十四、十五、廿三、廿九、三十，月小是廿八、廿九)、十齋(每月初二、初八、十四、十五、十八、廿三、廿四、廿八、廿九、三十，月小廿八、廿九)、早齋(即早餐吃素)等等，使人逐步習慣吃素，漸漸斷絕肉食。

　　蒙古和西藏地區，人民自古即以畜牧為業，蔬菜稀少，故一般趨重肉食。當初至其地傳教的祖師，亦不得不暫從權宜，食用淨肉，這是不得已的事，一片濟世慈悲之心，我們應時刻存於心頭。

　　不過一時條件未成熟，不能斷葷的同道，也不必心急，可先實行上面所講的吃「三淨肉」或「六齋」、「十齋」日吃素，或每天吃一餐早素，逐步創造條件，慢慢地斷除葷食。不要認為未斷葷就不能學佛，各人因緣有別，先學佛再斷葷亦是可以的，待到將來熟時再吃素，就「水到渠成了」。

三、素食治病

　　素食不僅營養豐富，味道鮮美，它還可以治病。下面就介紹便於大家製作、取料方便而有保健、防病和延年益壽作用的藥膳：

(1)健脾益氣長壽麵

　　配方：白麵條500克、豆芽250克、水發香菇30克、黃花菜15克、芹菜6克、嫩薑3克、菜油75克、醬油15克

　　功效：健脾益氣，補虛益精。

　　應用：適用於脾虛氣弱的腫瘤、冠心病、高血壓等病症。

　　製作：

　　1.將香菇、嫩薑切絲；芹菜放沸水鍋焯一下，切碎；豆芽洗淨去根；黃花菜切寸段。

　　2.將麵條放沸水鍋中浸透，撈起濾乾水分，然後披開，淋上熟菜油(15克)，拌勻抖松。

　　3.將炒鍋放在中火上，倒入菜油(60克)燒至油冒煙，取出一半待用。然後將薑絲倒入稍煸，加香菇、黃花菜翻炒，加醬油，稍加水

250克煮沸後，即將麵條、豆芽倒入鍋中翻拌，加蓋稍燜至乾熟透，拌入留下的熟油。裝盤時，在麵條上鋪芹菜珠。

(2)大棗粥

配方：大棗10克、粳米100克、冰糖適量

功效：健脾益氣。

應用：適用於脾胃虛弱，血小板減少，貧血，胃虛食少等症。

製作：

1.將粳米、大棗淘洗乾淨，放入鋁鍋內，加水適量，將鍋置灶上，先用武火燒開，後移文火上煎熬成粥。

2.加入冰糖汁，攪拌均勻，盛碗內當飯吃飽。

(3)開胃消食的茶膏糖

配方：紅茶50克、白糖500克

功效：開胃消食，化油膩。

應用：適用飲食積滯，胃痛不舒等症。

製作：

1.紅茶放入鋁鍋中，加入適量水。煎熬20分鐘，濾出茶液，再加水適量，煎熬20分鐘，濾出茶液，如此煎熬四次茶液合併，倒入洗淨的鋁鍋內煎熬，待濃稠時加入白糖，攪拌均勻，繼續煎熬至起絲狀時停火。

2.將茶膏糖傾入塗有熟油的搪瓷盤內，攤開，晾涼，用力劃成小塊(每塊體積約為2.5×2.5平方公分)，裝入糖盒內備用。

3.食用時，每天早晚各服一次，每次3塊。

(4)健脾利尿的萵苣菜

配方：萵苣250克、料酒適量、食鹽適量、味精適量

功效：健脾利尿。

應用：適用於脾虛之小便不利等症。

製作：

1.將萵苣剝皮洗淨，切成細絲。

2.將萵苣絲放入碗內，加食鹽少許，攪拌均勻，然後去汁。

3.再將調料放入碗內，拌勻即成。

4.食用時可佐餐食用。

(5)滋補潤肺的木耳粥

配方：黑木耳5克、大棗5枚、粳米100克、冰糖適量

功效：滋陰潤肺。

應用：適用於肺陰虛勞咳，咯血，氣喘等症。

製作：

1.將黑木耳(或銀耳)放入溫水中泡發，擇去蒂，除去雜質，撕成瓣狀放入鍋內；將粳米淘洗乾淨，放入鍋內；大棗洗淨，放入鍋內，加水適量。

2.將鍋置武火上燒開，移文火上燉熬，黑木耳(或銀耳)粑爛，粳米成粥後，加入冰糖汁即成。

3.當飯吃飽，常服有效。

(6)止咳生津的白果粥

配方：糯米小圓子30個、白果90克、香蕉1根、橘子1個、生梨半個、蘋果1/4個、白糖90克、紅棗30克、菠蘿蜜適量、桂花適量

功效：潤肺止咳，生津解渴。

應用：適用於肺陰虛的乾咳，或津液不足的口渴、便結；飯後飲

用有解酒、助消化的功效。

製作：

1.將蜜餞用刀切成粒，將香蕉等水果也切成粒(即小丁)。

2.糯米洗淨，放入容器中，加入冷水浸透，然後帶水放入磨中研磨成細膩的漿，流裝布袋中，紮牢布袋口，平放在木頭蒸架上，布袋上壓適重的石塊，壓至漿結塊(也可將布袋吊起，瀝掉其中大部分水)，握成許多小團狀。取其一團，搓成圓長條形，摘成小塊，揉成碗形，中間放入餡心包攏，搓圓即成糯米小圓子(餡心可用炒熟的芝麻、白糖或玫瑰醬、白果末均可)。

3.將鍋洗淨，放入一大碗水(也可適當多一些)，在武火上，加入白糖，燒開，投入糯米小圓子，煮至熟色形浮在水上面時，即放入白果(蜜餞)、水果、桂花，再燒開，灑上濕澱粉(分幾次灑入)，用手勺推勻，著成半厚芡，出鍋裝在湯碗中，即可食飲。

(7)止咳平喘的杏仁豆腐

配方：苦杏仁150克、洋菜9克、白糖60克、菠蘿蜜適量、橘子適量、冷甜湯適量

功效：利肺祛痰，止咳平喘。

應用：適用於各種咳嗽、氣喘的輔助治療。

製作：

1.將杏仁放入適量水中，帶水磨成漿，即成杏仁漿。

2.將鍋洗淨，放入冷水150克，加入洋菜，至火上燒到洋菜溶於水中，加入白糖，拌勻；將杏仁漿拌透後燒至微開，出鍋倒入盆中，冷卻後，放入冰箱中(無冰箱放陰涼處)凍成塊，即為杏仁豆腐。用刀將其劃成菱形塊，放入盆中，灑上桂花糖，放上菠蘿蜜、橘子，澆上冷甜湯或汽水，即可食用。

(8)養心安神的糖龍眼

配方：鮮龍眼500克、白糖50克

功效：養心血，安心神。

應用：適用於病後體弱以及心血不足的失眠、心悸、健忘等症。

製作：

1.將鮮龍眼去皮和核，放入碗中，加白糖，反覆上籠蒸、晾三次，至使色澤變黑。

2.將變黑的龍眼拌白糖少許，裝入瓶中即成。

3.服用時，每次食龍眼肉4～5粒，每天兩次。

(9)潤肺清心的百合粥

配方：百合60克、米250克、白糖100克

功效：潤肺止咳，清心安神。

應用：適用於肺癆久咳、咳痰吐血、虛煩驚悸、神志恍惚等症。

製作：

1.將米淘淨，放入鍋中，再放入洗淨的百合，加水適量。

2.將鍋置在武火上燒沸，再改用文火煨熬，待百合和米熟爛時，加入白糖拌勻即成。

3.服用時每天食3～5次，吃百合喝粥。

(10)清心安神的冰糖蓮子

配方：乾蓮子300克、冰糖200克、京糕25克、桂花適量、鹹3克

功效：清心安神

應用：適用於心神不寧的心煩失眠，以及心火上升的口舌生瘡等症。

製作：

1.在鍋內放入鹹，加開水少許，將蓮子倒入鍋內，用「竹刷把」將蓮子刷淨，見亮光為止。接著用清水沖洗4～5次，將蓮子洗淨，然後撈起放入碗中，用濕布蓋上，把蓮子切去兩頭，去蓮子心，再用溫水沖洗2～3次，倒入碗中，加開水以淹過蓮子為宜，上籠蒸50分鐘左右，再用開水沖洗2次。

2.把銅鍋放在火上，注入清水750克，水開後，放入冰糖、白糖。開鍋時撇去沫子，然後用淨白布將糖水過濾，將蓮子倒入大碗。將京糕切成小丁，撒在蓮子上，加入桂花，將過濾好的糖汁澆入即成。

夏季可用鮮蓮子，去綠皮、兩頭和蓮子心，其餘做法同冰糖蓮子。

(11)滋陰補腎潤肺的雙耳湯

配方：銀耳10克、黑木耳10克、冰糖30克

功效：滋陰補腎潤肺。

應用：適用於腎陰虛的血管硬化、高血壓、眼底出血、肺陰虛的咳嗽，喘息等症。

製作：

1.將銀耳、黑木耳用溫水發泡，並摘除蒂柄，除去雜質，洗淨放入碗內；將冰糖放入，加水適量。

2.將盛木耳的碗置蒸籠中，蒸1小時，待木耳熟透時即成。

3.食用時，可分數次或一次食用，吃木耳喝湯，每天兩次。

(12)清熱降壓的芹菜粥

配方：芹菜連根120克、粳米250克、食鹽適量

功效：清肝熱，降血壓。

應用：適用於高血壓、頭暈頭痛等症。

製作：

1.將芹菜連根洗淨，切成2公分長的段，放入鍋內；把粳米淘淨，放入鍋內，加水適量，置灶上用武火燒開，移文火上煎熬至粳米爛成粥，停火。

2.在粥內放食鹽即成。

3.食用時當飯吃，吃飽。

(13)補血活血的當歸湯

配方：當歸10克、麵筋400克、水發香菇75克、冬筍75克、芹菜珠10克、番茄1個、花生油10克、鹽10克

功效：補血、和血。

應用：適用於脾虛血少所出現的貧血。

製作：

1.將麵筋用手摘成直徑5分、高6分的圓柱形小粒，香菇去蒂，切片；冬筍切滾刀塊，番茄切豆粒狀，當歸切片。

2.將麵筋放油鍋內炸成赤色，浸入沸水，再切成約半公分的圓片，將麵筋，香菇、當歸、冬筍、精鹽(1.5克)、水500克煮麵筋發軟，撈起濾乾，除去當歸，湯裝入碗中沉澱。

3.取碗一個，碗裡拌勻花生油，將香菇片排放在碗底的兩邊，再放入冬筍塊，倒入沉澱過的清湯(100克)；再取小碗一個，放入當歸片2克、水150克，兩碗一併放進蒸籠，用大火蒸20分鐘，取出將碗裡的蒸料翻扣在湯碗中。

4.炒鍋放在中火上，倒入沉澱過的清湯(250克)、清水(250克)、鹽(1.5克)煮沸，撒入芹菜珠、番茄，倒入小碗中的當歸湯調勻，起鍋輕輕澆入湯碗即成。

(14)補氣益脾的人參蓮子湯

配方：白人參10克、蓮子10枚、冰糖30克

功效：補氣益脾。

應用：適用於病體虛、氣弱、脾虛、食少、疲倦、自汗、洩瀉等症。

製作：

1.將白人參、蓮子(去心)放在碗內，加潔淨水適量發泡，再加入冰糖。

2.將盛藥物的碗置蒸鍋內，隔水蒸燉1小時。

3.食用時，喝湯，吃蓮肉。

4.人參可連續使用三次，次日再加蓮子、冰糖和水適量，如前法蒸燉和服用。到第三次時，可連同人參一起吃下。

(15)養血潤燥的菠菜粥

配方：菠菜250克、粳米250克、食鹽適量

功效：養血潤燥。

應用：適用於貧血、大便秘結及高血壓等。

製作：

1.將菠菜洗淨，在沸水中燙一下，切段；粳米淘淨，置鍋內，加水適量，煮熬至粳米熟時，將菠菜放入粥中，繼續煮熬直至成粥時，停火。

2.放入食鹽即成。

3.食用時，當飯吃，吃飽。

(16)解表散寒的薑糖飲

配方：生薑10克、紅糖15克

功效：發汗解表，祛風散寒。

應用：適用於感冒風寒初起，發熱惡寒，頭痛身痛，口不渴，發汗，苔白等症。

製作：

1.將老一點的生薑洗淨，切絲，放入大茶杯內，沖入開水，蓋上蓋子，泡5分鐘左右，加入紅糖少許。

2.趁熱喝完，服後臥床蓋被，出汗。

(17)辛涼解表的桑葉薄竹飲

配方：桑葉5克、菊花5克、薄荷3克、苦竹葉30克

功效：辛涼解表。

應用：適用於風熱感冒、發熱、頭痛、目赤、喉痛、舌紅苔黃等症。

製作：

1.將桑葉、菊花、苦竹葉、薄荷洗淨，放入茶壺內，用開水泡10分鐘即成。

2.服用時，隨時飲用。

(18)解表潤喉的薄荷糖

配方：薄荷粉30克、白糖500克

功效：辛涼解表，清咽潤喉。

應用：適用於感冒風熱、咽喉腫痛等症。

製作：

1.將白糖放入鍋內，加水少許，用文火熬稠，加入薄荷粉調勻，繼續熬至拉起絲狀(不粘手為度)，即停火。

2.將薄荷糖倒入塗有熟菜油的搪瓷盤內待冷，將糖取出，先切成

條狀，再切成小塊即成。

3.服用時，隨時食用。

(19)潤肺止咳的蜜百合

配方：乾百合100克、蜂蜜150克

功效：潤肺止咳。

應用：適用於肺癆久喘、咯濃痰、低熱煩悶等症。

製作：

1.將乾百合洗淨，放入大搪瓷碗內，加入蜂蜜，置沸水上籠蒸1小時，趁熱調均勻，晾冷後，裝入瓶(罐)內即成。

2.服用時，每日早晚各服一湯匙。

(20)清肺化痰的柿霜糖

配方：柿霜15克、白砂糖15克

功效：清肺平喘，化痰止咳。

應用：適用於肺熱燥咳、口舌生瘡、咯血消渴等症。

製作：

1.將柿餅表面白霜與白砂糖一同放入鍋內，加水少許，置文火上溶煉，待稠後停火。將糖倒入塗有熟菜油的搪瓷盤中，稍涼，用刀切成小塊，即成糖塊。

2.服用時，每次一塊，每天3次，經常服用療效較好。

(21)祛痰止咳的梨膏糖

配方：川貝母30克、杏仁30克、百部50克、前胡30克、制半夏30克、款冬花20克、生甘草10克、雪梨1000克、橘紅粉30克、香橼粉10克、茯苓30克

功效：祛痰利肺，止咳平喘。

應用：適用於各種類型的咳嗽等症。

製作：

1.將梨切碎，與百部、前胡、杏仁、川貝母、制半夏、茯苓、款冬花、生甘草一起放入大藥罐內，加水適量煎熬。每20分鐘取藥液，共取四次，將四次的藥液同時倒入鍋內。

2.將鍋置大火上燒沸，再改用文火煎熬濃縮，至煎煮液較稠厚時，加白糖500克調勻，繼續煎熬直至稠粘時，投入橘紅粉和香櫞粉，攪勻。再以文火熬至藥液挑起成絲狀時，停火。

3.將藥糖倒入塗有熟菜油的搪瓷盤中，待稍冷，將其壓平，用刀劃成小塊即成。將梨膏糖放入糖盒內保存備用。

4.食用時每次一小塊，每天3次。

(22)和胃止咳的薑汁糖

配方：白糖300克、生薑50克

功效：健脾和胃，祛痰止嗽。

應用：適用於慢性支氣管炎咳嗽，痰多，食欲不振等症。

製作：

1.將白糖放入鍋中，加水適量，用文火煎熬濃稠；生薑洗淨，用白布包好，絞汁放入白糖液中，攪拌均勻，繼續煎熬至起絲狀時，停火。

2.將薑汁糖倒入表面塗有熟菜油的大搪瓷盤中，晾涼，用刀劃成小塊，裝入糖盒內備用。

3.食用時，早晚空腹時各服3塊。

(23)補腎平喘的水晶核桃仁

配方：核桃仁500克、柿餅霜500克

功效：補腎納氣，止咳平喘。

應用：適用於肺腎兩虛之咳嗽，喘逆，或腰膝酸痛，四肢無力等症。

製作：

1.先將核桃仁盛碗中，置飯甑內，蒸熟。

2.待熬熟的核桃仁冷卻後，用柿餅霜一起裝入瓷器罐內再蒸，直至溶化一起，晾冷後即成。

3.每天可作糕點，隨意服食。

(24)養腎補血的蜂蜜桑葚膏

配方：鮮紅熟桑葚200克、蜂蜜50克

功效：滋養肝腎，補益氣血。

應用：適用於鬚髮早白，病後血虛，未老先衰等症。

製作：

1.將鮮紅熟桑椹洗淨，放入大碗中，用桿麵棍桿成泥狀，倒入白紗布濾取汁液，然後將汁液放瓦鍋內熬至稍濃，加入蜂蜜，不停攪勻，煮成膏狀，冷卻後瓶貯備用。

2.食用時，1～2湯匙，溫開水送服，每天早晚各服一次。

(25)補脾益腎的棗泥桃酥

配方：棗泥250克、核桃仁50克、淮山藥50克、麵粉500克、菜油125克

功效：補脾胃，益腎氣。

應用：適用於脾虛食少，腎虛早衰等症。

製作：

1.將核桃仁搗碎，加入棗泥，製成餡，取麵粉200克，放在面板上加入菜油100克拌勻，成乾油酥。

2.把剩餘的麵粉放在面板上，加菜油25克，加水適量，合成油麵團。

3.將乾油酥包入水油麵裡，捲成筒狀，每50克油麵做棗泥桃酥2個。用刀切成圓形，桿成圓皮，然後左手托皮，右手把棗泥餡子裝於面皮內，收嚴口子，搓成橢圓形。用花鉗把圓環從頂到底按出一條凸的棱，再用兩根乾淨的雞毛在棱的兩側按出半圓形的花紋。待鍋內油燒至六成熟時，炸至見酥浮面呈黃色即成。出鍋後，稍晾酥。

(26)健腦補腎的烏髮糖

配方：核桃仁250克、黑芝麻250克、紅糖500克

功效：健腦補腎，烏髮生髮。

應用：適用於頭昏耳鳴，健忘，頭髮早白，脫髮等症。

製作：

1.將紅糖放入鍋內，加水適量，用大火燒開，移文火上煎熬至稠厚時，加炒香的黑芝麻、核桃仁，攪拌均勻停火。

2.將烏髮糖倒在塗有熟菜油的搪瓷盤中，推平，晾涼，用刀劃成小塊，裝糖盒內備用。

3.食用時，早晚各服3塊。

(27)消暑解毒的綠豆粥

配方：綠豆50克、粳米250克、冰糖適量

功效：消暑生津，解毒消腫。

應用：適用於暑熱煩渴，瘡毒癤腫，且可預防中暑。

製作：

1.將綠豆、粳米淘洗乾淨，放入鍋內，加水適量，置灶上用大火燒開，再用文火煎熬，直至成粥時，停火。

2.將冰糖汁加入粥內，攪拌均勻，盛碗食用。

(28)涼血止血的黑木耳糖

配方：黑木耳粉200克、赤砂糖500克

功效：涼血、止血。

應用：適用於腸炎、血痢、血淋、崩漏、痔瘡出血及婦女月經過多等症。

製作：

1.將赤砂糖放入鍋內，加水適量，用大火燒開，移文火上煎熬至稠厚時，加入黑木耳粉，攪拌均勻，停火。

2.將黑木耳糖倒在塗有熟菜油的搪瓷盤中，推平，晾涼，用刀劃成小塊，裝糖盒內備用。

3.食用時，每天服3次，每次3塊。

第十章

慧緣功修煉養生法

一、慧緣養生功驅病法

人們的身體需要陰陽五行的平衡，更需要臟腑經絡的平衡和通達。當人的某一臟器功能下降時，就會累及這一系統的功能，如果長期得不到調整和恢復，就會發生病變，並使機體的臟腑經絡不能正常動作，陰陽五行平衡受到破壞，進一步會使整個機體垮掉。慧緣功法以長養正氣為宗旨，促使五臟六腑和經絡功能正常動作，使人體陰陽五行協調，從而保持身體健康。

已經患有陰陽五行和臟腑經絡失衡而疾病纏身的人，如能堅持修煉此法，就會使相應臟腑的功能得以再生和恢復，從而使疾病得到痊癒。

1.調養肺臟功法：

面朝西方，瞑目靜坐，叩齒九下，舌舐上齶，雙手於小腹前結成吉祥華蓋印，即雙手大拇指扣食指成環狀，其餘六指依次向內交叉，也可將雙手分別放在大腿上，手心向上。

觀想白光從四面八方射入體內，並把肺部照亮；最後觀想全身透明，與白光融為一體。十至十五分鐘後慢慢睜開眼睛，雙手合掌搓手，手搓熱後雙手搓臉浴面三下；然後慢慢起身站立，再搓手至熱

後搓摸全身，然後雙手移到小腹前，手指尖相對，手心向下，慢慢輕輕地上提至與雙乳頭相平(雙手上提過程中慢慢深吸氣)，然後翻轉雙手，掌心向下，慢慢放下雙手至小腹丹田部時(雙手下行時慢慢呼氣)，稍停三到五秒鐘，再使雙手自然下垂到大腿兩側後收功。

此功法對治療肺系病症，如：咳嗽氣短、哮喘、胸悶疼痛、咯痰咳血、聲啞失音、自汗盜汗、肺結核、鼻炎、咽喉疼痛、感冒惡寒發熱、憂愁悲哀、大便乾結、肌膚甲錯、毛髮焦枯等效果顯著。

2.調養肝臟功法：

面向東方，瞑目靜坐，叩齒兩下，舌舐上齶，雙手於小腹前結成如意甲乙印，即大拇指扣無名指成環狀，其餘各指依次向內交叉，也可將雙手放在大腿粘，手心向上；觀想青光從四面八方射向體內，並把肝部照亮；進一步觀想自己全身透明，與青光融為一體。

此功法對治療肝系病症，如：頭暈眼花、乳房脹痛、陰囊疼痛、關節疼痛屈伸不利、筋脈拘急、抽搐、四肢麻木、急躁易怒、半身不遂、癱瘓、小腹疼痛、膽怯、胸脅脹滿疼痛、婦女月經不調、崩漏帶下等，應多練此法，功效顯著。

3.調養脾胃功法：

面向隨意，想像自己位居宇宙中央，瞑目靜坐，叩齒五下，舌舐上齶，雙手於小腹前結成常在戊己印，即食指扣拇指成環狀，其餘六指依次向內交叉，也可將雙手放在大腿上，手心向上；觀想黃光從四面八方射入體內，並把脾胃照亮；進一步觀想自己全身透明，和黃光融為一體。

十至十五分鐘後慢慢睜開眼睛，雙手合掌搓手，手熱後雙手搓臉浴面三下；然後慢慢起身站立，再搓手至熱後搓摸全身，然後雙手移

到小腹前，手指尖相對，手心向上，慢慢輕輕地上提至與雙乳頭相平（雙手上提過程中慢慢深吸氣），然後翻轉雙手，掌心向下，慢慢放下雙手至小腹丹田部時（雙手下行時慢慢呼氣），稍停三到五秒鐘，再使雙手自然下垂到大腿兩側後收功。

此功法對脾胃病症，如腹脘脹滿作疼，胃及十二指腸潰瘍、慢性胃炎、黃疸、內臟下垂、脫肛、便血、嘔吐呃逆、便秘、瘧疾、霍亂、膨脹水腫、蟲症、洩瀉，應多練此功法，功效顯著。

4.調養腎臟功法：

面朝北方，瞑目靜坐，叩七下齒，舌舐上齶，雙手於小腹前結壯腰健腎壬癸印，即大拇指扣小指成環狀，其餘六指依次向內交叉，也可將雙手放在大腿上。觀想日月之光同時從四面八方射入體內，並把腎部照亮；最後靜觀自己全身透明，和日月光合為一體。

十至十五分鐘後慢慢睜開眼睛，雙手合掌搓手，手熱後雙手搓臉浴面三下；然後慢慢起身站立，再搓手至熱後搓摸全身，然後雙手移到小腹前，手指尖相對，手心向上，慢慢輕輕地上提至與雙乳相平（雙手上提過程中慢慢深吸氣），然後翻轉雙手，掌心向下，慢慢放下雙手至小腹丹田部時（雙手下行時慢慢呼氣），稍停三到五秒秒鐘，再使雙手自然下垂到大腿兩側後收功。

此功法對腎與膀胱病症，如：陽痿、滑精早洩、腰背疼痛、下肢痿軟、氣喘、耳鳴耳聾、水腫、小便不利、尿頻尿痛、畏寒肢冷、精冷無子等，應多練此法，功效很好。

5.調心養心功法：

面向南方，瞑目靜坐，叩齒三下，舌舐上齶，雙手於小腹前結成丹元丙丁印，即大拇指扣中指成環狀，其餘各指向內交叉，然後翻轉

手腕，使指尖朝下；觀想紅光從四面八方射入體內，並把心臟照亮；最後靜觀自己全身透明，和紅光融為一體。

十至十五分鐘後慢慢睜開眼睛，雙手合掌搓手，手熱後雙手搓臉浴面三下；然後慢起身站立，再搓手至熱後搓摸全身，然後雙手移到小腹前，手指尖相對，手心向上，慢慢輕輕地上提至與雙乳相平(雙手上提過程中慢慢深吸氣)，然後翻轉雙手，掌心向下，慢慢放下雙手至小腹丹田部時(雙手耳行時慢慢呼氣)，稍停三到五秒鐘，再使雙手自然下垂到大腿兩側後收功。

此功法對心臟病症，如：心悸、失眠健忘、記憶力減退、胸悶心痛、爪甲紫暗、面色蒼白無華、汗出異常、口舌生瘡、百合病等，應多練此法，功效很好。

值得注意的是，此五種功法可作為一個整體的功法來修煉，具體操作時，可按五行相生的次序，逐一來完成每一法，起始可根據各人的具體情況而定。如木行人，或肝功能比較弱的人，可先從養肝法開始，依次為養心法、養脾法、養肺法、養腎法。不清楚五行屬性的朋友，可按上述所列各系病症來對照進行。也可多練相應的功法，可單獨對一個功法多練幾遍。此外，還可以站樁的方式來修煉此法。

二、慧緣三寶功修煉法

1.預備式

取站立姿勢兩腿並攏，當吸氣時，兩臂從身體側前方(手心朝上)慢慢抬起至頭前上方合掌，呼氣時峽谷手從面前降落至胸前，拇指對準天突穴，這時默念思想靜，頭腦空，肌肉鬆，氣血通，反覆默念三次，得氣後，兩手轉而手指尖朝下降至小腹，兩手分開，恢復鬆靜自

然站立式。

2.動作

(1)**旋頸**：鬆靜站立後，兩手重疊，扶下丹田，內外勞宮相對，男子左手在下，女子右手在下，以大椎為軸，先將頭臉向右轉，目視右肩，吸氣時低頭向左旋轉至左肩，小腹隆起；呼氣時，仰頭將頭向右旋轉，至右肩，同時小腹內收提肛縮腎，一吸一呼旋轉一圈為一次，可連續做八至六十四次，然後再按相反方向旋轉八至六十四次。

(2)**旋肩**：鬆靜站立後，當吸氣時兩肩向前扣，小腹隆起，呼氣時，兩肩向後旋轉，擴胸、身體下蹲，收腹提肛縮腎，再吸氣時，兩肩向前扣，身體立起，呼氣時，兩肩向後旋轉，身體下蹲，至少做八次，多則做六十四次。

(3)**俯仰旋**：取站立姿勢，吸氣時，兩手從體前上舉。手心朝下，一直舉到頭上方，手指尖朝上，呼氣時，彎腰兩手指朝地，如此連續做八至三十二次。

(4)**擺旋**：取站立姿勢，兩手叉腰，拇指在前其餘四指在後，中指按在腎俞穴上，吸氣時，男子將胯由左向右擺動(女子相反)，呼氣時，由右向左擺支，一吸一呼，為一次，可連續做八至三十二次。

(5)**扭旋**：取站立姿勢，兩手上舉至頭兩側與肩同寬，拇指尖與眉同高，手心相對，吸氣時，男子上體由左向右扭轉(女子相反)，頭也隨著向右後方扭動，呼氣時，上體由左向右扭轉，頭也隨即向左後方扭動，一吸一呼為一次，可連續做八至三十二次。

(6)**旋臂屈膝**：吸氣時，男子左肩臂向前向下再向上提起(女子相反)，兩膝彎曲，小腹隆起，左腳跟也隨之提起，上體也隨著提肩提足跟之動作立起，腳跟著地；呼氣時男子右肩臂向前向下再向上提起，兩膝彎曲，小腹內收，右腳跟提起，上體也隨著提肩提足之動作

立起，然後後腳跟著地，一吸一呼為一次，可連續做六十四次。

(7)**旋膝**：兩腿、腳並攏站立，兩手叉腰，拇指在前，其餘四指在後，中指按在腎俞穴上，吸氣時，兩膝先向右前方彎曲，再向左旋轉半圈，呼氣時，身體立起，少則八次，多則六十四次，然後再按相反方向旋轉，次數反轉正轉相等。

(8)**旋足**：鬆靜站立後，兩手下垂或叉腰，男子先左抬起二十公分左右(女子先抬右腳)，吸氣時，腳趾腳背向外向上翻，足跟蹬，使足三陰經之脈氣隨之而上升；呼氣時，腳趾腳背向裡向下叩，腳背稍用力繃緊，使足三陽經之脈氣隨之而下降，左腳做八次，右腳也做八次，多則可做六十四次。本式可坐著練，坐式兩腳同時旋轉。

(9)**震顫**：站立後，二目輕閉，身體微微顫抖，隨著身體的顫抖，上下牙齒也自然輕輕叩擊。本式可練習五分鐘。

3.收功

震顫慢慢停止後，吸氣時兩臂從身體側前方(手心朝上)慢慢抬起至頭前上方合掌，呼氣時，兩手從面前、胸、腹下落至下丹田，兩手放下，恢復鬆靜站立姿勢，兩手再扶丹田，反正各揉按九圈，恢復松靜站立，眼睛慢慢睜開。

本功法能使全身筋骨肌肉、臟腑經絡都得到活動，從而使經絡疏通，氣血和平，陰平陽秘，神經得以調節，有強身健體之用。對於咽喉炎、甲亢、糖尿病、頸椎病、關節炎、遺精、早洩、陽痿、女子白帶、月經不調等有較好的作用，對於白血病、癌症等也有一定的療效。治療腎虛陽痿可與六字真言、抗衰功等配合練習，效果更佳。

第十一章

內科疑難雜病治療法

一、肝炎

肝炎是由多種肝炎病毒所引起的傳染病，現已知有A型、B型、C型等不同類型。

A型肝炎病毒主要由於污染的水或食物藉由消化道傳染而致病；B型肝炎病毒可由血液傳播、接觸傳播或是母嬰傳播；C型肝炎病毒乃經血傳播。

臨床表現有黃疸型與非黃疸型兩類型，分別屬於中醫學的「黃疸」和「脅痛」範疇。多因脾胃素弱，外受時邪濕熱，加之飲不慎嗜好飲酒，多食滑膩，以致濕鬱熱蒸，脾失健運，肝失疏洩而發病。如遷延不癒，濕熱逗留，肝脾兩傷，氣滯血淤，則可釀成慢性。

少數急性重症肝炎符合中醫學「急黃」的症候，其病熱急驟，熱毒熾盛，易迅速內陷營血，癒後多差，須中西佛醫綜合治療，及時搶救。

【診查要點】

1.本病具有傳染性較強、傳播途徑複雜、流行面廣泛、發病率較高等特點。

2.有與病毒性肝炎患者密切接觸史(潛伏期：A型肝炎2～4周，平

均1月左右；B型肝炎4～6周，C型肝炎2～26周)。或有進食污染之食物或飲水史，或有近期輸血史。

3.急性肝炎之主要症狀和特徵為：乏力，納呆，噁心，腹脹，肝臟腫大，質軟或充實，多伴壓痛或觸痛，少數並有脾腫大。黃疸型肝炎除上述症狀外，常先有惡寒發熱，持續3～5天，自行消退；然後尿色加深，鞏膜與皮膚先後出現黃疸，皮膚瘙癢，大便呈黏土色，持續2～6周後，黃疸消退，進入恢復期。多見於A型病毒性肝炎。

4.上述之主要症狀與體徵持續不癒，病程超過半年以上，肝功能輕度損害或正常者為慢性遷延性肝炎。病程在1年以上，或出現肝外多臟器損害的症狀，如慢性多發性關節炎、慢性腎小球腎炎等，並伴脾腫、肝掌、蜘蛛痣、面色黧黑、毛細血管等擴張、肝功能明顯異常，為慢性活動性肝炎。多見於乙型病毒性肝炎。

5.反覆進行肝功能檢查，包括多種血清酶學檢測，如谷丙轉氨酶、谷草轉氨酶、谷氨酰轉肽酶等及絮狀試驗、血清膽紅素測定等；特異性抗原抗體檢測，包括A肝病毒免疫球蛋白M、抗B肝病毒核心抗體免疫球蛋白M、B肝病毒表面抗原、B肝病毒E抗原及其相應抗體、B肝病毒核心抗體、B肝病毒脫氧核糖核酸多聚酶，及B肝病毒脫氧核糖核酸等。亦可作肝臟超聲波與肝臟活組織檢查，有條件者並可進行病毒分離與免疫學檢查，藉以明確診斷和鑑別診斷。

6.極少數重型病例，來勢兇險，可見高熱、出血、黃疸進行性加深，肝界縮小，煩躁、譫妄、嗜睡、抽搐、或伴尿少、浮腫、腹水等症，甚至昏迷、肝功能衰竭。

【治療方法】

一、辨證論治

(1)濕熱交阻：肌膚發黃，黃色鮮明，目黃，胸脘痞悶，腹脹右

脅或有脹痛，噁心甚至嘔吐，不欲食，乏力，小便深黃，或有惡寒，發熱，口苦苔膩，脈濡數。多見於急性黃疸型肝炎。

治法：清利濕熱。

方藥：茵陳蒿湯合四苓散加減。茵陳15克，黑山梔10克，赤苓12克，豬苓10克，車前子15克(包煎)，澤瀉10克。

加減：熱重於濕：心煩口乾、口苦、苔黃、脈數，去赤苓、車前子；加黃柏10克，連翹12克，滑石15克，蘆根30克。

濕重於熱，身體困重，胸脘痞滿，泛惡，口乾不欲飲，或口甜，苔白膩，脈濡，加蒼朮10克，川樸5克，法半夏10克。

初起有表證，惡寒，發熱，加藿香、佩蘭各10克，豆卷12克。如寒熱往來，或胸脅脹痛，加柴胡10克，黃芩10克，青蒿12克。

裡實，腹滿便秘，去赤苓、車前子，加大黃10克(後下)。

(2)熱毒內陷：病勢迅猛，黃疸進行性加深，高熱，煩躁，譫妄，神昏，或有驚厥，容易出血，或身發斑疹，腹脹滿或有腹水，舌紅絳，苔黃燥，脈數。多屬暴發型肝炎。

治法：清熱解毒。

方藥：黃連5克，板藍根30克，山梔12克，鬱金10克，白茅根30克，茵陳30克，制大黃10克，蒲公英30克。

加減：見斑疹、出血，酌加生地15克，赤芍10克，丹皮10克，玄參12克。若便血，去玄參；再加地榆15克，側柏葉12克。

神昏譫語，去茅根，加菖蒲5克，另用萬氏牛黃丸(或安宮牛黃丸)1粒化服；神昏不語，可用至寶丹1粒化服；抽搐，加勾藤15克，生石明30克，或增用羚羊角粉0.6克，分2次沖服。

腹水尿少，去板藍根、山梔；加馬鞭草15克，海金沙12克(包)，赤苓15克，車前子15克(包)，另用沉香粉1.2克，蟋蟀粉1.2克，分2次

沖服。

津氣耗傷，舌光紅，加北沙參12克，麥冬10克，石斛12克。

(3)肝鬱氣滯：脅肋脹痛，胸悶，噯氣，腹脹，或有低熱，口苦，舌苔薄白，脈弦。多見於無黃疸型肝炎及慢性肝炎。

治法：疏肝理氣。

方藥：柴胡疏肝飲加減：柴胡4克，白芍10克，香附10克，鬱金10克，川楝子10克，枳殼6克，青皮、陳皮各6克，生麥芽15克，甘草2克。

加減：氣郁化火，心煩易怒，口苦，脈弦數，去香附和青、陳皮，加山梔10克，丹皮10克。

氣滯血淤，肝區刺痛，舌質紫氣，去麥芽和青、陳皮。加桃仁10克，紅花5克，延胡索10克，片薑黃10克。

火鬱傷陰，舌紅，口乾，心嘈，齒齦出血，宜柔肝和絡，去柴胡、香附、青陳皮；酌加當歸10克，沙參12克，麥冬10克，枸杞子10克，生地12克，石斛10克。如伴有虛熱，酌加青蒿10克，鱉甲24克。

(4)脾胃不和：脘痞食少，腹脹，倦怠乏力，大便溏，苔薄膩，脈細。多見於急性肝炎恢復期及慢性肝炎。

治法：健脾和胃。

方藥：香砂枳朮丸加味。白朮10克，枳殼10克，砂仁2.5克(後下)，木香4克，橘皮6克，炒苡仁12克，六神曲12克。

加減：氣虛，疲勞乏力，加黨參10克，炙甘草3克。

血虛，頭昏，面色不華，舌質淡紅，加當歸10克，白芍10克。

脾陽虛，腹脹，便溏，怕冷，舌質淡，加乾薑3克。

此外，肝脾不和者應同治，濕熱逗留不淨者，酌配清熱化濕藥。

二、慧緣效驗方

治療乙型肝炎特效方：黃芩12克、白茅根30克、柴胡10克、茵陳25克、六神曲21克、砂仁8克、秦皮8克、黃芪38、金銀花18克、甘草5克。

清熱解毒利濕藥物如：板藍根、連翹、鳳尾草、秦皮、虎杖、石打穿、龍膽草、美人蕉、馬蘭、過路黃、田基黃、垂盆草、酢漿草、夏枯草、蒲公英、金錢草、茵陳、糯稻根等具有改善或控制症狀、降低轉氨酶的作用，可以酌選數味，各30～60克，煎服；亦可加入辨證複方中同用。適用於急、慢性病毒性肝炎。

雞骨草30克～60克，煎服，可退黃。

平地木30克，紅棗10個，水煎兩次和勻，上下午分服，每日1劑，用於急、慢性肝炎。

三、針灸療法

體針：支溝、陽陵泉、肝俞、陽綱。

脅痛，加章門、期門。針後拔火罐；脾胃不和，加中脘、足三里；發熱，加大椎、合谷；熱毒內陷，加勞宮，十宣放血。

耳針：交感、神門、肝、膽、脾。

四、佛禪療法

每日禪定兩次，每次10分鐘。

每天念頌大明咒一次，每次10分鐘左右。

每日禮拜二次觀音菩薩，敬檀香三支。

每日六觀想一次，方法見前章。

每日微笑數次。

每日行「噓」字功數次。

【預防】

1.注意個人衛生,加強飲食衛生和飲水消毒。

2.急性期隔離自發病日起計算為3周;恢復期或慢性活動期病人,或帶病毒者均須注意食具消毒,採取分食制,不從事炊食、保育工作,不獻血。

3.病人污染的用具應煮沸消毒。大小便及排洩物可用石灰消毒後加蓋密閉。

4.藥物預防可用板藍根沖劑,每次1～2包,每日2～3次;或茵陳30克,生山梔15克,紅棗15個,或用馬齒莧60克,煎服,每日1劑,連服3～5天。對體質較差的,特別是兒童和孕婦,有條件時,可注射胎盤球蛋白或丙種球蛋白0.02～0.05毫升／公斤體重。

二、支氣管炎

支氣管炎有急、慢性的區別。急性支氣管炎,因病毒和細菌感染、物理和化學性刺激(如過冷空氣)或寄生蟲(如勾蟲、蛔蟲等幼蟲)所引起。慢性支氣管炎可以由急性支氣管炎遷延而成,也與大氣污染(如化學氣體)、各種粉塵、吸煙與過敏等因素有關。

本病以咳嗽為主症,屬於中醫學「咳嗽」範疇。急性的屬外感暴咳,慢性的屬內傷久咳,多因人體正氣不足,氣候多變,尤其冬春季節,外邪從口鼻侵犯於肺,肺氣宣降功能失常而發生咳嗽;如反覆發作,久延不癒,可導致肺氣虧虛,痰飲伏肺,而形成咳嗽。

【診斷要點】

1.急性支氣管炎,初起類似上呼吸道感染症狀,先有喉癢乾咳,1～2天後咳出少量黏痰或稀薄痰,逐漸轉為黃膿痰或白黏痰,可持續

2～3個星期。

2.慢性支氣管炎，多有長期反覆咳嗽病史，以秋、冬天氣寒冷時易於復發或加重，早晚咳嗽較劇，痰多為白色清稀或黏液樣。此為單純型，如伴哮鳴者則為喘息型。病程可分為急性發作期、慢性遷延期與臨床緩解期。如咳嗽頻繁，咳吐黃膿或白稠痰，伴有發熱的，應考慮繼發感染；如兼見氣喘、氣短的，應考慮合併有肺氣腫。

3.檢查：聽診時兩肺呼吸音粗糙或有散在性乾、濕羅音（濕羅音以肺底部較多）；在慢性喘息性支氣管炎病人並可聽到哮鳴音。血液檢查白細胞總數，及中性粒細胞百分率，在急性支氣管炎及慢性支氣管炎繼發感染時可以增高。

4.老年人，嬰兒或體質衰弱的病人，如見發熱較甚、氣喘、肺部聽診有濕羅音等情況，提示可能並發支氣管肺炎，可作肺部X線檢查。

【治療方法】

一、辨證論治

根據外感新病和內傷久病的不同，臨床上可分為風寒、風熱、痰濕、寒飲等症型施治。

(1)風寒：起病較急，咽癢咳嗽，咯痰稀白或粘，並有鼻塞、流涕，或有惡寒、發熱、頭痛、四肝酸痛等症，舌苔薄白，脈浮（相當於急性支氣管炎早期）。

治法：疏風散寒，宣肺化痰。

方藥：止咳散加減。苦杏仁10克，橘梗6克，前胡10克，金沸草10克，紫菀10克，甘草3克。

加減：胸悶、泛惡、痰多、苔白膩者，加法半夏10克，橘皮6克。

伴有氣喘、喉間痰鳴者，去橘梗；加麻黃5克，佛耳草15克。

(2)**風熱**：咳嗽不爽，咯痰黃稠或白粘，口乾咽痛，或有發熱，頭痛惡風，舌苔薄黃，脈浮數(相當於急性支氣管炎及慢性支氣管炎繼發感染)。

治法：疏風清熱，肅肺化痰。

方藥：桑菊飲加減。桑葉10克，菊花10克，連翹10克，薄荷5克(後下)，牛蒡子10克，橘梗6克，杏仁10克，前胡10克，甘草3克，瓜蔞皮10克。

加減：痰熱重，咯痰黃稠量多，胸滿喘息，或發熱較高者，去桑葉、菊花、薄荷、牛蒡子；加炒黃芩10克，魚腥草15～30克，金芥麥30克，葶藶子5克。

內熱外寒，熱甚煩躁、氣喘、痰白粘者，去桑葉、菊花、薄荷；加麻黃5克，生石膏30克。

如遷延反覆較久，肺熱化燥傷津，咳嗆脅痛，痰少質粘，口咽乾燥，舌紅者，去菊花，連翹、牛蒡子、薄荷；加南沙參10克，炙桑皮10克，地骨皮10克，黛蛤散15克(包煎)。

(3)**痰濕**：咳嗽反覆發作，天寒更重，痰多易出，色白質粘或稠厚成塊，早晚咳甚，胸脘痞悶，食欲不振，舌苔白膩，脈濡滑(相當於慢性支氣管炎)。

治法：燥濕化痰。

方藥：二陳湯加減。法半夏10克，茯苓10克，陳皮6克，光杏仁10克，制川樸5克，佛耳草10克，紫菀10克，款冬花10克。

加減：痰多，胸悶伴氣急者，去紫菀，款冬花；加蘇子10克，萊菔子10克，白芥子5克。

久咳體虛，怕冷，神疲乏力，痰多稀白，食欲不振者，加白朮10

克，炙桂枝3克，甘草3克。

(4)寒飲：老年患者咳嗽反覆發作，長期不癒，天氣寒冷時加重，痰多白沫或白粘，氣喘氣短，喉間有痰鳴聲，活動後或夜間更明顯，甚至不能平臥，怕冷，苔白滑，脈小弦(相當於慢性喘息性或阻塞性支氣管炎，或併發阻塞性肺氣腫)。

治法：溫肺化痰。

方藥：小青龍湯加減。麻黃3～6克，桂枝5克，乾薑5克，細辛1.5克，五味子3～6克，法半夏10克，白前10克，甘草3克。

加減：咳甚者，加紫菀10克，款冬花10克，痰鳴喘咳甚者，加葶藶子10克。

繼發感染見痰熱症狀者，加生石膏30克。熱重者去桂枝、乾薑、細辛；加炒黃芩10克，炙桑皮10克，射乾5克。

見氣喘、氣短、心悸、活動後更甚等肺氣腫或肺原性心臟病症候者，參考支氣管哮喘虛證的治法：如肺原性心臟病合併有心力衰竭或繼發感染病情嚴重者，當中西醫結合治療。

二、慧緣效驗方

黑胡椒7粒，白胡椒8粒，花生仁1粒，核桃仁1個，用時將以上四種藥搗細後放入肚臍內，上蓋橡皮膏並將四周按壓密緊，24個小時去掉，每兩天使用1次，連用7天。

絲瓜藤汁。夏季傍晚，將絲瓜莖在離地面約60公分處前剪斷，將下端倒插入清潔瓶內，蓋上紗布，次日清晨即可收集到新鮮藤莖葉的汁，每次30～50毫升，每日3～4次。或用鮮絲瓜藤60克，煎服，每日1劑，連服1周。適用於急、慢性支氣管炎。

松塔(松果)3個，豆腐2塊，同煮，煮沸後加冰糖適量，空腹喝湯吃豆腐。適用於急、慢性支氣管炎。

白芥子30克，牙皂10克，同放入水中浸泡一宵，取出白芥子曬乾、炒熟，每日早晚各服1次，每次按齡計算，1歲服1粒。適用於慢性支氣管炎痰多者。

五味子250克(小兒用量減半)，紅殼雞蛋10個，先將五味子加水煎沸半小時，待藥汁涼後，放入雞蛋10個浸泡7天。每日早晨取雞蛋1個，用糖水或熱黃酒送服，亦可煮熟食用。適用於慢性喘息性支氣管炎及支氣管哮喘症，伏天未發病時服之更好。

三、針灸療法

體針：肺俞、天突、列缺。

風寒，加大杼(灸)、合谷；風熱，加尺澤、曲池；痰濕，加太淵，豐隆、太白；痰飲咳喘，加定喘。

耳針：平喘，腎上腺、神門、肺。

四、其他療法

穴位埋線療法取穴：天突或膻中，肺俞透厥陰俞，中府透雲門，孔最或列缺，每次選用2～3穴，20～30天後可再埋植一次。適用於慢性支氣管炎。

五、佛禪療法

每天到空氣清新之地吸採兩次花草樹木資訊。

每日禪定兩次，每次30分鐘。

每天念頌大明咒一次，每次10分鐘左右。

每日禮拜藥師佛和觀音菩薩各一次，敬獻荷花明檀香各一支。

每日六觀想一次。

每日微笑數次。

三、支氣管哮喘

支氣管哮喘是呼吸道的過敏性疾病，屬於中醫學的「哮」、「喘」、「痰飲」病的範疇。其主要病理因素為「痰」，內伏於肺，因外感風寒，飲食、情志或勞累過度而誘發，其中與氣候變化最為密切。發作時，痰隨氣升，氣因痰阻，氣道不利，肺的升降失常，而致呼吸困難，喉中發出吼鳴聲。若反覆發作，久延不已，寒痰傷陽，痰熱傷陰，可導致肺、脾、腎三臟皆虛，出現本虛標實證候。

【診查要點】

1.既往哮喘反覆發作史或過敏史；發病大多在夜間。

2.發作前可有先兆症狀，如打噴嚏、流涕、咳嗽等；發作時突然胸悶，呼氣性呼吸困難，喉間哮鳴，痰難咯出，不能平臥。發作將止時，咳吐白色泡沫痰液。

3.發作時胸部聽診，兩肺滿布哮鳴音。血白細胞總數增加，嗜酸性粒細胞增高，合併感染時中性粒細胞增高。胸部X檢查肺部無病灶(病久或年老者可有肺氣腫改變)。

4.咳喘厲害，痰多黃稠，發熱者，注意並發肺部感染，如肺炎、支氣管炎等。

5.久病而致經常氣短，喘息，活動後更明顯，應考慮並發肺氣腫；如並見紫紺、心悸、面肢浮腫的，應考慮肺原性心臟病。

6.如晚間突然氣喘不能平臥時，應注意與心原性喘息鑑別。後者常伴心慌、心悸、紫紺、咳嗽或吐血性泡沫痰，檢查可有心臟擴大，瓣膜區雜音，肺濕雜音等體徵。

【治療方法】

一、辨證論治

根據本病發作和間歇的特點，治療當以發時治標、平時治本為原則。治標宜分辨寒熱，祛邪化痰；治本宜培補肺、脾、腎，助其正氣。如反覆久發，正虛邪實錯雜者，應標本同治。

(1)寒證：胸膈氣悶如塞，喉中痰鳴，咳不多，痰稀白，量少不爽，口不渴，或渴喜熱飲，怕冷，舌苔白滑，脈細弦。

治法：溫肺散寒，豁痰利氣。

方藥：小青龍湯加減。麻黃5～10克，川桂枝5克，薑半夏10克，生甘草、乾薑各3克，細辛3克，五味子5克，光杏仁10克。

加減：痰多壅塞，舌苔白厚膩，去五味子、甘草；加制厚樸5克，炒白芥子5克，射乾、炒蘇子各10克。

咳嗽劇，去桂枝；加紫菀、款冬花或白前各10克。

(2)熱證：胸膈煩悶，氣粗痰吼，咳嗆痰吐黃膿，或白色稠粘如粉條，面紅，自汗，口渴喜熱飲，或有發熱，舌苔黃膩邊尖紅，脈弦滑數。

治法：清熱宣肺，化痰平喘。

方藥：定喘湯加減。水炙麻黃5～6克，苦杏仁12克，生甘草3克，炒黃芩10克，桑白皮15克，竹瀝半夏10克。

加減：咳嗽劇烈，痰吐稠黃，加魚腥草30克，海蛤粉12克(包)。

發熱較甚，加生石膏30克。

(3)虛證：反覆發作日久，年老體弱，平時常有輕度持續性喘息，心慌氣短，活動後更甚，咳而痰多，畏風易汗，食少形瘦，倦怠無力，舌質淡，脈虛。

治法：補肺益腎，健脾化痰。

方藥：黨參，黃芪各15克，白朮10克，熟地12克，五味子5克，胡桃肉10克，炙款冬、炙紫菀各10克。

加減：陰虛明顯，顴紅，煩熱，咳嗆，痰粘量少，舌質乾紅，脈細數，去黃芪，款冬、紫菀；加南沙參、麥冬、玉竹各12克。

發作時張口抬肩，喉中痰聲如鼾，喘急氣逆的，加紫石英15克，沉香2克。如喘促劇烈，面唇發紺，汗多欲脫，同時用人參粉3克，紫河車粉3克，薑製半夏粉3克，和勻，一日分3次吞服；肢冷者，改服黑錫丹，每次3克，每日2次。

二、慧緣效驗方

花生仁30克，蘇子12克，菟絲子20克，白蘚皮10克，椒目6克。

金瓜膏：金瓜(即北瓜)2000克，切片，麥芽糖1000克，用文火共熬成膏，每次1匙，每日早晚各1次，開水沖服。用於防止或減少反覆發作。

乾地龍粉，每次3克，每日2次，或裝膠囊內開水吞服。亦可用地龍注射液，第1次用0.5毫升，肌肉注射，以後每次注射2毫升，隔日1次。用於熱哮發作時。

蚯蚓7～8條，白茯苓10克，共同搗爛，曬乾研粉，再以麻黃6克煎湯，拌和藥末為丸，曬乾，每次服1.5克，每日3次，連服7～10天。用於熱哮。

皂角白芥子粉：用於哮喘痰湧氣喘。

五味子浸雞蛋：用於防止或減少發作。

胡桃肉1個，生薑1片，每晚同嚼後服下。適用於虛喘，可作減少復發之用。

三、針灸療法

體針：

• 實喘：定喘、天突、尺法、豐隆。

・**虛喘**：膏肓(灸)、腎俞(灸)、氣海(灸)、天突、足三里。

・**耳針**：平喘、腎上腺、交感、神門、每次酌取2～3穴。

四、其他療法

(1)白芥子貼敷法：白芥子、細辛各21克，延胡索、甘遂各12克，麝香0.15克，均研細末，用薑汁調和，做成小薄圓餅狀外貼。以上劑量分3次使用，在夏季三伏(初、中、末伏3次)中午11時左右貼敷肺俞、膏肓、大椎3穴，約2小時後去之。可連續應用數年。

(2)埋線療法：取穴：天突、肺俞(可透厥陰俞)、膻中、中府透雲門，每次取2～3穴。痰多加豐隆，咳血加孔最，發熱加曲池，體虛寒加腎俞、足三里。單穴效果不顯著時，可用透穴。

(3)割治療法：取膻中、天突、定喘、掌1、2、3、5等部位。每次割1個或2個穴位，各部位可輪流使用。兩次割治時間可間隔7～10天。

(4)發泡療法：取肺俞(一側或雙側)、膻中。

五、佛禪療法

每日禪定三次，每次30分鐘。

每天念頌大明咒三次，每次15分鐘左右。

每日禮拜藥師佛二次，上明檀香一支。

每日六觀想海邊景一次。

每日微笑數次。

四、胃及十二指腸潰瘍

胃和十二指腸潰瘍多屬中醫學「胃脘痛」的範圍。發病原因為長

期的飲食不節或精神刺激，以致肝胃不和，脾胃不健，胃氣鬱滯而發生疼痛。並可氣鬱化火而傷陰，氣滯寒凝而傷陽，或由氣及血。

【診查要點】

1.上腹(胃脘)部疼痛反覆發作，常伴噯氣、嘈雜、泛酸。在秋、冬季發作較多，與飲食有密切關係。胃潰瘍疼痛多在食後半小時至2小時；十二指腸潰瘍多在飯後2～4小時，食後反可減輕。

2.發作時上腹部有輕微壓痛，胃潰瘍的壓痛點大多在中上腹部劍突下稍偏左處；十二指腸瘍大多在中上腹或臍上方及其偏右處。

3.如大便呈黑漆樣顏色，大便隱血試驗陽性的，提示有內出血。

4.注意出現併發症。

凡反覆嘔吐大量腐臭食物，尤以晚上為甚者，常為幽門梗阻。中年以上的病人長期不癒，疼痛的規律性消失，消瘦，貧血，或上腹部摸到腫塊的，為癌變表現。可做鋇餐造影、纖維胃鏡等檢查以明確診確。

如合併大量嘔血、便血，或因急性穿孔，突然劇烈腹痛，腹部肌肉強直的，應及時送外科做必要的診查和處理。

5.鑑別診斷

慢性胃炎：上腹疼痛無明顯規律性，上腹部壓痛區域較廣，且不固定，食欲不佳，食後疼痛脹悶加重，常伴嘔吐。

胃神經官能症：上腹疼痛無規律，與飲食無明顯關係，常因情志刺激引起疼痛，上腹部一般無壓痛，或壓痛部位常有變動。

慢性膽道疾病：上腹疼痛無規律，以往有陣發性腹絞痛或黃疸史，發作與吃油脂食物有關，右上腹(膽囊區)有壓痛，可伴局部腹肌緊張，或有低熱。

【治療方法】

一、辨證論治

根據疼痛的時間、性質與飲食關係，辨別虛實寒熱氣血的不同。如久痛不已，痛勢隱隱喜按，食後減輕，為虛證；痛勢急劇，拒按，食後加重，為實證；冷痛喜熱為寒證；灼熱急痛為熱證；脹痛或走竄疼痛為氣滯；刺痛且痛處固定為血淤。

臨床常見證候有肝胃不和，脾胃虛寒兩大類。治療原則以調和胃氣，疏肝運脾為主。

(1)肝胃不和：胃脘脹痛，走竄不定，連及兩肋背後，食後痛甚，胸悶，噯氣，泛酸，口苦，舌苔薄白，脈細弦。

治法：疏肝和胃

方藥：柴胡疏肝飲加減。醋炒柴胡5克，炒枳殼10克，白芍，炒延胡素，制香附各10克，甘草3克。

加減：氣鬱化火，痛勢急迫，嘈雜吐酸，口苦，苔黃，加薑川連2克，炙烏賊骨12克，或煅瓦楞子15克。

氣滯血淤，刺痛，痛處固定，板脹拒按，舌質紫，去柴胡，加元胡12克；出血另加參三七、白芨粉各5克。

火鬱傷陰，灼痛如饑，口乾，舌質紅，去柴胡、香附，加麥冬、石斛、沙參、川楝子各10克。

(2)脾胃虛寒：胃部隱痛，時輕時重，脘部覺冷，喜暖喜按，空腹為甚，食後減輕，多食多脹，或泛清水，大便溏，怕冷，精神疲倦，舌苔淡白，脈細。

治法：溫胃健中。

方藥：黃芪建中湯加減。黃芪、白芍各12克，炙桂枝、炙甘草各5克，乾薑3克，大棗5個。

加減：寒重，冷痛，舌苔白滑，口多清水，加高良薑5克。

氣滯，脘部痞脹，加炒枳殼10克，木香5克。

氣不攝血，大便發黑，去乾薑、桂枝；加炮薑炭5克，側柏炭2克（包）。另服烏芨散。

胃中停飲，嘔吐清水冷涎，胃部有水聲，去黃芪、大棗，加薑半夏、茯苓各10克。

二、慧緣效驗方

鬱金10克，柴胡8克，炮山甲15克，六神曲18克，白芨10克，砂仁12克，白朮12克，黃芪38克，黃柏25克，甘草6克；上藥共為極細末，每次5克，溫開水沖服，或裝入膠囊服用。

焙雞蛋殼研細粉，每次3克，每日2～3次。有制酸止痛作用。此外，如螺絲殼、蚌殼、瓦楞子、煆牡蠣等藥任選一種，加入1／3的甘草，研成極細末，和勻，每次3克，每日3次，有制酸、止痛作用。

三、針灸療法

體針：

‧中脘、內關、足三里。

‧胃俞、肝俞、三陰交。

兩組穴位交替使用，並可在背部壓痛點埋皮內針。

肋痛、泛酸，加太衝、陽陵泉；空腹痛甚，怕冷，便溏，加灸天樞、氣海；大便發黑或有隱血，加灸隱白、脾俞。

耳針：

‧胃潰瘍：胃、交感、神門。

‧十二指腸潰瘍：十二指腸、交感、神門。

四、其他療法

　　埋線療法：中脘透上脘，胃俞透脾俞、足三里等穴，做羊腸線埋藏。

　　五、佛禪療法

　　　每日禪定三次，每次20分鐘。

　　　每日禮拜地藏菩薩二次，上桂花明檀香三支。

　　　每日六觀想一次。

　　　每日微笑數次。

五、慢性胃炎

　　本病屬於中醫學「胃脘痛」、「嘔吐」、「痞滿」等範圍。多為飲食不節，嗜食辛辣生冷，精神刺激所引起；或續發於急性胃炎、潰瘍病等之後。因肝氣犯胃，或脾胃虛弱(胃氣虛寒或胃陰不足)，胃氣不能和降所致。

　　【診查要點】

　　1.大多數病人，尤其輕症與淺表性胃炎可無明顯症狀。一般臨床多見上腹部脹悶疼痛，無明顯規律性，食後加重，胃口欠佳，常有噯氣、噁心嘔吐。

　　2.上腹部可有壓痛，範圍較廣，且不固定。

　　3.肥厚性胃炎，胃酸增多，有吐酸燒灼感，也可發生胃出血。

　　4.萎縮性胃炎，胃酸減少，有飽脹、噯氣、口苦或腹瀉，後期可見營養不良、消瘦、貧血、舌炎，伴腸上皮化生者有變為胃癌之可能。

　　5.可做纖維胃鏡檢查及胃液分析，以協助診斷。

　　【治療方法】

一、辨證論治

(1)**氣鬱**：胃部脹滿，疼痛，噯氣，噁心，或嘔吐，嘈雜，吐酸，口苦，食欲不好，抑鬱惱怒時脹痛明顯，舌苔薄白或黃，脈細弦。

治法：理氣和胃。

方藥：蘇梗10克，法半夏10克，川樸5克，茯苓10克，白蔻仁6克(後下)，枳殼10克。

加減：吐酸明顯，去川樸；加薑黃連0.6克或炒黃芩5克，淡吳萸1.5克，煆烏賊骨15克。

(2)**虛寒**：上腹隱痛，胸悶噁心，嘔吐清水，喜暖畏寒，頭昏，疲倦乏力，面色萎黃，大便或溏，舌質淡，苔薄白，脈細。

治法：補脾溫中。

方藥：香砂六君子湯加減。黨參、炒白朮、茯苓各10克，陳皮5克，廣木香5克，砂仁3克(後下)。

加減：挾濕，嘔吐腹脹，大便溏，苔白膩，去白朮、黨參；加蒼朮10克，川樸5克，薑半夏10克。

胃寒重，怕冷喜暖，吐清水，加制附片5克，乾薑3克。

氣滯，胸悶噯氣，加蘇梗10克，佛手片5克。

(3)**陰傷**：胃部灼熱，隱痛，嘈雜，噁心，有饑餓感，但不能多食，食後飽脹，面色無華，消瘦，心煩，口乾，或有腹瀉，舌質光紅少苔，脈細數。

治法：滋陰養胃。

方藥：一貫煎加減。北沙參12克，麥冬12克，川石斛10克，玉竹15克，白芍10克，川楝子10克，炙甘草5克。

加減：噁心嘔吐，加陳皮6克，竹茹10克。

心煩口苦，加黑山梔10克。

胃酸少，喜食酸味，加烏梅肉5克，生山楂12克。

二、慧緣效驗方

金石斛8克，白蘚皮8克，砂仁12克，炮山甲15克，小茴香5克，麥冬10克，北沙參10克，白芨6克，元胡8克，黃連8克，甘草5克。

蒲公英15克，糧酒1食匙，水煎2次後混合，分早、中、晚3次飯後服。用於慢性胃炎。

烏梅肉，略焙，飯後食1個。治慢性胃炎胃酸缺乏者(亦可食話梅或山楂片)。

三、針灸療法

取穴：中脘、內關、足三里。

腹脹，配天樞、氣海。

四、其他療法

埋線療法取穴同潰瘍病。

五、佛禪療法

每天禪定三次，每次20分鐘。

每天摩腹三次，每次10分鐘。

每日禮拜橫三世佛和觀音菩薩各二次，上檀香三支。

每日六觀想一次。

六、肝硬化

肝硬化是一種常見的由不同病因引起的慢性進行性彌漫性肝病

(肝臟逐漸變形變硬)。按病因可分為：肝炎後、酒精性、膽汁性、淤血性(包括心原性肝硬化)、化學性(藥物性)、代謝性、營養性及原因不明等多種肝硬化。

以病毒性肝為後肝硬化較常見。屬於中醫學「症積」、「鼓脹」、「黃疸」等病範圍。多因長期嗜酒，飲食不調，情志鬱結或繼發於肝臟疾病之後，而致濕熱內鬱，肝脾兩傷，日久則氣滯血淤，水濕內停，氣、血、水互相搏結，形成症積、鼓脹。由於鬱熱可以耗傷肝腎之陰，濕邪每易損傷脾腎之陽，所以病久常見本虛標實，相互夾雜的症候。

【診查要點】

1.可有病毒性肝炎、血吸蟲病、長期營養不良、嗜酒等病史。

2.早期症狀常不明顯，可有右上腹隱痛或不適；晚期多見消瘦乏力，食欲減退，腹痛腹脹、腹瀉，牙齦、鼻腔出血，或皮膚粘膜紫斑，甚或嘔血、黑便，或有不規則發熱等症狀。

3.面色黧黑，或有黃疸，面部毛細血管擴張，面頸胸部蜘蛛痣以及肝掌，檢查肝臟腫大或縮小，質地較硬，或脾臟腫大，晚期肝臟可能反見縮小，而脾臟是明顯腫大，伴有腹壁靜脈曲張、腹部移動性濁音等陽性體徵。

4.可做血液肝功能試驗、超聲波檢查和食管鋇餐X線檢查，以瞭解肝功能損害程度，並協助鑑別診斷。

5.注意觀察有無上消化道出血、肝性昏迷等併發症的出現。消瘦等惡病質症狀，肝臟呈較迅速進行性腫大，質地堅硬，表面不光滑，呈結節狀。血液甲胎蛋白陽性，超音波或放射性同位素肝掃描檢查發現占位性病變，有條件者可做CT檢查。

【治療方法】

一、辨證論治

辨證當分別標實和本虛的主次。標實為主的，治以疏肝運脾，用理氣、化淤、行水等法；本虛為主的，治應補養正氣，用溫補脾腎或滋養肝腎等法；虛實夾雜者，採取消補兼施的方法。

(1)肝脾：不和面色黯滯，頭昏無力，食欲不振，右肋脹痛，脘痞，噯氣腹脹，大便常溏，舌苔薄，脈細弦。

治法：疏肝運脾。

方藥：逍遙散加減。柴胡5克，當歸10克，白芍10克，白朮10克，陳皮5克，茯苓10克，木香5克，砂仁3克(後下)，炒枳殼10克。

加減：脾虛為主，腹脹便溏較甚，去當歸、柴胡；加黨胡10克，淮山藥10克，炒穀、麥芽各12克。

肝鬱明顯，肋痛噯氣較甚者，去砂仁、白朮；加延胡索10克，川楝子10克，廣鬱金10克。

(2)氣滯：血淤肋痛如刺，腹部脹急，或青筋顯露，形體消瘦，面色灰暗，顏面多血絲，肋下觸有症積(肝脾腫大明顯，質地較硬)，唇舌發紫，脈細。

治法：行氣化痰。

方藥：膈下逐淤湯加減。桃仁10克，紅花5克，當歸10克，赤芍10克，丹參15克，三棱10克，莪朮10克，制香附10克，枳殼10克。

加減：淤阻於絡，肋下痛甚，可配地鱉蟲5克，九香蟲3克，另用參三七粉2克，延胡索粉3克，和勻分二次吞服。

病程較久，氣血兩虛，面色萎暗，神疲，消瘦，去三棱、莪朮；酌加黨參10克，白朮10克，黃芪10克，熟地12克。

陰虛，齒鼻出血，舌質紫紅，去桃仁、紅花、三棱、莪朮；加炙鱉甲15克，丹皮10克，生地12克，石斛10克，白茅根30克。

淤結水阻，腹脹大，有腹水，青筋顯露，尿少，加馬鞭草30克，澤蘭10克，澤瀉12克。

(3)脾腎：陽虛神倦，食少，腹脹大，但按之不堅硬，下肢或有浮腫，小便短少，大便溏，次多量少，怕冷，面色萎黃或蒼白，舌質淡或嫩紅，苔薄白，脈沉細。

治法：溫陽行水。

方藥：附子理苓加減。熟附子10克，川桂枝5克，乾薑3克，連皮苓15克，焦白朮10克，川樸5克，澤瀉10克，大腹皮10克。

加減：腹水較多，加葫蘆瓢15克，川椒目3克。

脾虛明顯，神倦，氣短，加黨參10克，黃芪12克。

腎虛明顯，面色蒼白，怕冷，舌淡，加巴戟天12克，葫蘆巴10克，鹿角片10克。另吞服紫河車粉，每次2克，每日2次。如有腹水，下肢浮腫、尿少，可配服濟生腎氣丸，每次5～10克，每日2次。

(4)陰虛：濕熱面色暗黃，現血縷、紅痣，鼻衄，齒齦出血，或腹脹大，腹皮繃緊，青筋顯露，下肢浮腫，時有低燒或發熱，虛煩，口乾苦，泛惡，小便赤少，苔薄白罩黃或灰膩，舌質絳紅有裂紋，或暗紅有紫斑，脈細弦數。

治法：養陰利少，清熱化濕。

方藥：參麥地黃湯，菌陳四苓湯加減。沙參12克，麥冬10克，石斛10克，生地12克，枸杞子10克，豬、茯苓10克，澤瀉12克，車前草15克。

加減：濕熱盛，酌加菌陳15克，金錢草15克，敗醬草15克，生苡仁12克。口苦泛惡，再加黃連3克，制半夏10克。

齦鼻衄血，加黑山梔10克，制大黃10克，白茅根30克，大、小薊各15克。

小便黃赤，量少，加馬鞭草30克，冬瓜皮30克。

苔膩白或灰，濕濁偏盛，去生地、枸杞子，酌加佩蘭10克，制川樸5克，法半夏10克，陳皮5克。

低熱不清，加青蒿10克，黃芩10克，炒白薇10克，鱉甲12克。

以上藥物，當根據病情選用，注意陰虛與濕熱的主次，酌情配伍。如濕熱為主的，應清熱與化濕藥合用，陰虛為主的，應養陰之中佐以清熱，不宜採用溫燥化濕之品。

(5)水氣：腹水驟然增長，胸腹鼓脹繃急，氣息不平，不能平臥，食飲不下，得食則脹甚，大小便少而難解，或有黃疸，苔膩，脈弦數有力，正氣尚未過度損傷。

治法：攻下逐水。

方藥：煨甘遂15克，商陸10克，大腹皮、子各12克，大黃10克（後下），沉香1.5克（後下），鬱李仁10克。或用煨甘遂1克，黑、白丑各1.5克，大黃1.5克，沉香0.6克，琥珀0.6克，蟋蟀0.6克，研粉和勻，分3次服，每日早晨空腹時服1次，水甚者，日服2次。

用攻下法須注意體質，密切觀察病情變化，適可而止，如反應重，嘔吐腹瀉嚴重者則停止服藥。

此外，如並發上消化道大出血時，應及時採取中西醫綜合措施進行搶救。如輸血、輸液、三腔管壓迫止血等，中醫辨證治療，可按血證處理，並採用下列止血藥：

1.白芨粉、三七粉每次各3克，用溫開水調成糊狀服下，4～6小時一次。

2.紫珠草60克，煎濃汁服，或紫珠草溶液20毫升，每日3～4次。

二、慧緣效驗方

馬鞭草、半邊蓮、石打穿30克，煎服，每日1劑。治肝硬化伴腹

水，尿少者。

九頭獅子草根(京大戟)，主治肝硬化腹水實證。取根洗淨曬乾，微火炒成咖啡色，研粉，裝膠囊，每粒0.3克；成人每次服13～16粒，兒童減半，早飯後2小時溫開水送服；藥後稍有腹痛、噁心、嘔吐，數小時後緩瀉數次，症狀即漸消失。每3～7天服1次，連服至腹水消失。腹水消失後可服人參養營丸調理。服藥期間忌食鹽及一切葷腥油膩食物。

三、針灸療法

體針：肝俞、脾俞、大腸俞、足三里、陰陵泉、支溝、太衝、氣海、血海，根據病情交替選用3～4穴。

如有腹水而屬於脾腎陽虛的，可灸脾俞、腎俞、水分、陰陵泉、氣海、足三里等穴。陰虛病人單針不灸。

耳針：肝、脾、腎、交感。

四、佛禪療法

每日禪定三次，每次30分鐘。

每日禮拜佛祖和觀音菩薩各一次，獻好檀香各三支。

每日六觀想水邊景一次。

每日微笑數次。

七、膽囊炎

急性膽囊炎主要是由細菌感染和膽道阻塞，膽汁滯留濃縮，刺激膽囊粘膜所引起；慢性膽囊炎有時是急性膽囊炎的後遺症。但多數可以無急性發作史，發現時即為慢性。膽石症系指膽與膽管的任何部位

發生結石，常與膽囊炎合併發生。

根據本病臨床表現，屬於中醫學「肋痛」和「黃疸」的範圍。多因嗜食酒、辣、油膩或憂思鬱怒，而致肝膽疏洩失常，脾胃運化不健，氣滯濕鬱蒸熱，表現急性膽囊炎的症狀，若濕熱久蘊不清，肝胃不和，可致反覆遷延不已，成為慢性膽囊炎，有時或見急性發作。本篇主要介紹慢性膽囊炎的證治。

【診查要點】

1.右上腹或中上腹部經常悶脹不適，有時持續鈍痛，或牽引右肩背，吃油膩食物後可加重，胃部灼熱、吞酸、泛惡、噯氣。急性發作時的症狀同急性膽囊炎。

2.右上腹可有輕微壓痛。在慢性膽囊積液時可觸及膽囊。

3.腹部X線平片檢查或膽囊造影或做B型超聲波檢查可幫助診斷，並可明確是否與膽石病同時存在。

【治療方法】

一、辨證論治

由於本病的病理特點是肝胃氣滯和濕熱內蘊，所以治療當以疏肝理氣為主，佐以清化濕熱。

方藥：柴胡疏肝飲加減。柴胡10克，炒黃芩10克，炒白芍10克，炒枳10克，木香10克，炒延胡10克，制香附10克，川楝子10克，廣鬱金10克。

加減：濕重，脘腹痞脹，口粘，苔白膩，加制川樸5克，制半夏10克。

熱重，肌膚發黃，口苦而乾，尿黃或有發熱，大便秘結，苔黃膩，酌加茵陳15克，大黃10克，龍膽草5克，山梔10克，蒲公英15克。

肝胃不和，吞酸，泛惡欲吐，噯氣，加黃連3克，淡吳茱萸1.5克。

氣滯血淤，右肋刺痛，舌質紫，加桃仁10克，紅花5克，赤芍10克。

合併膽石病，當利膽化石，加金錢草30克，海金沙12克(包)，元明粉10克(沖)，虎杖30克。

疼痛劇作，另用蘇合香丸1粒化服。

二、慧緣效驗方

金錢草60克，煎服，每日1劑。治膽囊炎及膽石症。

消石散：鬱金粉0.6克，白礬粉0.5克，火硝粉1克，滑石粉2克，甘草粉0.3克合勻，為1次量，每日2～3次。治膽石症。

鬱金粉0.6克，魚腦石粉0.3克，明礬粉0.3克，芒硝粉0.3克，和勻，為1次量，每日2～3次，用於膽石症。

三、針灸療法

體針：足三里、陽陵泉、支溝、肝俞、太衝。

以上穴位，分兩組交替使用。

耳針：膽、肝、內分泌、交感、神門。

四、佛禪療法

急性炎症期伴疼痛時，連續念頌大明咒可緩解。

每日禪定三次，每次30分鐘。

每日禮拜普賢菩薩一次，上桂花明檀香三支。

每日六觀想一次。

每日微笑數次。

八、心絞痛

心絞痛是指胸骨後或心前區陣發性壓迫性疼痛的症狀，大多因冠狀動脈粥樣硬化引起。屬於中醫學「厥心痛」、「真心痛」、「胸痹」範圍。其病理變化可概括為標本兩個方面：心和肝、腎、脾等臟氣的虧虛是其本，從而導致氣滯血淤，心脈痹阻，或胸陽不運，痰濁內生，痰淤交阻的標實證。以致不通則痛，引起心胸疼痛陣作。

【診查要點】

1.疼痛的部位，一般在胸骨後或心前區，有時放射至左頸、左肩、左臂內側或上腹部，呈陣發性發作，一般持續3～5分鐘，很少超過15分鐘。

2.疼痛呈絞窄、緊壓或悶窒感覺，亦可僅感胸悶，多在劇烈活動、受涼、飽食或情緒激動以後突然發作，經休息或舌下含硝酸甘油片後即得緩解。

3.大多發生於中年以上，可有高血壓病，高脂蛋白血症主動脈或腦動脈粥樣硬化等病史，亦可見於風濕性心臟病(主動脈瓣病變)或梅毒性心臟病人。

4.體檢心臟與血壓可無異常發現，或有心尖區第四心者，心律失常和血壓增高(常見於冠心病)；或在主動脈瓣區有雜音(常見於風濕性或梅毒性心臟病)。X線心臟檢查可能有主臟擴大、主動脈或主動脈弓增寬；心電圖、超聲心動圖、血液脂質含量測定與康華氏反應等檢查均有助於診斷和鑑別診斷。

5.如疼痛發作劇烈，持續不止，甚至出汗，休息或舌下含硝酸甘油片均無效時，提示有心肌梗塞的可能，須立即做心電圖檢查。

【治療方法】

一、辨證論治

心絞痛經常發作時應治標為先,以活血化淤,理氣通絡,通陽化濁為主;疼痛緩減後則宜標本同治,以調補臟氣為主,酌加治標藥物,鞏固其療效。

(1)標證:胸悶不舒,或心胸絞痛陣作,舌質有紫氣或紫斑,脈細弦澀。

治法:活血化淤,理氣通絡。

方藥:丹參15~30克,川芎10克,赤芍12克,紅花2~3克,鬱金10克。

加減:胸悶甚,或伴咯痰,體胖,苔白膩者,酌加全瓜蔞15~30克,薤白或桂枝10克,法半夏10克,炒枳殼10克,制香附10克。

胸痛甚,酌加蒲黃、五靈脂、桃仁、三棱、莪朮各10克,每日2~3次。

(2)本證

1.肝腎陰虛:頭暈耳鳴,腰酸肢軟,口乾,脈細弦,舌質偏紅。

治法:補養肝腎。

方藥:制首烏15克,生地或熟地10~12克,白芍10克,甘杞子10克,女貞子10克,桑寄生15克。

加減:兼肝陽上亢,頭痛眩暈、舌麻、肢麻、面部烘熱、脈弦者,酌加天麻10克(或菊花10克,白蒺藜12克),勾藤15克(後下),生石決明15~20克(先煎)。

陰虛火旺較甚,五心煩熱,夢遺、失眠者,加龜板15克,黃芩10克。

兼心陰虛,心悸、氣短、脈細數者,去女貞子、桑寄生、白芍;酌加孩兒參12克,麥冬10克,五味子6~10克,玉竹12克,當歸10

克。

兼腎陽虛，怕冷、尿頻、遺精或陽痿者，參考心腎陽虛證酌加溫腎之藥。

2.心脾兩虛：頭昏目眩，心悸氣短，神疲乏力，失眠，面色蒼白，唇口淡紅，脈細軟無力或有結代。

治法：補養心脾。

方藥：歸脾湯加減。黃芪10～15克，黨參10～15克，當歸10克，玉竹12克，熟地10克或制首烏15克，五味子6～10克，白朮10克，朱茯苓或朱茯神12克，柏子仁或熟棗仁10克。

加減：兼陽虛證，汗出、怕冷、脈結代者，去熟地；加桂枝5克，炙甘草5克。

心悸明顯者，酌加遠志6～10克，靈磁石15克～20克。

3.心腎陽虛：心悸氣短，倦怠無力，怕冷自汗，腰酸肢軟，遺精，面色蒼白，舌質淡白或紫暗，苔薄，脈沉細少力。

治法：溫補心腎。

方藥：六味回陽飲加減。黨參10～15克，制附片5克，當歸10克，丹參15克，肉桂1.5克(或桂枝3～5克)，肉蓯蓉10克，仙靈脾10～15克。

加減：兼脾陽虛證，面肢虛浮、便溏、食欲不振者，加黃芪10克，白朮10克，茯苓10克。

二、慧緣效驗方

失笑散每次6～9克，布包煎湯口服，發作時服。

琥珀、參三七、血竭、沉香各等分，研細末和勻，每服1.5～3克，一日2～3次；或發作時頓服。

三棱、莪朮等分，研細末和勻，每次1.5克，每日2～3次；亦可

在發作時頓服。

以上兩方適用於心絞痛發作期，亦可與複方煎劑同服。

廣鬱金、延胡索、檀香各45克，蓽撥90克，細辛15克，冰片24克(研細另兌)研細末，煉蜜為丸，每丸3克，每次1丸，每日2次。用於心絞痛發作期。

三、針灸療法

體針：內關、膻中、神門、心俞、膈俞、足三里、三陰交、運有快速撚轉插法5～10分鐘，痛止後留針30分鐘。心俞、膈俞可拔火罐。

耳針：心、交感、神門。

【預防】

注意勞逸結合，避免各種誘發因素，禁忌吸煙。少進葷油、肥膩、動物內臟、蛋黃、牛奶等食物。

四、佛禪療法

每日禪定三次，每次20分鐘。

發病時念頌大明咒三遍。

每日禮拜觀音菩薩一次，上明檀香三支。

每日六觀想一次。

每日微笑數次。

九、高血壓病

高血壓病是一種以體循環脈血壓升高為主的症候群。可分原發性和繼發性兩種。後者是由其他疾病如腎臟、內分泌、顱內等病變所引

起的一種症候，而不是一獨立的疾病，故又稱症狀性高血壓；前者則稱高血壓病。屬於中醫學「頭痛」、「眩暈」、「肝陽」等病範疇，並與「心悸」、「胸痺」、「中風」等有一定關係。發病原因為機體陰陽平衡失調，複加長期精神緊張、憂思惱怒或過嗜酒辣肥厚，而致心肝陽亢或肝腎陰虛，兩者互為因果，並可發生化火、動風、生痰等病理變化。一般早期偏於陽亢為多；中期多屬陰虛陽亢，虛實錯雜；後期多見陰虛，甚則陰傷及陽或以陽虛為主。

【診查要點】

1.常見症狀有：頭昏、頭痛、頭脹、眩暈、耳鳴、心慌、四肢麻木、面紅、煩躁、失眠等。

2.成人收縮壓160毫米汞柱或以上，和舒張壓95毫米汞柱或以上者可診斷為高血壓；血壓在140～160／90～95毫米汞柱之間者，稱為臨界性高血壓。

3.病程較久，出現心慌、心悸、氣急或夜間呼吸困難等症時，應檢查心臟。如發現心臟向左擴大，心尖區有吹風樣收縮期雜音、主動脈瓣第二亢進或心率增快等，提示高血壓心臟病。

4.如發現血壓突然升高，伴心率增快異常興奮、皮膚潮紅、出汗、劇烈頭痛、眩暈、耳鳴、視力模糊、噁心嘔吐、氣急、心悸等症狀，提示高血壓危象；如並見意識障礙、抽搐、昏迷、或暫時性偏癱、失語等症狀，提示高血壓腦病，均屬高血壓的特殊表現，提示病情嚴重。

【治療方法】

1.辨證論治

本病辨證首當分別標本虛實。標實為風陽上亢，治以潛陽熄風為主，挾有痰火的，佐以清火化痰。本虛多為肝腎陰虛，治以滋養肝腎

為主，必要時當標本兼顧；如陰虛及陽者，又須注意補陽。

(1)風陽上亢：頭眩暈，目花、耳鳴，顛頂抽掣痛，頭重腳輕，肌肉跳動，手抖、唇舌、肢體麻木，或有手足抽搐、項強，語言不利，苔薄白，舌尖紅，脈弦或勁。

治法：潛陽熄風。

方藥：天麻勾藤飲加減。天麻6～10克，勾藤15克(後下)，白蒺藜12克，菊花10克，夏枯草12克，臭梧桐10克，地龍10克，生牡蠣10克，珍珠母30克或石決明15克。

加減：如頭痛較甚，目赤面紅，煩躁易怒，口苦，苔黃者，去臭梧桐；酌配龍膽草5克，黃芩10克，丹皮10克。或另服羚羊粉，每次0.3克，一日2次。

如體肥多痰，頭眩昏重，肢體重著麻木，苔膩者，去牡蠣，珍珠母；酌加陳膽星6克，竹茹10克，竹瀝半夏10克，僵蠶10克，橘紅5克。

(2)肝腎陰虛：頭昏頭痛，眩暈耳鳴、目花，視物模糊，心慌易驚，失眠多夢，腰腿酸軟，或有遺精，形瘦口乾，面赤升火，舌質紅，少苔，脈弦數。

治法：滋養肝腎。

方藥：複方首烏丸加減。制首烏15克，大生地12克，枸杞子10克，桑葚子10克，龜板15克，桑寄生15克，杜仲10克，牡蠣30克，靈磁石20克。

加減：心慌易驚、失眠較甚者，可加炒棗仁10克，柏子仁10克，丹參10克。

如陰虛及陽，兼見面色蒼白，下肢酸軟，夜尿多或有陽痿滑精，脈沉細，舌質淡紅，宣育陰助陽，酌加仙茅10克，仙靈脾10克，巴戟

天10克，肉蓯蓉10克，熟地10克，山萸肉10克；陰虛不顯著者，去大生地、龜板；面足浮腫者，去龜板、靈磁石、配黃芪10克，白朮10克，防己10克；形寒肢冷較顯著者，可再加制附片4克，肉桂3克。

二、慧緣效驗方

小薊草30克，車前草30克，煎服。

野菊花、臭梧桐、羅布麻、桑樹根、夏枯草、青木香、馬兜鈴、勾藤、地龍、槐花、茺蔚子、丹皮、黃芩、杜仲、梧桐葉等均有一定降壓作用，可隨症選用2～3味，煎服，每味15克。

三、針灸療法

體針：風池、曲池、陽陵泉、行間。

耳針：肝、腎、降壓溝。

四、其他療法

(1)穴位埋線療法

取穴：(1)合谷、三陰交；(2)血壓點、心俞；(3)曲池、足三里。每次埋一組，20～30天一次，三組輪流使用。

(2)穴位注射療法

取穴：(1)足三里、內關、合谷；(2)三陰交。兩組穴位交替使用，每穴注射0.25％鹽酸普魯卡因1毫升，每日1次，10～15次為一療程。

五、佛禪療法

每日禪定三次，每次20分鐘。

每天念頌大明咒三次，每次10分鐘左右。

每日禮拜地藏菩薩一次，上荷花明檀香三支。

每日六觀想一次。

每日微笑數次。

十、癲癇

癲癇是一種反覆突然發作的腦功能短暫異常的疾病，臨床表現有大發作、小發作、精神運動性和局限性發作等類型。大發作在中醫學稱為「癇症」，俗稱羊癲瘋。發病原因，一為先天遺傳，一為情志刺激，或續發於其他疾病。如腦部疾病、一氧化碳中毒、心血管疾病等。由於心、腎、肝、脾的臟氣失調，導致一時性陰陽紊亂，氣逆痰湧，火炎風動，蒙蔽清竅而突然發作。

【診查要點】

1.詢問既往有無同樣發作病史，有無腦部疾病和其他可能導致癲癇發作的原因，以區別是原發性癲癇，還是因腦部或其他疾病引起的繼發性癲癇。

2.癲癇的典型症狀為大發作，即突然跌倒，意識喪失，口中發出異常叫聲，頭轉向一旁，全身強直，抽搐咬牙，口吐白沫，咬破唇舌，瞳孔散大，兩目上視，二便失禁，經數分鐘後抽搐漸停，轉入昏睡，約半小時以上逐漸清醒。小發作者，突然表現癡呆，不能自主，一側肢體或面部有麻木或抽搐，但為時短暫，並不跌倒；另有表現為精神障礙，如精神模糊，無意識動作，短暫的情緒或知覺改變和幻覺等為主，突然發作，突然終止，經過時間亦很短暫。

3.如癲癇連續發作，反覆抽搐，間歇時間短，神志昏迷不清，終致昏迷，持續數小時至數天者為危重現象，稱為癲癇持續狀態。

4.注意與癔病性抽搐、暈厥、腦動脈供血不足所致發作性跌倒及

其他精神病相鑑別。

【治療方法】

一、辨證論治

本病一般多屬實證，但反覆久發可致正虛。治療當以化痰熄風為主，兼以順氣、清火。如久發正虛，當補益心腎，健脾化痰，標本同治。

(1)風痰壅阻：發前常覺眩暈，頭痛胸悶，旋即昏倒，不省人事，發出尖叫聲，面色蒼白，目瞪直視，牙關緊閉，四肢抽搐，口吐白沫，甚則二便失禁，發後頭昏痛，神疲，身酸痛，苔薄膩，脈弦滑。

治法：化痰熄風，開竅定癇。

方藥：定癇丸加減。嫩勾藤12克，川貝母6克，陳膽星5克，竹瀝半夏10克，朱茯神12克，菖蒲5克，遠志5克，全蠍5克，珍珠母30克。亦可服成藥定癇丸，每次5克，一日2次。

加減：氣鬱胸悶甚者，加礬水炒鬱金10克，制香附10克。

火盛，面目發紅，煩躁，頭痛，口苦的，加龍膽草5克，黃連3克。

大便秘結，加大黃10克。

(2)心腎不足：癇症日久，發作過頻，發時神昏撲地，手足顫動，叫聲如嘶，昏沉嗜睡，醒後精神萎靡，甚則智力減退，言語不清，面色不華，頭目昏眩，腰酸肢軟，食少痰多，苔薄，脈細。

治法：培補心腎，健脾化痰。

方藥：河車丸加減。紫河車6克(研粉，分吞)，茯神10克，丹參15克，遠志6克，潞黨參12克，炒白朮6克，橘紅5克，甘杞子10克，炙首烏10克，炙甘草3克。

加減：神虛易驚，酌加熟棗仁10克，磁石15克，琥珀粉2克，分2次吞服。

形瘦虛煩，口乾舌紅，酌加麥冬10克，生地15克，龜板15克。

二、針灸療法

體針：人中、大椎、後溪、豐隆、太衝、腰奇。夜發，加照海；晝發，加申脈。

針腰奇用二寸五分～三寸針，從尾椎上二寸處進針，針尖向上沿皮刺入二寸許。

耳針：皮質下、神門、腦點。

三、佛禪療法

每日禪定三次，每次20分鐘。

每天念頌大明咒兩次，每次5分鐘左右。

每日禮拜觀喜彌勒佛二次，上香一支。

每日六觀想一次。

每日微笑數次。

十一、慢性腎炎

慢性瀰漫性腎小球性腎炎，簡稱「慢性腎炎」，多見於成人，可由急性腎炎遷延而成，但大多數並無急性病程，一開始就呈現慢性過程。臨床症狀不一，有以水腫、蛋白質為主症者，也可無水腫而以蛋白尿、高血壓為主者。屬於醫學「水腫」、「虛勞」、「眩暈」範疇。

本病可由水腫遷延日久而成，或因感冒、勞倦、飲食不慎，以致

水腫復發作，脾腎虛，調節水液功能失常，水邪、濕熱等邪內踞，呈現本虛標實之症。病久水濕傷及脾腎陽氣，或濕熱耗損陰血，而見腎虛肝旺之候。若脾腎之散精、固藏功能失常，精微下洩，蛋白尿持續不消，終致五臟失養、陰陽氣血俱虧，轉為虛損重症。

【診查要點】

1.過去可能有急性腎炎或水腫病史。

2.起病緩慢，病情遷延，時輕時重，常伴有不同程度的蛋白尿、血尿、管型尿、水腫及高血壓、腰酸乏力等表現，輕重不一，鏡檢尿紅細胞為多形型。

3.根據不同臨床表現，可進一步分為普通型(有腎炎的各種症狀，但無突出表現)、高血壓型(除一般腎炎症狀外，伴持續高血壓)、急性發作型(在慢性過程中出現急性腎炎表現)、腎病症候群型(可見大量蛋白尿、低蛋白症、明顯水腫、高脂血症)、隱匿性腎炎(無明顯臨床症狀及體徵，主要表現為蛋白尿及多形型紅細胞尿，腎功能良好，以往無急、慢性腎炎或腎病史)。有條件者可作腎穿刺活組織檢查以明確病理類型。

4.血清免疫球蛋白、總補體(CH_5O)、C_3、C_4，以及尿免疫球蛋白、溶菌酶等檢查亦有助於診斷。

【治療方法】

一、辨證論治

本病的辨證，根據有無水腫症狀及其輕重程度，區別標本虛實的主次。以水腫為主的，屬內臟虧損、陽虛水泛的本虛標實證，治當溫陽化濕利水；無水腫症狀或僅輕度浮腫的多屬內臟不足的本虛證，治當分別各臟的氣血陰陽虧虛，培本調理；虛實錯雜者應酌情兼顧。

(1)**陽虛水泛**：全身水腫，腰腹以下腫甚，或四肢浮腫，按之凹

陷難複，反覆消長不已，肢體沉重困倦，胸悶腹脹，腰酸怕冷，面色浮黃或蒼白，灰黯，苔白膩，舌質胖嫩，脈沉細。多見於慢性腎炎、腎病縮合症以水腫為主症者。

治法：溫陽化濕利水。

方藥：實脾飲、真武湯加減。制附片5～10片，川桂枝5克，蒼朮10克，制川樸5克，川椒5克，連皮苓30克，澤瀉10克，生苡仁12克，車前子12克(包)。

加減：腎陽虛明顯的，加鹿角霜10克，仙靈脾15克，葫蘆巴10克。

尿少、腫劇，加玉米鬚30克，葫蘆瓢15克。

汗出，怕風，身重，衛表氣虛者，加生黃芪15克，防風、防己各10克，炒白朮10克。

脾氣虛，食少便溏，加淡乾薑5克，炒黨參12克。

兼有濕熱，苔黃、尿赤、加黃柏10克，荔枝草15克，白花蛇舌草15克。

水腫消退後，按脾腎兩虛證調治。

(2)脾腎兩虛：面足輕度浮腫或不腫，腰酸，神倦乏力，納食不多，大便正常或溏，苔薄白，舌質正常，脈細。多見於慢性腎炎各型以蛋白尿為主者。

治法：培補脾腎。

方藥：六君子湯加減。生黃芪15克，潞黨參15克，炒白朮10克，茯苓12克，淮山藥12克，杜仲12克，川斷10克，澤瀉12克，益母草15克。

加減：兼有陰虛，咽乾，唇舌質紅，去潞黨參，加太子參15克，生地12克，玄參15克。

兼有血虛，頭暈目眩，面色浮黃者，加當歸10克，枸杞子12克，制首烏12克。

陽虛著，怕冷便溏，腰酸冷痛，加鹿角片10克，巴戟天10克，仙靈脾15克。

夾濕，口粘膩，脘脹，納差，去生黃芪、潞黨參，加蒼朮10克，法半夏10克，陳皮5克；小便黃赤，加白花蛇舌草15克，六月雪15克，黃柏10克。

尿頻量多色清，加菟絲子10克，金櫻子10克，芡實12克。

尿中蛋白持久不減，肝腎功正常者，酌加雷公藤10～12～15克，雞血藤10克，生甘草5克(三藥先煎60分鐘，再加辨證方藥同煎30分鐘)，分頭、二煎服用。

(3)肺腎陰虛：水腫不著，常有咽喉紅痛，腰部酸痛，容易感冒，尿黃，每因上呼吸道感染誘發或加重，苔薄白，舌質紅，脈細數。多見於慢性腎炎普通型，隱匿性腎小球腎炎，尿中有小量蛋白和較多紅細胞者。

治法：滋養肺腎。

方藥：參麥地黃湯加減。南北沙參各12克，麥冬10克，生地12克，玄參15克，淮山藥12克，白茅根30克，百合10克，荔枝草15克。

加減：常伴咽喉紅痛，加牛蒡子10克，射乾10克，板藍根15克，蚤休15克。

陰虛內熱，手足心熱，低熱，酌加功勞葉15克，地骨皮12克，鱉甲12克。

兼有氣虛、汗多、易感冒，加黃芪12克，太子參15克，炒白朮10克，防風5克。

血尿多，加茜草15克，小薊15克。

(4)肝腎陰虛：輕度浮腫或不腫，頭暈頭痛，面赤升火，耳鳴目花，或視物模糊，腰酸痛，咽乾，虛煩，夜寐差，或有盜汗，遺精，小便黃，舌質紅，少苔，脈細弦。多見於高血壓型。

治法：滋養肝腎。

方藥：杞菊地黃丸加減。制首烏12克，大生地12克，枸杞子12克，桑寄生12克，靈磁石30克，牡蠣30克，白蒺藜12克，菊花10克，丹皮10克，茺蔚子12克。

加減：有虛甚，酌加熟地12克，龜板15克。

肝陽偏亢，頭痛筋躍，加夏枯草15克，石決明30克，勾藤15克。

肝火亢盛，頭痛面紅耳赤者，再加龍膽草5克，黃芩10克。

兼有濕熱，小便黃赤，加知母10克，黃柏10克，車前草15克。

兼腎陽虛，加巴戟天10克，仙靈脾15克，仙茅15克。

伴有水腫者，酌加茯苓12克，澤瀉12克，車前子12克(包)。

上述各證，伴有血淤症候或雖無明顯淤症但病久不減，均可選加活血化淤藥，如桃仁10克，紅花10克，川芎10克，丹參15克，澤蘭10克等，以增強利水消腫、降尿蛋白的功能。

若夾有外感者當兼治，嚴重者應先治標。

二、慧緣效驗方

黃芪60克，玉米鬚30克，菟絲子10克，紅棗10個，水煎服。用於蛋白尿。

三、針灸療法

體針：關元、三陰交、腎俞。腎陰虛，加命門、膀胱俞(灸)；脾

陽虛，加脾俞(灸)、水分。

耳針：腎、膀胱、內分泌、肺。

【護理】

1.根據水腫程度，給予忌鹽或少鹽飲食，如無水腫，血壓正常者，中吃普通飲食，不必長期吃淡食。腎病縮合症水腫明顯，血中尿不氮高而小便中有大量蛋白質者，應多吃含蛋白質的食物；如脾胃虛弱，運化不健，腎功有不全者，宜以素食為主，但應忌食豆製品。

2.注意休息，防止感冒。

四、佛禪療法

每日禪定三次，每次20分鐘。

每天念頌大明咒兩次，每次10分鐘左右。

每日禮拜觀音菩薩一次，上明檀香三支。

每日六觀想一次。

每日微笑數次。

十二、泌尿系統結石

泌尿系統結石包括腎結石、輸尿管結石和膀胱結石，屬於中醫「砂淋」、「石淋」、「血淋」、「腰痛」等範疇。多因濕熱蘊結下焦，腎和膀胱氣化不利，尿液受其煎熬，而致結成砂石。病久可以導致腎虛。

【診查要點】

1.結石固定在腎內不移動又無感染時，可無明顯症狀或僅輕度腰部酸脹不適感。

2.結石移動而嵌頓於輸尿管時，可突然發生腎絞痛，並沿該側輸

尿管向膀胱、會陰及大腿內側放射；常伴有面色蒼白、噁心、嘔吐、冷汗等症狀，絞痛後可出現血尿。

3.腎區或肋脊角區有叩痛者，提示腎盂及輸尿管結石；見排尿突然中斷，改變體位後，又可繼續排尿，或伴尿頻、尿急等膀胱刺激症狀者，提示為膀胱結石。

4.尿中可能排出結石。

5.尿常規檢查常有大量紅細胞、膿細胞。

6.可作X射線腹部平片檢查，以顯示結石；如結石不顯影者，可作靜脈尿路造影或逆行腎盂造影以協助診斷，並明確結石的大小、數目及其部位。但膀氨酸結石可完全不顯影。

7.注意有無梗阻並發腎盂積水、尿閉和尿毒癥。可定期做放射性核素腎圖及X線攝片，或B型超聲波探查腎臟以觀察其動態變化。

【治療方法】

一、辨證論治

腰部一側疼痛或有陣發性絞痛，並向小腹、大腿內側放射，小便不爽，或頻急澀痛難下、尿色黃混，或見血尿，口苦而粘，苔黃膩，脈弦滑，此為濕熱蘊結下焦的實證，治以清利濕熱，化石通淋為主。如久延而致腎的氣陰受傷，實中有虛者，應配合養陰或補氣藥。

治法：清利濕熱，化石通淋。

方藥：

(1)泌尿排石湯：金錢草30克，海金沙24克(包煎)，滑石24克，甘草梢10克，木通10克，車前子12克(包)，扁蓄、炮山甲、牛膝、川楝子各10克，煎服。

(2)粉劑：魚腦石15克，元明粉12克，延胡索、木香各10克。共研細末和勻，每次3克，一日3次。

煎藥與粉劑同用。

加減：小便短赤、不利或尿痛者，加黃柏、瞿麥各10克。

尿血，酌加大、小薊各15克，血餘炭10克，生地12克，丹皮10克。

腰肋少腹痛較甚者，加川斷、台烏藥各10克。

劇烈腎絞痛，加乳香3克，沒藥3克，另用參三七粉1.5克，沉香粉1克，和勻分2次吞服，必要時可服蘇合香丸1粒以止痛。

見面色蒼白、小腹墜脹、大便溏薄、小便點滴而出、脈細等脾腎氣虛症狀者，酌加黨參10克，補骨脂10克，胡桃肉10克。

見口乾、舌紅、脈細數等腎陰虧耗症狀者，酌加生地12克，麥冬10克，沙參、玉竹各15克。

此外，凡並發嚴重感染及梗阻，使腎功能受損，或結石直徑超過1.2公分，經較長時間服藥效果不顯者，應採用手術治療。有條件者可做體外衝擊波碎石術，使結石碎烈而出。

二、慧緣效驗方

金錢草60克，每日1劑，煎服。

琥珀、風化硝，生雞金等分研粉，每次3克，每日3次。

三、針灸療法

體針：腎俞、京門、關元、陰陵泉。

腰痛甚者，加足三里、委中、小腸俞、膀胱俞、腰部拔火罐。

耳針：腎、輸尿管、交感、神門、皮質下。

四、佛禪療法

每日禪定二次，每次20分鐘。

每天念頌大明咒兩次，每次10分鐘左右。

每日禮拜地藏菩薩一次，上桂花清香一支。

每日六觀想一次。

每日微笑數次。

十三、風濕與類風濕性關節炎

急性風濕性關節炎初次發作常為風濕熱的主要症狀之一，且多伴心肌炎。每易反覆發作成為慢性。屬於中醫學「痹證」、「歷節風」的範圍。如見心肌炎的，則又與「心悸」有關。致病原因為正氣不強，外感風、寒、濕、熱(或由風寒鬱而化熱)，邪犯經脈、關，阻礙氣血的運行，不通則痛；若邪傳於心，或外邪久留，耗傷氣血，不能養心，又可引起心悸之症；病延日久，往往痰淤互結，肝腎氣血並傷，虛實錯雜。此外，由於類風濕關節炎的症狀表現與風濕性關節炎有類似之處，亦屬中醫痹證，所以在治療上可參照應用。

【診查要點】

1.發病前有扁桃體炎或咽喉炎等上呼吸道感染史，多累及大關節，呈多發性、遊走性疼痛，或固定不移。

2.急性風濕活動時，局部關節紅、腫、熱、痛，活動障礙，或關節腔有積液，並伴有不同程度的發熱、汗多，或鼻出血。軀幹或四肢皮膚可出現環形紅斑，在關節伸側或四周可觸到黃豆大小的皮下結節，數周後可逐漸消失。

3.如有心慌氣急、心音低、心率快、心律不規則、心臟擴大、心尖區有收縮期吹風樣雜音等症體徵時，提示有風濕性心臟炎(即心內膜、心肌、心包膜發生炎性損害)，嚴重的可引起心力衰竭，心內膜

炎可發展成為慢性風濕性心臟瓣膜病。

4.風濕活動期血液白細胞總數及中性粒細胞可增高，紅細胞沉降率增快，血清抗溶血性鏈球菌素「O」測定、粘蛋白均增高。

5.類風濕性關節炎好發於小關節，常為對稱性。病程遷延反覆，多侵犯指、腕、趾、肘、骶髂、脊柱等關節，晚期常引起關節梭狀畸形，強直和功能障礙。放射線檢查可見骨質疏鬆和破壞。

【治療方法】

一、辨證論治

本病初起多屬實證，治應祛除外邪，疏通經絡。根據受邪的偏勝，採用祛風散寒，除濕清熱等法。若病久痰淤互結，則需化痰行淤；肝腎氣血虧損的，當配合補的益之品，標本同治。至於內傳臟腑，心神受損者，可參照悸篇治療。

(1)風寒濕痹：關節或肌肉酸痛，陰雨加重，反覆發作，時輕時重。如疼痛呈遊走性，涉及多個關節的，為風勝；疼痛劇烈，痛有定處，活動受限制，局部怕冷，得熱為舒的，為寒勝；痛處重著不移，關節局部漫腫，皮色不紅的，為濕勝；苔白或白膩，脈弦緊。本證多見於風濕性關節炎慢性活動期或相對穩定階段。

治法：祛風散寒除濕。

方藥：蠲痹湯加減。羌活、獨活、桂枝、防風、制川烏、川芎各5克，秦艽、威靈仙各10克，桑枝30克。

加減：風勝，酌加海風藤10克，炙全蠍5克。

寒勝，酌加制草烏5克，細辛3克，麻黃5克。

濕勝，酌加蒼朮10克，生薏仁12克，五加皮10克。

(2)風濕熱痹：病勢較急，關節局部紅腫熱痛，觸之痛楚，日輕夜重，屈伸不利，甚則不能活動，伴有發熱，汗多畏風，口渴，煩

躁，苔薄黃或黃膩，舌質微紅，脈數。本病多見於風濕病急性活動期。

方藥：桂枝白虎湯加減。桂枝5克，石膏30克，知母10克，防己10克，忍冬藤30克，甘草3克，廣地龍10克，晚蠶砂12克(包煎)。

加減：濕熱下注，下肢關節紅腫疼痛，尿黃，酌加炒蒼朮10克，黃柏10克，土茯苓15克。

皮膚有紅斑結節或關節紅腫明顯，加丹皮10克，赤芍10克，生地15克。

濕熱傷陰，低熱持續不退，汗多，口乾，舌質紅，去桂枝、石膏、晚蠶沙；酌加秦艽10克，銀柴胡10克，鱉甲15克，功勞葉15克，生地12克。

(3)痰淤痹阻：病程遷延較長，反覆發作，局部關節疼痛，遇冷加重，活動不利或畸形，強直腫大，苔白或膩，舌質紫，脈小。本證多見於風濕性關節炎慢性活動期，以及類風濕性關節炎晚期。

治法：化痰行淤，搜風通絡。

方藥：制南星5克，制白附子3克，炒白芥子5克，炙僵蠶10克，炙全蠍5克，蜂房10克，炮山甲10克，土鱉蟲5克，桃仁10克，紅花10克，虎杖15克。

加減：痛疼時可酌加炙乳香、炙沒藥各3克，炙蜈蚣5克，烏梢蛇10克。

關節漫腫，皮色不紅，按之軟而不硬，加按涎彤0.3～1.5克，每日1～2次，吞服。

此外，凡病程遷延日久，反覆發作，氣血受傷，面黃神倦，肢軟無力，舌淡，脈細者，應酌減祛風藥物，並配合補益氣血法，加黃芪、白朮各12克，當歸10克，熟地12克，白芍10克，丹參12克，

雞血藤15克，紅棗5枚；如傷及肝腎，腰酸腿軟，手足筋骨活動不利的，當配合補益肝腎法，酌加杜仲12克，續斷10克，桑寄生12克，狗脊、淮牛膝各10克，木瓜12克，仙靈脾15克，鹿角片10克。臨床補益肝緊和氣血的藥物，常須參合運用。在慢性活動期與祛邪藥物合用，可以起到提高療效，防止病情發展的作用。

二、慧緣效驗方

雷公藤每次10～15克，水煎1小時後分2次飲服，或加入辨證方中同煎。

千年健30克，鑽地風30克，防己15克，水煎服。適用於風寒濕痺。

虎杖根250克、白酒750克。將虎杖根洗淨切碎，投入白酒內泡半月，每日2次，每次20毫升。或用虎杖根30克，煎服，每日1劑。適用於風寒濕淤阻症。

柳枝30～60克，煎服，每日1劑，或用西河柳30克煎服。治風濕熱痺。

三、針灸療法

體針：

· 上肢關節：肩、曲池、外關。

· 下肢關節：環跳、足三里、絕谷。

加減：指關節痛，加八邪；腕關節痛，加陽溪、養老；肘關節痛，加天井、手三里；膝關節痛，加膝眼、陽陵泉；踝關節痛，加昆侖、丘墟；趾關節痛，加八風；脊椎痛，加大碓，相應夾脊穴。

耳針：交感、神門、相應部位。

四、其他療法

發泡療法選穴：膝關節取雙膝眼；肘關節取雙曲池；踝關節取局部；脊柱痛取壓痛點。

五、佛禪療法

每日禪定三次，每次20分鐘。

每天念頌大明咒三次，每次5分鐘左右。

每日禮拜藥師佛二次，上桂花明檀香三支。

每日六觀想一次。

每日微笑數次。

十四、糖尿病

原發性糖尿病是一種常見的有遺傳傾向的、絕對或相對性胰島素分泌不足所引起的代謝紊亂病；繼發性糖尿病即症狀性糖尿病，較少見。其特徵為血糖過高出現尿糖。根據臨床表現，屬於中醫「消渴」範疇。由於嗜好酒食甘肥，情志刺激，或素體陰虛，從而形成陰虛和燥熱的病理變化，兩者互為因果，消灼肺胃津液及腎的陰精。如病延日久，氣陰兩傷或陰傷及陽，往往導致腎陽亦虛。

【診查要點】

1.早期可無症狀，主要臨床表現為三多症：即多食、多飲、多尿，每日尿量甚至可達十餘升以上。身體日漸消瘦虛弱。

2.尿糖定性試驗呈陽性。空腹血糖超過7.126毫摩／升(130毫克％)，食後血糖超過9.437毫摩／升(170毫克％)，可為主要診斷依據。

3.如有厭食嘔吐、腹痛，口內有蘋果氣味，應考慮酮中毒的可能。重者可出現昏迷，呼吸深快，血壓下降，肢冷，反射消失。尿醋

酮呈強陽性。

4.常易兼有或伴隨肺結核，高血壓、動脈硬化、多發性瘡癤及白內障等病症。

【治療方法】

一、辨證論治

由於本病病理主要是陰虛、燥熱，而以陰虛為本，燥熱為標。治療當以養陰生津，清熱潤燥為主，並辨別三多症狀的主次，根據多飲為上消、多食為中消、多尿為下消的不同特點，陰虛與燥熱的輕重進行處理。

治法：滋陰清熱，生津潤燥。

方藥：六味地黃湯加減。生地15克，淮山藥15克，山萸肉10克，丹皮10克，麥冬10克，天花粉10克，石斛15克。

加減：煩渴多飲，苔黃舌紅，脈洪數，加石膏30克，知母12克。

多食善饑，苔黃燥，加黃連3克，炒黃芩10克，如便秘，脈滑數有力，可去山萸肉、山藥；加大黃10克，芒硝10克。

尿多如脂膏，酌加煨益智仁10克，桑螵蛸12克，五味子5克，覆盆子15克。

腎陽虛，面色蒼白，頭暈，陽痿，舌苔淡白，脈細，去天花粉，石斛；酌加制附子5～10克，肉桂2克(後下)，仙靈脾15克，菟絲子10克，鹿角霜10克。

氣虛，面色萎黃，倦怠氣短，自汗，苔薄，質淡紅，脈細軟，去丹皮、天花粉；加黨參15克，黃芪15克，白朮10克。

血淤，舌質暗紅或紫點，酌加丹皮12克，川芎10克，紅花10克。

此外，出現兼有症狀或伴隨症時，按各症進行處理；有酮中毒

時，應中西醫結合治療。

二、控制飲食

輕型無合併症者，可單用飲食療法，每日主食(米、麵或雜糧)一般限制在300～500克，副食中適當增加蛋白質，但應避免吃瓜果等含糖較多的食品。如患者感覺吃不飽，可加蔬菜，每餐250～500克，以黃豆、冬瓜、南瓜、玉米、白菜等為佳。嚴重者主食應控制在250克以下。

三、慧緣效驗方

南瓜500～1000克，煮熟，代食。

玉米鬚15克，煎湯代茶，每日1劑。

蠶繭10克，煎湯代茶，每日1劑。

四、針灸療法

體針：尺澤、內庭、太溪。

多飲，加肺俞、少商；多食，加胃俞、中脘、足三里；多尿，加腎俞、關元、復溜；若出現酮中毒症候者，取中衝、內關、足三者，湧泉。

耳針：內分泌、肺、胃、腎、膀胱。

五、佛禪療法

每日頌讀《地藏經》一遍。

每日禪定兩次，每次20分鐘。

每天念頌大明咒三次，每次10分鐘左右。

每日禮拜觀音菩薩二次，上蓮花明檀香三支。

每日六觀想一次。

每日微笑數次。

十五、肥胖症

肥胖是人體脂肪儲存過多，超過標準體重20％時稱肥胖症。肥胖可分為單純性肥胖、繼發性肥胖和其他肥胖症三類。單純性肥胖症無明顯內分泌——代謝病病因；繼發性肥胖症多有內分泌——代謝病病因；其他肥胖症如水鈉瀦留、痛性肥胖等。中醫學稱為「肥人」，其發病與進食過多，嗜食甘肥，喜靜少動以及素體脾運不強有關。飲食不節，脾運失健，內生痰濕，或因水谷精微化為膏脂，積聚於臟胖的證治，繼發性肥胖症、其他肥胖症還當結合原發病治療。

【診查要點】

1.有飲食過多、活動過少史，或家族遺傳史。多見於40～50歲中壯年，尤以女性為多。

2.皮膚皺褶卡鉗測量皮下脂肪厚度，25歲正常人肩胛下皮膚脂肪厚度平均12.4毫米，若超過14毫米即可診斷為肥胖症。或做X線攝片，估計皮下脂肪厚度。

【治療方法】

本病重在預防。應適控制飲食、尤其是高脂肪、高醣食物，多做勞動和體育鍛練。輕症注意攝生，不需服藥；中等度以上肥胖者，可配用藥物治療。

一、辨證論治

本病多屬標實本虛證。臨床辨證，初起以痰標實為主，治予化痰祛濕法；病久以脾虛為主，治予健脾益氣法。虛實夾雜者，當予消補兼施。

(1)痰濕：內盛形體肥胖，食欲旺盛，頭昏沉重，嗜睡鼾聲、流涎，胸悶氣短，痰多口粘，行動遲緩，苔膩滑，脈滑。

治法：化痰祛濕。

方藥：導痰湯加減。制半夏10克，陳皮10克，制膽星5～10克，枳實、蒼朮10克，菖蒲10克，廣鬱金10克，茯苓10克，荷葉15克。

加減：胸悶心悸，加炙遠志10克，丹參12克，薤白6克。

痰多稠粘或黃色，怕熱，加黃連3克，炒竹茹10克，瓜蔞皮15克，並可飲服竹瀝水20毫升，每日2～3次。

腹脹，大便乾結，加番瀉葉5～10克，或制大黃6～10克。

(2)脾氣：虛弱肥胖懶動，四肢困難，疲勞乏力，腹脹，納食不多，下肢輕度浮腫，苔薄白，脈細。

治法：健脾益氣。

方藥：六君子湯加減。炒黨參10克，炒白朮10克，茯苓10克，陳皮5克，法半夏10克，木香5克，枳殼10克，砂仁3克(後下)，焦山楂12克。

加減：氣短喘促，汗多，加黃芪12克。

尿少，下肢浮腫，加澤瀉15克，生薏仁12克。

二、慧緣效驗方

鮮荷葉1張，洗淨切碎煮水，去渣，加白米60克煮成稀粥，每日作早餐。也可用鮮荷葉30克，洗淨，泡水代茶。

生山楂15克，紅茶適量，每日泡茶飲服。

連皮冬瓜，每日1000克，作菜。

三、佛禪療法

每日禪定二次，每次20分鐘。

每天念頌大明咒兩次，每次10分鐘左右。

每日禮拜藥師佛三次，上明檀香三支。

每日六觀想一次。

每日微笑數次。

十六、貧血

貧血，是指血液循環單位容積內的紅細胞數和血紅蛋白量減少，低於正常值的下限而言，包括缺鐵性貧血、失血性貧血、抗貧因數缺乏所致的貧血以及再生障礙性貧血等多種原因的貧血。中醫學統稱血虛，屬於「黃腫病」、「虛勞」等範疇。其原因很多，如失血、蟲積、飲食失調、素體不強或病後體虛都可耗傷氣血，而致脾腎虧虛，不能生化氣血，甚則影響心肝等臟。

【診查要點】

1.主要症狀為面色萎黃，指甲、口唇和瞼結膜色蒼白，頭暈耳鳴，甚則困倦乏力，活動後心慌氣短。血液紅細胞總數及血紅蛋白量均減少。

2.詢問有無失血、胃腸道機能障礙、營養缺乏、接觸或使用過有害於造血組織的物質或藥劑，或慢性感染，嚴重心、肝、腎疾病及惡性腫瘤等病史；體檢時注意皮膚粘膜有無出血點，黃疸、舌炎、心肺有無異常特徵，肝、脾、淋巴是否腫大等情況，再結合血液常規化驗檢查，網織紅細胞計數及骨髓象檢查，以判斷貧血的性質和病因。

【治療方法】

一、辨證論治

對於貧血的治療原則，當以補血為主，但應同時重視補氣，因益

氣可以生血。並須辨別脾虛與腎虛的主次，分別予以補脾和補腎的方法，以加強氣血生化之源。此外，還須掌握導致貧血的原因，針對原發疾病進行適當處理。

(1)氣血兩虛：面色蒼白，或萎黃少華，頭昏眼花，或心慌氣短，疲勞乏力，甚至面足虛浮，或有一時性昏倒。女子月經不調，經閉，口唇及指甲淡白，舌質淡，邊有齒印，脈細弱。

治法：補氣益血。

方藥：十全大補湯加減。當歸10克，黃芪15克，黨參10克，白朮10克，熟地12克，炙甘草3克，紅棗5克。

(2)脾虛濕困：面色萎黃虛浮，腹脹食少，或能食而無力，或有異嗜症，舌質胖淡，苔膩。

治法：健脾燥濕。

方藥：絳礬丸加減。蒼朮10克，川樸5克，砂仁3克(後下)，當歸10克，炙雞內金10克，六曲12克，煅皂礬1.5克分吞。

(3)肝腎陰虛：心悸，耳鳴眩暈，時有煩熱，口乾，或牙齦出血，肌膚有淤點，淤斑，舌質紅，脈細數。

治法：滋養肝腎。

方藥：女貞子10克，旱蓮草15克，熟地黃12克，炙首烏10克，枸杞子10克，炙龜板15克，煅磁石20克，當歸10克，白芍10克。

加減：齒鼻衄，皮下出血，加阿膠10克(烊沖)，仙鶴草15克。

低熱，加炙鱉甲15克，地骨皮10克。

兼氣虛，加太子參15克，淮山藥12克。

(4)脾腎陽虛：面色蒼白無華，頭暈眼花，耳鳴，腰酸腿軟，肢冷，舌質淡白胖嫩，脈細軟。

治法：溫補脾腎。

方藥：黨參12克，黃芪15克，炙甘草5克，熟地黃12克，當歸10克，鹿角霜12克，仙靈脾15克，淮山藥12克，山萸肉10克，紫河車粉3克(分吞)。

加減：陽虛明顯，怕冷，舌質淡暗，脈沉細，酌加制附子5克，肉桂3克。

二、慧緣效驗方

雞血藤30～60克，每日用水煎服。治氣血虛者。

何首烏250克，放米飯鍋上三蒸三曬，搗為細末，每晨服15克，開水調服。治肝腎陰血虛者。

仙鶴草100克，紅棗10枚，水煎，每日分3次服。

煅皂礬，炒黃豆，以1：2的量研細末，棗湯泛丸，每次10克，每日2次。適用於缺鐵性貧血。

另法：皂礬30克，黃豆250克，先將皂礬溶於水中，炒黃豆時加入皂礬水，炒熟即成，每次飯前吃一把，每日3次。

紫河車粉(即胎盤)焙黃研末，每次1克，每日2次。適用於腎虛氣血雙虧者。

黑木耳30克，紅棗30個，同煮食。治再生障礙性貧血。

三、針灸療法

體針：中脘、膈俞、肝俞、脾俞、足三里、血海。
耳針：胃、脾、肝、交感。

四、其他療法

(1)穴位埋線療法
取穴：血海、腎俞、肝俞、兩側輪流埋線，20～30天一次。

(2)穴位注射療法

取穴：腎俞、肝俞、膈俞、懸鍾，注入異體血0.5～1毫升，隔日一次，10次為一療程。

(3)割治療法

取穴：公孫、然谷、湧泉、太白。

以上療法均適用於再生障礙性貧血。

五、佛禪療法

每日禪定兩次，每次20分鐘。

每天念頌大明咒三次，每次10分鐘左右。

每日禮拜橫三世佛二次，上明檀香三支。

每日六觀想一次。

每日微笑數次。

十七、白血病

白血病是一種原因不明的惡性疾病，其特徵為白細胞及其幼稚細胞(即白血病細胞)在骨髓或其他造血組織中異常增生，浸潤各組織，產生不同症狀，周圍血液白細胞有量和質的變化，甚至危及生命。本病按病程的緩急和骨髓象的不同而分為急性和慢性兩種；又根據白細胞系列的異常增生分為淋巴細胞、非淋巴細胞(包括粒細胞和單核細胞白血病)。急性白血病以嬰兒、兒童和青壯年較多，慢性白血病則以中壯年為多。

從本病的臨床症狀分析，急性白血病多屬中醫學「溫病」、「血證」、「急勞」等範疇；慢性白血病多屬「瘰癧」、「虛勞」等範疇。

其病因病機主要因正氣不足而發生兩方面的變化。一是邪互毒乘虛傷人，內陷臟腑，深入心肝營血，表現高熱、出血、昏迷、抽搐等溫熱重證；一是五臟陰陽氣血虧虛，而尤以脾腎為主，因脾腎虛，則氣血精髓生化乏源，必然表現一連串虛損症候。由於邪毒與正虛的相互影響，氣血津液運行失調，可致血不循經而妄行，或氣血津液結聚而形成累積、痰核，加之正氣日耗，虛損日甚，故臨床表現往往虛實錯綜，症情險惡，變化多端。

【診查要點】

1.急性白血病，起病急驟，病程短而嚴重，以發熱(熱型多樣化，伴惡寒，汗出、咽峽炎、牙齦腫痛、口腔炎等症，類似急性感染)、出血(可遍及全身，以皮下、口腔、牙齦及鼻粘膜為主)、貧血(發展快，出現皮膚蒼白、頭暈、心悸、氣促、乏力、浮腫等症)為主要症狀，淋巴結、肝、脾可腫大，血象白細胞總數中度增多，有大量原始白細胞出現，紅細胞數、血紅蛋白量、血小板計數均減少。

2.慢性白血病，起病緩慢，開始時自覺症狀不明顯，有貧血和一般虛弱症狀，如乏力、頭暈、消瘦、心悸、低熱、腹脹、食欲不振等主要臨床表現，可有皮膚淤點，淤斑，脾臟顯著腫大，或肝臟腫大，或淋巴結明顯腫大，白細胞總數明顯增多，以幼稚細胞為主，而原始細胞很少。

3.可做骨髓穿刺，從骨髓象可以鑑別不同類型的白血病。急性白血病應與再生障礙性貧血、血小板減少性紫癜、傳染性單核細胞增多症、細菌或病毒感染及類白血病反應等相鑑別；慢性白血病與黑熱病、血吸蟲病、肝硬化等相鑑別(主要鑑別點：本病有未成熟的原始細胞或幼稚細胞增生)。

【治療方法】

一、辨證論治

由於本病臨床表現具有標實本虛、錯雜多變、互為轉化的特點，因此當根據病情的緩急，採用祛邪治標和補虛治本兩大原則，或標本同治，按其主次處理。急性白血病熱毒熾盛時宜治標為主，緩解期宜標本同治，或治本為主；慢性白血病以標本同治為主，緩解期以治本為主，但在急性變化時，又當轉以治標為主。由於本病病情複雜嚴重，應採用中西醫結合治療。

(1)治標：標證須分熱毒、血淤、痰結的不同，分別治以解毒清熱，活血化淤、化痰消結等法。

1.熱毒：發熱頭痛，身痛，口渴，煩躁，尿黃，脈滑數或數大，舌質紅，苔白或黃。

治法：解毒清熱。

方藥：喜樹根、白毛夏枯草、貓爪草、半枝蓮、紫草、忍冬藤、狗舌草、土大黃、茅莓、穿心蓮、豬殃殃、龍葵、馬蹄金、白花蛇舌草、墓頭回，以上任選4～5味，每味用30克，配合生地15克，丹皮12克，赤芍10克，水牛角片30克，水煎服。

加減：如口腔潰瘍，牙齦腫痛，加黃連3克，龍膽草10克，玄參15克；外搽錫類散。

如出血嚴重，屬於熱毒迫血妄行者，加煅入中白12克(包)，紫珠草15克，大黃炭10克，白茅根30克，或用鮮生地30克打汁沖服。

如高熱不退，加銀花、連翹、蒲公英各15克。

如頭痛，骨關節痛劇烈者，加全蠍3克，地龍10克。

如出現抽搐，加天麻10克，勾藤15克，生石決明30克。

2.血淤：脅肋脹痛，肝脾明顯腫大，質硬，舌質紫暗，脈弦或澀。

治法：活血化淤。

方藥：當歸10克，赤芍10克，三棱10克，莪朮10克，地鱉蟲10克，炮山甲片10克，丹參15克，紅花10克，生鱉甲15克。

另用阿魏化痞膏外敷肝脾腫塊，每2～3日換一次。

3.痰結：頸、頜下、腹股溝等淋巴結腫大，質硬、不痛。

治法：化痰消結。

方藥：黃藥子、海藻、昆布和15克，生牡蠣30克，夏枯草15克，貓爪草15克。

外敷藥：公丁香10克，肉桂12克，生南星10克。牙皂6克，樟腦12克，白川椒3克，阿魏10克，研極細末，用適量凡士林3(360克)調成軟膏，外敷腫塊處，隔天換一次。

(2)治本：以補益脾腎，滋養精氣血為主，根據臨床表現隨證加減。

1.氣虛：面色蒼白或萎黃，頭昏，疲勞乏力，自汗，心悸，氣短，腰膝酸痛，舌質淡，脈細。以治以補氣培元。選用黃芪15克，黨參15克(或紅參粉2～2克，另吞)，白朮10克，淮山藥10克，炙甘草5克，紅棗5個，鹿角片10克，補骨脂10克，巴戟天10克，仙茅、仙靈脾各15克，山萸肉10克。

2.精血虛：頭昏目花，耳鳴，視物模糊，午後低熱，虛煩不安，口鼻時有衄，肌膚有出血性淤斑，口乾，盜汗，舌質紅，脈細數。治以滋養精血。可選用熟地15克，炙首烏15克，當歸、黃芪各10克，玉竹15克，阿膠10克，炙龜板15克，枸杞子15克，炙鱉甲15克，桑葚子、旱蓮草、雞血藤各15克，紫河車10克(或研粉，每次3克，每日2次)。

二、針灸療法

體針：大杼、絕骨、腎俞、膈俞、脾俞、肝俞、足三里。

熱毒，加內庭、合谷、太衝；血淤、加三陰交、氣海；痰結，加豐隆、外關、後溪。

耳針：內分泌、心、脾、腎。

三、佛禪療法

每日禪定兩次，每次10分鐘。

每天念頌大明咒一次，每次10分鐘左右。

每日禮拜文補菩薩二次，上明檀香三支。

每日六觀想一次。

每日念頌《地藏經》一遍。

每日微笑數次。

十八、胃癌及食道癌

胃癌和食道癌是消化道常見的惡性腫瘤，好發於中年以上，男多於女，屬於中醫學「噎膈」、「反胃」的範疇。由於長期的憂思鬱怒，嗜食酒辣煎硬物，而致肝失疏洩，胃失和降，形成氣滯，痰凝、血淤等一系列病理變化，阻塞胃的通降之路；如病延日久，氣火內鬱，津液耗損，陰血枯竭，則胃失濡養，甚至陰傷及陽，胃氣虛敗，脾陽不振，表現晚期的衰竭症候。

【診查要點】

1.食道癌早期常咽下有梗塞感，胸骨後劍突下隱痛，胸悶，或食物滯留和異物感，後期有進行性吞咽困難，噯氣呃逆，泛吐黏痰，進食後嘔吐食物痰涎或帶血液。

2.胃癌早期大多無症狀或體徵，以後可出現食欲不振，厭食，胃

部發脹,或感疼痛,可有上消化道出血或黑便,晚期有嘔吐和幽門梗陰症狀。常有胃潰、慢性萎縮性胃炎、胃竇炎史。

3.後期可出現一般癌症共有惡液質症狀,如消瘦、貧血、虛弱、發熱等。並可觸及左鎖骨上轉移性淋巴結腫大。

4.可做大便隱血試驗、胃腸道X線檢查、纖維食道胃鏡、食管脫落細胞及胃鏡活檢與細胞學等檢查,幫助明確診斷與鑑別診斷。

【治療方法】

一、辨證論治

辨證當分標本虛實。初期標實為主,氣滯、痰凝、血淤者,當理氣、化痰、行淤;後期本虛主,陰津枯渴,陽衰微者,當滋陰潤燥或溫補中陽。同時必須注意邪實與正虛之間的相互聯繫,予以攻補兼施,根據主次處理。

(1)痰氣淤阻:咽食時自覺喉頭或胸骨後梗塞不順,引起噎氣或疼痛,呈進行性吞咽困難,初期飲食不下,乾食難進,逐漸發展至只可進少量流質,食易複出,嘔吐痰涎飲食,間夾紫血,噯氣不暢,胸脘痞悶脹痛,甚則如錐如刺,大便乾黑,苔薄白,質偏紅或紫,有淤斑,脈小弦或兼滑。

治法:理所降逆,化痰行淤。

方藥:啟膈散加減。北沙參15克,丹參15克,廣鬱金10克,炒枳殼6克,全瓜蔞15~30克,法半夏10克,佛手片6克,旋覆花6克(包煎),代赭石15克,石打穿30克。

加減:氣逆,噯噯不暢,加沉香3克(後下),橘皮6克。

嘔吐痰涎量多,加炒萊菔子10克,生薑汁10滴,白蜜1匙沖服。

胸脘刺痛,板硬拒按,加桃仁10克,失笑散15克(包煎),韭菜汁1匙分沖,參三七粉1.5克,每日2次,吞服。

氣鬱化火，心煩，口乾苦，苔黃，加黃連2克，山梔6克，蘆根30克。

(2)陰津枯竭：水飲流質均難咽下，食後大都吐出，夾有粘痰，形體日漸消瘦，肌膚枯糙，脘中灼熱，心煩口乾，欲飲涼水，大便燥結如羊糞，小便赤少，苔剝、質乾紅，脈細弦數。

治法：滋陰生津潤燥。

方藥：沙參麥冬湯加減。沙參15克，麥冬10克，川石斛10克，大生地15克，天花粉15克，玉竹15克，訶子肉4克，蜂蜜1匙(分沖)，竹茹10克。

加減：津液耗損，口乾甚者，另用梨汁、藕汁、甘蔗汁、荸薺汁、萊菔汁之類頻飲。

陰血枯槁，形瘦，皮膚枯燥，大便乾結，去訶子肉；加當歸10克，生首烏15克，黑芝麻15克。

(3)氣虛陽微：飲食不下，或納少久而複出，泛吐多量清涎白沫，脘部痞痛，面色蒼白，形寒，氣短，面浮足腫，腹脹，大便或溏，苔淡白，脈沉細。

治法：補氣溫陽。

方藥：紅參10克(或黨參20克)，白朮10克，黃芪12克，茯苓10克，炙甘草3克，訶子肉6克，乾薑3克，丁香3克。

加減：津氣俱傷，口乾，舌少津，大便乾，去乾薑；加白蜜1匙(分沖)，生薑汁10滴，麥冬10克。

陰虛明顯，浮腫，怕冷，大便溏，加制附片5克，肉桂3克(後下)。

二、慧緣效驗方

常用於本病的抗癌中草藥有：石打穿、半枝蓮、蜀羊泉、白花蛇

舌草、龍葵、黃藥子、急性子(用於食道癌)、海藻、昆布、威靈仙、全瓜蔞、苡仁、冬凌草等，可酌情選用上述藥中數味煎服。

三、針灸療法

食道癌：內關、天突、豐隆、上脘、照海。

胃癌：中脘、中三里、脾俞、胃俞。

四、佛禪療法

每日禪定三次，每次20分鐘。

每天念頌大明咒三次，每次10分鐘左右。

每日禮拜藥師佛二次，上蓮花明檀香三支。

每日六觀想一次。

每日微笑數次。

十九、肝癌

肝癌有原發性和繼發性兩種，前者的發生與肝炎、肝硬化、黃麴黴素等因素有關，後者由於其他部位之腫瘤轉移而來。在中醫學屬於「症積」範疇。多因熱毒壅結，氣滯血淤，而致脾胃受損，氣血日耗，邪實與正虛交互錯交，不斷發展趨於晚期。

【診查要點】

1.發病之初表現食欲不振，右脅不舒，逐漸發生肝區疼痛，間歇性或持續性鈍痛或刺痛，脘悶腹脹，消化不良，噁心嘔吐，腹瀉，不規則發熱，自汗，盜汗，逐漸消瘦，貧血等。

2.最常見的體徵是肝臟呈進行性腫大，堅硬，表現凹凸不平，或摸到多數結節或大塊隆起的腫瘤。

3.晚期可出現黃疸、腹水、脾腫大、鎖骨上淋巴結腫大，胸腔積液等，並易發生肝昏迷、消化道出血、肝癌結節破裂出血等併發症。

4.實驗室檢查可做血液甲胎蛋白檢測(有血紅細胞凝集試驗，放射火箭電泳自顯影術和放射免疫測定等不同方法)及鹼性磷酸酶、乳酸脫氫酶、Y—谷氨醯轉肽酶等檢驗以協助診斷。

5.有條件的，可做超音波顯像，動脈造影及其他X線檢查、電腦X線斷層掃描(簡稱CT)和肝放射性—核素掃描等四項檢測，有助於定位診斷。

【治療方法】

一、辨證論治

根據邪實正虛的病理特點，治當以扶正和祛邪為兩大原則。祛邪以清熱解毒，活血化淤為主；補正以疏運肝脾補益氣血為主。並須按邪正虛實的主次，酌取攻補兼施之法。

(1)清熱解毒：用於不規則發熱，面目肌膚發黃、小便黃，齒鼻易衄血或有消化道出血，苔黃膩者。

方藥：菌陳15克，大黃6克，黑山梔10克，龍膽草4克，黃連4克，苦參10克，丹皮10克，赤芍10克，生地15克，玄參10克，板藍根15克，天花粉15克，人工牛黃1.2克(分吞)。

(2)活血化淤：用於肝臟迅速腫大，質硬不平，觸痛，痛勢劇烈，如錐如刺，舌質紫，面色黑滯者。

方藥：三棱10克，莪朮10克，炮山甲10克，炙乳香3克，炙沒藥3克，廣鬱金10克，炙鱉甲15克，土鱉蟲7只，桃仁10克，紅花5克，延胡索10克，石燕15克，馬鞭草15克，參三七粉3克(分吞)。

(3)疏肝運脾：用於右肋脹痛不舒，脘悶腹脹，或有腹水，食欲不振，小便量少，苔白而膩者。

方藥：紫胡5克，枳殼10克，制香附10克，川楝子10克，陳皮5克，木香5克，砂仁3克(後下)，厚樸5克，大腹皮(或檳榔)10克，炙雞內金10克，冬瓜皮15克，車前子15克(包)

(4)補養氣血：用於形體日益消瘦，精神衰頹，面色晦暗，自汗盜汗，脈細無力者。

方藥：黨參15克，黃芪15克，白朮10克，山藥10克，炙甘草3克，茯苓12克，鹿角片10克，當歸10克，白芍10克，熟地15克，丹參15克，枸杞子15克，制首烏15克。

二、慧緣效驗方

常用於本病的抗癌中草藥有：石打穿、半枝蓮、白花蛇舌草、龍葵、蛇莓、平地木、豬殃殃、鐵樹葉、半邊蓮、八月紥，莪朮等，可酌情任選四味煎服。

寒水石12克，黃丹12克，制乳、沒藥各6克，明雄黃3克，生川、草烏各6克，研細末，用雞蛋清調敷患處，隔日換一次。

蒟蒻、景天三七、爵床、草烏各適量，用鮮草搗爛外敷患處。

體針：期門、太衝、肝俞、陽陵泉。

三、佛禪療法

每日禪定三次，每次20分鐘。

每天念頌大明咒三次，每次10分鐘左右。

每日禮拜文殊菩薩和觀音菩薩各一次，上蓮花明檀香三支。

每日六觀想一次。

每日微笑數次。

二十、肺癌

肺部惡性腫瘤種類繁多，最常見的系原發性支氣管炎，其次為肺轉移性癌。本病多發於中年以上男性，與長期吸煙有一定關係。根據臨床病理表現多為痰熱蘊肺而致絡損血淤，久則傷陰耗氣，日漸虛損。

【診查要點】

1.常見症狀為：長期咳嗽，痰中帶血或大量咯血，胸部不適或疼痛，氣短。常可並發肺不張及肺部感染。

2.晚期可有明顯消瘦、衰弱、貧血、不規則發熱，並可出現吞咽困難、心悸、聲音嘶啞、呼吸困難及血胸等症狀。

3.胸部、X線透視或攝片，或痰液塗片找脫落癌細胞、淋巴結活檢、肺穿刺、纖維支氣管鏡檢查或CT掃描等檢查，可助明確診斷。

4.如癌腫轉移其他器官，可出現相應症狀。

【治療方法】

一、辨證論治

對於本病的治療，當根據邪正虛實的主次分別處理，實證以清化痰熱及和絡化淤為主；虛證以養陰潤肺為主，氣虛的兼予益氣、虛實並見的酌情兼顧。

(1)清化痰熱：用於長期咳嗽不癒，或咯多量膿痰，甚至有腥臭味、胸悶氣喘，時見發熱，或檢查有胸水者。

方藥：杏仁10克，苡仁15克，全瓜蔞15克，桑白皮15克，海藻15克，昆布10克，海浮石15克，山慈菇10克，葶藶子10克，射乾6克，薤白10克，竹瀝半夏10克，魚腥草30克，百部12克。

(2)咯絡化痰：用於胸部悶痛或劇痛，經常咯血，或咯血量多，舌質紫者。

方藥：參三七粉3克(分吞)，廣鬱金10克，旋覆花6克(包)，炙乳

香3克，炙沒藥3克，煅瓦楞子15克，當歸須10克，赤芍10克，桃仁10克，紅花5克(以上二味出血時不用)。

(3)養陰潤肺：用於消瘦虛弱，乾咳氣短，聲啞，低熱口乾，舌質紅，脈細數者。

方藥：沙參15克，百合15克，玉竹15克，天花粉15克，鳳凰衣3個，麥冬10克，生地15克，炙鱉甲15克，白芍10克，川貝母4克，白芨10克。

如兼氣虛，氣喘，自汗多者，酌配黃芪15克，黨參10克，五味子5克，煅牡蠣30克。

二、慧緣效驗方

常用於本病的抗癌中草藥有：白花蛇舌草、蜀羊泉、紫草、蚤休、半枝蓮、石打穿、全瓜蔞、豬苓等，可酌選數味煎服。

紫草根、蚤休各60克，前胡30克，人工牛黃10克，煎三味製成流浸膏，乾燥研細，加入人工牛黃和勻，每次1.5克，每日3次。

三、針灸療法

體針：魚際、膻中、尺澤、肺俞、膈俞。

四、佛禪療法

每日禪定三次，每次20分鐘。

每天念頌大明咒三次，每次10分鐘左右。

每日禮拜橫三世佛二次，上蓮花明檀香三支。

每日六觀想一次。

每日微笑數次。

二十一、子宮頸癌

子宮頸癌是婦科較常見的惡性腫瘤，多發生在絕經期前後。在中醫學「帶下」、「崩漏」、「症瘕」等病中有類似的記載。根據臨床資料分析，有關發病因素不外乎：早婚多產，精神抑鬱，濕熱下注，宮頸糜爛等等，以致正氣不足，氣血凝滯，或濕毒鬱熱，蘊積胞宮而成。本病在早期常無明顯症狀，不易引起注意，及致症狀出現，往往已發展至晚期。

因此，必須對婦女加強衛生教育工作，在絕經期前後出現可疑症狀，即應及時檢查，明確診斷，爭取早期進行手術、放射、化療及中西醫結合等治療。

【診查要點】

1.有不規則的陰道出血史(性交後出血或老年經斷複來)。初起量少，以後增多，亦可發生突然大量出血，有腥臭味。

2.白帶增多，絕經年齡的婦女，出現水樣白帶，即屬可疑。至晚期，則白帶色灰黃，或如米泔，或夾有血液，有惡臭，稱為五色帶。

3.癌腫侵入盆腔組織後，脈絡失和，常有腰腹疼痛。

4.對可疑病人應及時做宮頸刮片檢查，必要時做活體組織檢查。

【治療方法】

一、辨證論治

根據本病病理表現及患者體質和病性特點，可分為淤毒、氣滯、濕熱傷陰及中氣下陷四種症候，臨床在辨證論治的同時可以酌加有關中草藥；如果病人自覺症狀不明顯，可按局部病變情況進行治療。

(1)淤毒證：陰道流血，或帶多色黃，或如米泔，粉污，腥臭異常，下肢痛，骶骨脹痛，舌質稍暗，苔糙白或黃膩，脈滑數。

治法：清熱解毒，活血化淤。

方藥：蜀羊泉30克，半枝蓮15～30克，蒲公英15克，石打穿15～30克，鳳凰草根15～30克，茵陳10克，黃柏10克，丹胡10克，赤芍10克，白花蛇舌草30克。

(2)氣滯證：陰道不規則出血，白帶，精神鬱悶，胸肋痛，小腹痛，食欲不振，苔薄膩，脈細弦。

治法：疏肝理氣。

方藥：柴胡5克，當歸10克，白芍10克，蒲公英15克，青皮10克。

(3)濕熱傷陰證：頭暈耳鳴，兩顴升火，掌心灼熱，口乾唇燥，腰腿酸軟，赤白帶下，小便澀，大便乾，舌紅，苔薄黃，脈細數。

治法：養陰清熱除濕。

方藥：生地10～15克，知母10克，黃柏10克，茯苓10克，山藥10克，澤瀉10克，丹皮10克，紅棗10個。

加減：陰道流血多，酌加阿膠珠10克，龜板15～30克，地榆10～15克，旱蓮草10克，貫仲炭10克，茜草炭10克，陳棕炭10克，參三七粉3克(分吞)。

淤下色紫成塊，小腹脹痛，酌加延胡索10克，川楝子10克，制香附10克，失笑散10～12克(包煎)。

帶下惡臭，苔黃厚，酌加龍膽草3～5克，山梔10克，苡仁10～15克，土茯苓12克，墓頭回10克，忍冬藤10～15克，蚤休10克，制大黃5克，苔白膩，酌加蒼朮5～10克，白芷3克。

堅腫不消，酌加海藻10克，昆布10克，夏枯草10克，山慈菇10克，僵蠶10克，大貝母10克。

小腹髀腿痛，酌加炙乳香、炙沒藥各3克，五靈脂10克，地鱉蟲

3～5克，天仙藤10克，絡石藤10克。

大便不暢，酌加麻仁10克，瓜蔞仁10克，決明子15～30克，鮮首烏15克。

小便頻數，膀胱有濕熱者，酌加滑石10～15克，琥珀1.5克(另服)。

放射治療後直腸反應，大便有黏液，酌加木香3克，黃連3克，馬齒莧30克，大便出血，酌加地榆15克，槐花15克。

(4)中氣下陷證：赤白帶下，少腹下墜，腰脊酸痛，納少神疲，二便不利，舌質淡紅，苔白，脈細無力。

治法：補中益氣。

方藥：黃芪、黨參各10～15克，黃精12克，川斷10克，桑寄生、狗脊各10克，生苡仁15克，升麻6克，龍骨15克，牡蠣20克。

加減：兼陽虛，畏寒肢冷，白帶多，大便先乾後溏，脈沉細或緩，加附子5～10克，白朮10克。

二、慧緣效驗方

常用於本病的抗癌中草藥有：蜀羊泉、半枝蓮、白花蛇舌草、石打穿、龍葵、莪朮、木饅術等，可酌選數味煎服。

輕粉3克，梅片0.3克，麝香0.15克，蜈蚣12條，雄黃3克，黃柏15克，共研細末，分多次局部外用。

莪朮、三棱等量，共研細末，局部外用。

三、針灸療法

體針：中極、血海、三陰交、足三里。

四、佛禪療法

每日禪定三次，每次20分鐘。

每天念頌大明咒三次，每次10分鐘左右。

每日禮拜彌勒佛二次，上祛病明檀香三支。

每日六觀想一次。

每日微笑數次。

第十二章

外科雜病治療法

一、癤瘡

癤是單個毛囊及其所屬皮脂腺的急性化膿性感染。中醫稱為「石癤」。皮膚淺表的小膿腫亦稱為「軟癤」。

【診查要點】

1.石癤初起是一個凸出的紅腫小硬結，數天後硬結中央出現黃白色膿頭，破潰膿頭排出後，很快腫消癒合。

2.軟癤沒有膿頭，是紅腫凸出的，圓形腫塊，與周圍正常皮膚界線清楚，化膿時軟而波動。

3.暑癤，即石癤或軟癤在夏秋季節發生者，好發於頭面部，多見於兒童及產婦。

4.螻蛄癤，為兒童在夏秋季節頭皮患軟癤，數目較多，互相聯接融合，在頭皮下形成空腔，常數月不癒，嚴重者能引起顱骨骨髓炎。

5.癤反覆發生即稱為癤病，常數月經年不癒，好於頸後、臀部、背部；多見於青壯年。

【治療方法】

一、辨證論治

(1)一般癤腫選用概說中所介紹的清火解毒方藥內服。

(2)暑癤，輕的無全身症狀，重者頭面癤腫累累，發熱，口舌乾苦，尿赤便秘，苔黃，脈數。

治法：清暑解毒。

方藥：解暑湯加減。青蒿5克，銀花、連翹、碧玉散各15克，淡竹葉、赤芍、天花粉各10克，鮮荷葉1角。

加減：熱毒重加黃連3克，黃芩、山梔各10克。

大便秘結加生大黃5～10克。

(3)新產後、營養不良兒童及慢性病患者，病癤纏綿難癒的是正氣虛弱。

治法：扶正解毒。

方藥：四妙湯加味。生黃芪15克，潞黨參或太子參10克，銀花30克，連翹20克，生甘草3克。

對慢性病引起癤病者，應積極治療原有的慢性病，如糖尿病。

二、局部處理

石癤：敷玉露膏、金黃膏消腫，有膿時用尖刀挑破表皮(不做切開)，瘡口撒五五丹提膿拔毒，外貼太乙膏，膿頭拔出後，換九一丹至癒合為止。亦可始終外貼千捶膏。

軟癤：消腫藥同石癤，病灶處波動感時應切開排膿，膿腔用桑皮紙撚或油膏紗布條蘸九一丹引流。

對螻蛄癤的處理，主要是保持局部引流通暢，必要時剪開膿腔，擴大瘡口。

三、慧緣效驗方

銀花或菊花、甘草各適量，煎湯代茶飲。適用於較輕的暑癤。

松香粉60克，酒精200毫升，溶解後裝瓶密封備用。以棉棒蘸塗

瘰上，每日數次，適用於未破潰的瘰腫。

四、佛禪療法

每日禪定二次，每次20分鐘。

每天念頌大明咒二次，每次10分鐘左右。

每日禮拜普賢菩薩一次，上桂花明檀香一支。

每日六觀想一次。

每日微笑數次。

二、疔瘡

疔，即生面部危險三角區的癤，因在臨床上具有一定的特點，處理不當可發生火毒擴散的危險，甚至危及生命。

【診查要點】

1.生於唇、鼻及其附近。

2.局部症狀同石癤，但腫塊硬而位置深，出膿較慢，腫塊周圍容易出現廣泛腫脹。局部除灼熱疼痛外，多伴有麻癢感覺。

3.如對腫塊進行擠壓或不適當的開刀，或食辛辣助火及葷腥發毒的食物，或情緒激動的，可出現病情突然加重，腫脹延及頭面，並有高熱、頭痛、煩躁、嘔吐，甚至神志不清、昏迷，應考慮並發海綿竇栓塞(俗稱「疔瘡走黃」)，需做神經系統、血液和腦脊檢查。

【治療方法】

一、辨證論治

治法：清火解毒。

方藥：五味消毒飲加減。銀花20克，野菊花15克，蒲公英、紫花

地丁30克，連翹20克，蚤休、半枝蓮各15克。

加減：高熱、口乾、便燥、尿赤，局部紅腫痛甚，加黃連、黃芩、生山梔、生石膏、生大黃以瀉火解毒。

發生疔瘡走黃時，參考全身感染治療。

二、局部處理

同石癤，切忌將腫塊切開和擠壓排膿。

三、慧緣效驗方

鮮野菊花葉洗淨，搗爛取汁，每次30～50毫升，每日3～4次。本病臨床必須嚴密觀察，慎重處理。醫生要向病人說明病情，消除顧慮；嚴禁擠壓，不吃辛辣及葷腥食物。

四、佛禪療法

每日禪定二次，每次20分鐘。

每天念頌大明咒二次，每次10分鐘左右。

每日禮拜，上半身有病拜藥師佛一次，上明檀香二支；下半身有病拜地藏菩薩一次，上蓮花明檀香三支。

每日六觀想一次。

每日微笑數次。

三、急性淋巴管炎

急性淋巴管炎中醫稱「紅絲疔」。多因手足有化膿病灶或皮膚破損，外感火毒，流竄經脈而發。

【診查要點】

1.紅絲先從手足部創口開始，延伸至肘膝、腑窩、腹股溝，所屬

淋巴結同時腫痛。

2.深部淋巴管炎，皮膚紅腫不明顯，可引起肢體腫脹和疼痛。

3.重者有發熱、惡寒、頭痛、脈數等症狀。

【治療方法】

一、辨證論治

治法：清熱涼血解毒。

方藥：解毒大青湯加減。大青葉、銀花藤、生地各20克，玄參、山梔、麥冬各10克，木通、生甘草各5克。

加減：便秘加大黃5～10克。

高熱加生石膏30克，竹葉10克。

二、局部處理

(1)積極治療手足感染病灶。

(2)皮膚消毒後，用三棱針或大號注射針頭在紅絲盡頭刺破出血。

(3)紅絲紅腫明顯的，沿紅絲敷玉露膏、金黃膏。

三、佛禪療法

每日禪定二次，每次20分鐘。

每天念頌大明咒二次，每次10分鐘左右。

每日禮拜藥師佛一次。

每日六觀想一次。

每日微笑數次。

四、化膿性骨髓炎

化膿性骨髓炎，中醫稱「附骨疽」，分急、慢性兩種。急性者多

由瘡癤等化膿性疾病，膿毒擴散，侵入營血，流注於骨，如不及時治療，骨質壞死，創口持久流膿成瘻，轉為慢性。

【診查要點】

1.急性者多見於10歲以下的體弱兒童。好發於長骨的幹骺端，以脛骨、股骨為多見。

2.發病急驟，見寒戰、高熱等敗血症狀，甚至昏迷，血細胞總數增高可達3萬／mm³以上。

3.發病部位的幹骺端劇痛，並有明顯的壓痛點，肢體活動受限。早期皮膚無紅腫或稍有腫脹，如一旦膿腫穿破骨組織，則疼痛減輕，皮膚紅腫明顯，並可出波動。

4.慢性者有急性發作史，或開放性骨折史，局部見有水腫肉芽組織包圍的瘻口，流膿，長期不能癒合。如瘻口閉合，則原處發生紅腫熱痛，並可出現全身症狀。如膿液又從原瘻口或附近穿出時，則症狀消退。如此反覆發作，病程緩慢，數年或數十年不癒。

5.用探針探查，可觸及死骨。做X線攝片，以瞭解骨部病變情況。

【治療方法】

一、辨證論治

辨證當分虛實，急性期或慢性期。急性發作多屬實熱證；反覆的急性發作，可導致氣血損傷，故慢性期多屬虛證。

(1)急性骨髓炎

火毒熾盛高熱、頭痛、口渴、煩躁，甚至神昏譫語，局部劇痛，脈數洪大，舌紅苔黃。

治法：清火涼營解毒。

方藥：清涼解毒飲加減。銀花、連翹、地丁各20克，丹皮、赤

芍、生地、玄參、花粉、山梔、黃芩、黃柏各10克，黃連5克，水牛角15克。神昏譫語加服紫雪丹，每日2劑。

對於發病急、病情重、兒童服中藥有困難者，應配合抗生素治療。

(2)慢性骨髓炎

1.餘毒不化，瘻口膿液多，伴有不同程度紅腫熱痛及全身發熱。

治法：清化濕毒。

方藥：化骨至神湯加減。銀花、紫花地丁各15克，龍膽草、茵陳、黃柏、當歸、赤芍、骨碎補各10克。

2.氣血虛弱急性期後，或瘻管遷延不癒，神疲無力，面色少華，飲食減少，消瘦，膿水清稀，舌質淡紅，脈數無力。

治法：補養氣血，兼清餘毒。

方藥：八珍湯加銀花、連翹、紫花地丁各15克，生黃芪10克。

二、局部處理

(1)急性骨髓炎敷藥見本節概說，膿腫已形成，應及時切開排膿。膿腫在骨內者，應早期穿骨排膿，避免或減輕骨質損壞；注意保持引流通暢。

(2)慢性骨髓炎瘻管用升丹、五五丹提膿祛腐藥條插入，有引流、腐蝕瘻管及解毒作用。如有碎小死骨能自行排出，有利瘻管癒合。如死骨大，有骨死腔，或疤痕組織過多，在手術清創的同時應配合藥物治療，可以提高療效。

在治療過程中要預防病理性骨折，根據病情患肢用夾板固定。

三、佛禪療法

每日禪定三次，每次20分鐘。

每天念頌大明咒二次，每次10分鐘左右。

每日禮拜文殊菩薩一次，上蓮花明檀香三支。

每日六觀想一次。

每日微笑數次。

五、乳頭皸裂

乳頭或乳暈部分的皮膚破碎，稱為乳頭皸裂，哺乳婦女常見的疾病，和乳脹一樣，都是引起乳癰的最重要原因。常由於哺乳婦女乳頭皮膚的嬌嫩，不耐嬰兒唾液的浸漬和吸吮；或由於哺乳婦女本身有乳頭平坦、凹陷、過小或乳汁分泌過少等生理缺陷，嬰兒吸吮困難而強力吮嚼所致。中醫認為是患者素體陽盛，肝火不得疏洩，與陽明濕熱相結而成。

【診查要點】

1.乳頭或乳暈部分表皮剝脫，形成大小不等的裂口。嚴重的可在裂口處形成潰瘍，如在乳頭基底部形成潰瘍，則有使乳頭脫落之感。

2.皸裂或潰瘍處分泌脂水，乾燥後結黃色痂，產生燥裂性疼痛，尤其是小兒吸吮時，痛不可忍。

3.結痂後乳竅陰塞，或乳婦怕痛拒絕嬰兒吮乳，致使乳汁排洩不暢，引起積乳，可繼發急性乳腺炎。

4.若乳暈周圍皮膚乾燥皸裂，則奇癢難受，癒後仍易復發。

【治療方法】

一、辨證論治

輕者可不必內服中藥，如肝火濕熱盛者，可清肝火利濕熱。

方藥：龍膽瀉肝湯加減。龍膽草5克，梔子、黃芩、生地、當

歸、澤瀉、車前子(包)各10克，甘草3克。

加減：奇癢，加苦參、地膚子各10克。

脂水多，加赤芍、赤苓各10克，木通10克。

二、局部處理

輕者可用黃連膏、蛋黃油外塗，每日數次。潰瘍鮮紅者可塗生肌玉紅膏。脂水較多可塗枯礬油膏(枯礬粉20％，輕粉、石膏各10％，凡士林60％)或20％枯礬水濕敷。

除以上措施外，輕者可用玻璃罩橡皮頭罩在乳頭上供嬰兒吸吮。重者必須停止哺乳數天，定期按摩乳房，擠出乳汁，待乳頭皸裂癒合後再行哺乳。

三、佛禪療法

每日禪定三次，每次20分鐘。

每天念頌大明咒三次，每次10分鐘左右。

每日禮拜文殊菩薩一次，上蓮花明檀香三支。

每日六觀想一次。

每日微笑數次。

六、急性化膿性乳腺炎

急性化膿性乳腺炎又稱「乳癰」。發生於哺乳期稱「外吹乳癰」；發生於懷孕期的稱「內吹乳癰」；在懷孕期、哺乳期以外發生的急性化膿性乳腺炎又稱「非妊娠哺乳期乳痛」。外吹乳癰的病因主要由乳汁淤積、肝鬱胃熱等引起，多見於初產婦，常發生在產後1個月後。因外吹乳癰牽涉哺乳，發生的問題較多，本文僅以此為主討

論。

【診查要點】

1.絕大部分病例都有「乳脹」階段，如不加妥善處理，消除積乳，則2～3日後腫塊開始發紅，局部灼熱，全身畏寒發熱，體溫可高達40℃以上。頭痛，周身不適，血白細胞計數及中性粒細胞明顯增高。持續1周後膿腫形成，局部可捫及波動感。

2.乳暈部膿腫隆起明顯，膿腫位置一般較淺；乳房部膿腫位置較深，可捫及波動感；而乳房深部膿腫或乳房後位膿腫，則皮膚發紅、波動感等不明顯，後位膿腫還可使整個乳房向前凸出。

【治療方法】

一、辨證論治

(1)初期

治法：清胃解毒，疏肝通乳。

方藥：瓜蔞牛蒡湯加減。瓜蔞皮10克，蒲公英30克，銀花、連翹各15克，黃芩10克，柴胡6克，青皮、漏蘆、皂角刺各10克。

加減：惡寒發熱，加荊芥、防風各10克，牛蒡子10克。

胸肋脹滿，加香附10克，橘葉6克。

乳脹甚者，加焦山楂10克，生麥芽30～60克。

(2)成膿期

治法：清熱解毒，托裡透膿。

方藥：透膿散加味。當歸、炒山甲、皂角刺、川芎各10克，生黃芪15～20克。

(3)潰後期

治法：排膿托毒。

方藥：四妙湯加味。黃芪10克，當歸10克，銀花10克，炙甘草3

克。

二、外治

(1)初期：按「乳脹」外治法治療，一旦乳汁通暢，毒隨乳出，腫塊消散，即無化膿之虞。

(2)膿成期：切開排膿。乳房部膿腫切口呈放線狀，在膿腫低處切開，切口不宜過小，務使膿液引流通暢。乳暈部膿腫較淺，局麻後用有齒鑷子鉗起皮膚，用尖頭刀挑開皮膚。呈放射狀或沿乳暈均可。然後用彎頭蚊式鉗輕輕撐一下，膿出即可。乳暈部為主乳管集中之處，不宜多攪動。乳房後位膿腫宜於乳房下沿乳房底部弧形切開，用16～18cm彎頭管鉗，伸入撐開創口，膿即湧出。用黃連膏油紗布塞入引流。

(3)潰後期：如切開引流暢通，1周後膿液即減少至無，創口內不置引流1天後仍無膿者，即可不置引流讓其癒合。

三、針灸療法

體針：膻中、合谷、外關、後溪。

耳針：乳腺、內分泌、枕。

四、佛禪療法

每日禪定二次，每次20分鐘。

每天念頌大明咒兩次，每次10分鐘左右。

每日禮拜觀音菩薩一次。

每日六觀想一次。

每日微笑數次。

七、乳腺增生症

乳腺增生症包括乳腺小葉、乳腺導管、間質等增生的疾病。臨床上常分為生理性的與病理性的兩類。有的學者提出，這兩類的病理都與卵巢激素有關：其本質都是導管，腺泡以及間質不同程度的增生；兩者之間的病理都有不同程度的移行改變。為此建議分為乳痛症、小葉增生、纖維腺病、纖維化、囊性增生等5型。這種分型比較符合臨床。乳腺增生症的病因主要是卵巢功能的失調，即黃體功能不足，孕酮分泌減少，使雌激素的水平相對過高所引起。中醫統稱為「乳癖」，認為多由氣鬱痰凝、沖任失調等所致。

【診查要點】

1.婦女在月經前2～5天內，雙乳有輕度發脹或疼痛為正常現象。但脹痛較劇，時間更長，經前更覺明顯者，則常為病態。經來時脹痛消失，在一側或雙側乳房內可捫及結節樣增生組織，質軟。經後結節消失者，一般屬乳痛症型小葉增生症型。其特點是疼痛較重而腫塊軟，經來自消。

2.腫塊呈片狀，質韌，疼痛雖有而不劇烈者，常為纖維腺病型，腫塊質韌，經後並不變軟則可能為纖維化型，有的腫塊更硬如軟骨狀者又稱硬化性乳腺增生症。囊性增生常發生在35歲以後，有無數小囊集成的錐體形腫塊、大如乒乓球的囊腫。

3.患者常伴有胸悶、噯氣、性情急躁、易動肝火以及痛經、月經不調、白帶清稀、腰酸背痛等症。

4.如乳房部疼痛劇烈，牽涉肩背，而且咳嗽、深呼吸等使疼痛加劇時，要檢查同側肋軟骨，如在同側第3、4、5肋軟骨上有明顯壓痛時，則為肋軟骨炎或乳腺增生合併肋骨炎。

【治療方法】

一、辨證論治

(1)肝鬱氣滯：經前乳房脹痛，結節性腫塊質軟，隨月經周期與喜怒而消長，胸悶肋脹，或伴有月經不調者。

治法：疏鬱理氣。

方藥：逍遙散加減。柴胡6克，當歸、赤芍、白芍各10克，青皮、陳皮各10克，香附鬱金、川楝子、延胡索、荔枝核、橘核各10克。

加減：脾氣急躁，加丹皮、黑梔各10克。

疼痛甚者，加全蠍3～5克。

胸悶肋脹，加薤白10克，全瓜蔞10克。

便秘乾結，加昆布10克，全瓜蔞30克。

月經不調，加生熟地、川芎各10克。

(2)沖任失調：乳房脹痛，腫塊較韌，腰酸背痛，白帶清稀，諸症經前加重。

治法：調理沖任，補益肝腎。

方藥：二仙湯合腎氣丸加減。仙茅、仙靈脾、熟地、枸杞子、白芍各10克，當歸、青皮、陳皮、橘葉、橘核各10克。

加減：偏肝腎陽虛，加鹿角片、巴戟肉各10克。

偏肝腎陰虛，加女貞子、墨旱蓮各10克。

腫塊偏硬者，加白芥子、山慈菇、大貝母各10克，牡蠣30克(先煎)。

(3)淤痛夾雜：合併肋軟骨炎者。疼痛加劇，痛點固定，牽涉肩背，咳嗽深呼吸時均加重。

治法：化淤止痛。

方藥：桃紅四物湯加減。桃仁、紅花、歸尾、赤芍、川芎、生地各10克，青皮、陳皮、鬱金、香附、三棱、莪朮各10克，炙全蠍3～5克。

二、外治

陽和解凝膏外貼，5日換一次。

藥物胸罩。

根據臨床經驗，治療乳腺增生症應該注意以下幾個問題。

1.治療中應注意月經周期。經前為激素紊亂時期，乳脹、腫塊等症狀均較重，治療應以此段時期為重點，觀察療效亦應以這段時期的症狀為準。經後則激素趨於靜止平穩狀態，絕大部分患者在經後，疼痛轉輕或消失，腫塊變軟或消失。因此，月經來潮後至排卵前的一段時間除個別患者外，均可暫時休息一段時期以調劑患者服藥之苦，如患者願意繼續服藥，則經後血海空虛，以腎陰不足為主，治療上可以調補肝腎。患者經治療後經前症狀已完全消失，腫塊亦變軟，則應連續在經前治療半個月，連續3個月經周期，以鞏固療效。

2.由於月經後(月經乾淨後1周以內)是乳房的一切增生活動靜止的時期，因此，乳房的檢查，如腫塊的觸診、鉬靶X線攝片、冷光透照、超音波檢查以及紅外熱圖像檢查等，均應在這期間進行，這樣，才能得到正確的印象。

3.乳腺增生因病程較久，已經發展到纖維腺病階段，這時，纖維組織較多，腫塊質地已較堅韌，即使在經後1周內檢查，腫塊只能轉軟，不能完全消失。只要定期檢查，亦並無多大危險，可以告訴患者。

三、佛禪療法

每日禪定二次，每次20分鐘。

每天念頌大明咒二次，每次10分鐘左右。

每日禮拜彌勒佛三次，上桂花明檀香三支。

每日六觀想一次。

每日微笑數次。

八、男性乳房發育異常症

男性乳房發生異常性發癲，稱男性乳房發育異常症，好發於中老年男性，中醫稱為「乳癧」。男性本身產生的雌激素，由肝臟滅活並由睪丸產生的睪丸素所中和，因此平時並不產生任何作用。如肝臟有病，失去對雌激素的滅活能力，或者睪丸有病不能產生睪丸素，或年老睪丸素明顯減少等原因，引起了雌激素相對過高，導致乳腺的發育。中醫則認為此症系腎氣不足，沖任失調，肝失所養，氣滯痰凝所致。

男女兒童在10歲以下，於一側或雙側乳頭下有結節出現，有輕度疼痛，稱兒童乳房發育異常。亦為腎氣不足所致。

【診查要點】

1.乳暈中央有扁圓形腫塊，一般發生於一側，偶見雙側，有輕度壓痛或脹痛。

2.男性患本症常有三種情況：結節型，即在乳頭下捫及一結節，有輕度疼痛及壓痛；彌漫型，即整個乳房脹大，如少女發育狀，乳暈下無明顯結節可捫及；少女型，即乳側乳房均腫大，猶如少女。臨床上以結節型最多見，少女型則常因睪丸腫瘤等引起，同時可有發音較高，缺少鬍鬚，陰毛按女性分佈等特徵。

【治療方法】

一、辨證論治

(1)**腎陽不足**：痰氣內結，乳中結核，皮色不變，面色晦暗，腰膝酸軟，舌淡，苔薄白。

治法：溫陽化痰。

方藥：右歸丸加減。熟地、山藥、山萸肉、枸杞子、菟絲子各10克，鹿角霜20克，當歸、熟地片各10克，官桂5克，仙茅、仙靈脾、巴戟肉各10克。

(2)**腎陰不足**：氣滯痰凝，乳中結核，壓之微痛，心煩胸悶，失眠多夢，苔淡尖紅，唇有齒印。

治法：滋陰化痰。

方藥：左歸丸加減。熟地、山藥、山萸肉、枸杞子、菟絲子、鹿角膠、龜板膠、牛膝各10克，女貞子、黑旱蓮各10克。

腎陽不足，腎陰不足兩型**加減**：

胸悶肋痛，加青皮、橘葉、橘核各10克。

疼痛較甚，加川楝子、延胡索各10克。

腫塊較硬，加大貝母、白芥子各10克。

二、外治

陽和解凝膏外貼，5日換1次。

三、佛禪療法

每日禪定二次，每次20分鐘。

每天念頌大明咒三次，每次10分鐘左右。

每日禮拜文殊菩薩一次，上明檀香三支。

每日六觀想一次。

每日微笑數次。

九、急性胰腺炎

急性胰腺炎屬於中醫「胃脘痛」、「腹痛」等範疇。認為本病是在情緒、飲食等因素作用下，導致肝膽氣滯、濕熱內蘊、壅結脾胃所致。

近年來急性胰腺炎的發病率有升高趨勢，尤其是急性壞死性胰腺炎、出血性胰腺炎的發病率增多。因此，臨床上應引起警惕，一般經中醫治療一二，症情未見減輕或中西醫結合治療未見好轉者，均宜採用手術治療。

【診查要點】

1.腹痛多為突發，常在酒席宴會進食葷腥過多以後發生。疼痛局限於上腹，由於胰腺炎症部位的不同而可左上腹、右上腹或全上腹疼痛。疼痛性質以持續性為主，或有陣發性，或持續性疼痛陣發加劇。劇痛者如刀割，甚至因疼痛而出現休克。

2.多數患者有放射性痛，根據胰腺病變部位不同，可向右肩右腰(胰頭病變)、左肩左腰(胰尾病變)或腰背部(全胰腺病變)放射。

3.多數患者伴噁心嘔吐，吐後疼痛常不能緩解，有炎症滲出液的患者常伴有不同程度的腹脹。

4.一般的胰腺炎均有發熱。而寒戰、高熱、休克患者常提示為嚴重的急性胰腺炎，如急性壞疽性胰腺炎、出血性胰腺炎。

5.同時出現黃疸的病人，提示為膽道疾患引起的胰腺炎，或胰腺炎症已引起奧狄氏括約肌水腫。

6.上腹中部偏左常有壓痛。但胰腺為腹膜後臟器，壓痛沒有自覺疼痛明顯。

7.起病後6～8小時，測定血、尿澱粉酶，如增高(病初時以尿澱粉酶為敏感)對診斷有一定價值。如有腹腔滲出，則腹腔滲出液中澱粉酶增高，則可確定診斷。

【治療方法】

一、辨證論治

(1)辨證分型

1.氣滯型：症見口苦咽乾，痛在上腹牽連兩肋，熱象不顯，苔薄白，脈弦緊。常因飲食或情緒誘發。此型症如胃炎，故又稱胃病型。多見於輕症的水腫型胰腺炎，常由奧狄氏括約肌痙攣引起。臨床上常與胃炎混淆而未能確診。

2.濕熱型：症見胸悶心煩，口渴但不欲飲水，發熱或有寒熱往來，腹痛遍及右上腹或上腹，常連肩背，尿少、便秘或現黃疸，舌質紅，苔黃膩，脈弦滑數。此型多見於水腫型胰腺炎或併發膽囊疾患，可稱為膽囊型胰腺炎。

3.實火型：症見發熱不惡寒，口乾，渴喜冷飲，上腹劇痛放射至腰背，腹脹痞滿拒按，大便燥結，尿短赤，舌質紅，苔黃燥或膩，脈弦數有力。此型多見於重症水腫或出血性胰腺炎。因常有炎性滲出液刺激腹膜，引起腸麻痹而腹脹痞滿，故亦稱為腹膜炎型胰腺炎。

(2)治法：**疏肝和胃，通腑洩熱。**

方藥：大柴胡湯加減。柴胡10～15克，黃芩、枳實、半夏、白芍各10克，大黃10～15克(後下)。

分型加減：氣滯型，加木香、延胡索、川楝子各10克。

濕熱型，加茵陳30克，山梔10克，龍膽草3～10克。

實火型，加黃連3～10克，銀花30克，連翹12克。

症狀加減：嘔吐，加陳皮、竹茹各10克。

痞滿，加厚樸、薤白各10克。

便秘，加芒硝10～15克(沖服)。

(3)慧緣效驗方

1.清胰湯一號：適用於表現有肝鬱氣滯、脾胃蘊熱，以及便結腑實之各類型的急性胰腺炎，有疏肝理氣、清熱燥濕、通裡攻下的作用。柴胡15克，黃芩、胡黃連、木香、延胡索各10克，白芍15克，生大黃15克(後下)，芒硝10克(沖服)。

2.清胰湯二號：適用於並發膽道蛔蟲的急性水腫型胰腺。有疏肝理氣、清熱殺蟲、通裡攻下的作用。柴胡15克，黃芩、胡黃連、木香各10克，白芍15克，檳榔15克，使君子、苦楝根皮各15～20克，芒硝10克(沖服)。

二、針灸治療

體針：足三里、下巨虛、中脘、三陰交。

嘔吐：加內關、陽陵泉。留針，強刺激。

發熱：加曲池、合谷。留針，強刺激。

耳針：胰、膽、神門。

三、佛禪療法

每日禪定三次，每次20分鐘。

每天念頌大明咒一次，每次10分鐘左右。

每日禮拜心佛三次。

每日六觀想一次。

每日微笑數次。

十、膽道蛔蟲症

膽道蛔蟲症與中醫記載的「蛔厥」非常吻合。認為是臟寒而胃熱，蛔不安而上逆於胃，疼痛嘔吐，吐劇則吐出蛔蟲。

20世紀80年代以來，隨著人民生活水準的提高，膽道蛔蟲症的發病率已逐年下降。但許多農村仍有大片未脫貧地區，衛生狀況仍不能在近期內得以改善，膽道蛔蟲症的社會因素、環境因素仍未消除，膽道蛔蟲症仍可能成為某些地區的主要病種，中醫中藥治療仍然為其主要方法。為此，膽道蛔蟲症仍不失為急腹症的一個病種。

【診查要點】

1.突然發生劇烈腹痛，有鑽頂感。疼痛部位劍突下偏右為主，疼痛緩解後如常人。無併發症的膽道蛔蟲症局部無明顯體徵，因而有「症狀嚴重，體徵輕微」的特點。

2.噁心嘔吐在腹痛後發生，吐劇者可吐出膽汁及蛔蟲。

3.寒戰、高熱、黃疸、局部腹肌緊張、壓痛明顯者，則為並發膽道感染或膽囊炎，如全上腹或左上腹壓痛，則可能並發胰腺炎。

【治療方法】

一、辨證論治

本病屬寒熱錯雜之證。早期表現多偏於寒象，症見面白，四肢發冷，腹痛喜按，得熱而減，舌淡，苔薄白，脈弦細或緊。發生感染後則偏於熱象。

治法：安蛔止痛，驅蟲通腑。

方藥：烏梅丸加減。烏梅10～15克，川椒3克，檳榔、苦楝根皮各30克，生大黃10～15克(後下)。

加減：偏寒，加細辛、乾薑各3克，或制附片10克，桂枝3克。

偏熱，加黃連3～6克，生山梔10～15克。

吐劇，加木香10～15克，延胡索10克。

便秘，加芒硝10～30克(沖服)。

黃疸，加茵陳30克。

二、慧緣效驗方

醋100毫升加溫水100毫升頓服，或醋中加花椒少許，加熱煮開後，除去花椒頓服。

檳榔粉8克，生大黃粉、黑白丑粉各4克，以蜜加溫調和分數次在1～2小時內服完。兒童用量酌減，如驅蛔則加服驅蛔藥。

三、針灸療法

體針：足三里、支溝、陽陵泉。

痛甚，加勞宮；嘔吐，加內關；發熱，加合谷；便秘，加照海、腹結。

耳針：交感、神門、膽、肝。

四、佛禪療法

每日禪定二次，每次20分鐘。

每天念頌大明咒二次，每次10分鐘左右。

每日禮拜普賢菩薩一次，上香三支。

每日六觀想一次。

每日微笑數次。

十一、慢性前列腺炎

本病屬於中醫「精濁」範圍。原因有房勞過度，腎火易熾，精關

不固；或房室不潔，濕毒侵襲；或欲念不遂，精血淤阻所致。

【診查要點】

1.排尿不適，或有不同程度尿急、尿頻、尿熱、尿痛。

2.會陰部或直腸有不適感或隱痛，疼痛可放射到腰骶部、恥骨上、睪丸或腹股溝等處。

3.尿道常有乳白色分泌物溢出，尤其是在大小便終末時滴出。有時可見血性分泌物。

4.直腸指檢：前列腺正常、稍大或稍小，表面不規則，可有結節，並可有輕度壓痛。

5.前列腺液檢查，可見有大量的膿細胞，卵磷脂小體減少。

【治療方法】

一、辨證論治

(1)**濕熱壅陰**：小便頻急，莖中熱痛，刺癢不適，尿黃、尿末或大便時有濁從尿道滴出。

治法：清利濕熱。

方藥：八正散合龍膽瀉肝湯加減，龍膽草、木通各5克，車前子(包)、扁蓄、瞿麥、澤瀉、生山梔各10克，滑石15克，生草梢3克，便秘加生大黃5～10克。

(2)**陰虛火動**：腰膝酸軟，失眠多夢，遺精，陽事易興，尿末或大便時有白濁自尿道滴出，欲念萌動時亦有白濁溢出。

治法：滋陰降火，分清導濁。

方藥：知柏地黃丸合萆分清飲加減。熟地、山萸肉、澤瀉、丹皮、知母、黃檗、車前子(包)、女貞子各10克，萆15克，石菖蒲、蓮心各5克。

(3)**腎陽不足**：頭暈，精神不振，腰酸膝冷，陽痿，遺精，早

洩，甚至稍勞後即有白濁溢出。

治法：溫腎固精。

方藥：右歸丸加減。熟地、山藥、山茱萸、杜仲、菟絲子、沙苑子、鹿角膠各10克，熟附子5克，肉桂3克，芡實15克。

(4)精室淤滯證：小腹、會陰、睾丸、腰骶墜脹隱痛不適，或有血尿、血精，舌有紫氣，脈沉弦或沉澀。

治法：活血散淤，疏利精室。

方藥：桃仁四物湯如減。當歸尾、生地、赤芍、丹皮、牛膝、王不留行各10克，紅藤、敗醬草各15克，制大黃5克。

二、佛禪療法

每日禪定三次，每次20分鐘。

每天念頌大明咒三次，每次10分鐘左右。

每日禮拜地藏菩薩一次，上明檀香三支。

每日六觀想一次。

每日微笑數次。

十二、前列腺增生肥大症

前列腺增生是老年男性一種常見病。有症狀的前列腺增生，主要是尿頻、排尿困難、急性尿閉或尿失禁，屬中醫「癃閉」範疇。老年腎氣漸衰，陰陽失調，氣化功能不足，而出現排尿異常症狀。勞累、強力入房、過食辛辣等，使濕熱壅滯或精血淤阻，是引起發作或使病情加重的誘因。

【診查要點】

1.初起小便次數增多，以夜間明顯，逐漸排尿困難，有尿意不盡

感，嚴重時要用力才能排出。由於尿液長期不能排盡，而發生慢性尿瀦留。以致尿液自行溢出或夜間遺尿。

2.在病變過程中，常見受涼、勞累、房室過度、過食辛辣刺激食品，而突然發生排尿困難、尿閉、小腹脹痛，使病人輾轉不安。

3.直腸指檢：前列腺不同程度肥大，表面光滑而無結節，邊緣清楚，中等硬度而富有彈性，中央溝變淺或消失。

【治療方法】

一、辨證論治

(1)**腎陰不足，水液不利**：小便頻數不爽，淋漓不盡，伴有腰膝酸軟，失眠、多夢。陰虛有熱者，舌紅咽乾，尿黃而熱，脈象細數。

治法：滋陰補腎，清利膀胱。

方藥：知柏地黃湯加車前子10克，木通5克。

(2)**腎陽不足，氣化無權**：小便頻數、失禁、遺尿或尿閉，精神萎靡，腰膝酸冷，面白少華，畏寒喜暖，舌淡苔白，脈沉弱。

治法：補腎溫陽，固攝膀胱。

方藥：桑螵蛸散加味。桑螵蛸、黨參、龍骨、茯苓、益智仁、菟絲子、仙靈脾、巴戟天各10克，附子5克。尿閉者加服滋腎丸10克。

(3)**濕熱下注，膀胱滯澀**：小便淋漓不爽，尿黃而熱，莖中癢痛，甚則尿閉不通，小腹急脹，舌紅，苔黃膩，脈沉弦或數。

治法：清熱化濕，通利膀胱。

方藥：八正散加減。扁蓄、瞿麥、車前子(包)、生山梔、淡竹葉、黃蘗、澤瀉各10克，木通5克。

(4)**下焦蓄血，淤阻膀胱**：小便努掙方出，甚至點滴不下，小腹會陰脹痛，偶有血尿或血精，脈沉弦或細澀。

方藥：生大黃、歸尾、生地、炮山甲、地鱉蟲、桃仁、王不留行

各10克，肉桂3克。

二、局部處理(急性尿瀦留的處理)

1.食鹽500克，炒熱，布包，乘熱熨小腹部。

2.皂角粉少許，吹鼻取嚏，此開上竅通下竅的方法。

3.導尿：在無菌操作下，放入導尿管引流尿液。如尿瀦留時間過久，膀胱極度膨脹，應分次導尿。一般可先放出500毫升，其餘尿液分幾次在幾個小時內放出。必要時保留導尿管，避免反覆導尿引起尿路感染。導尿管插入困難者，應作穿刺導尿或膀胱造瘺。

三、佛禪療法

每日禪定二次，每次20分鐘。

每天念頌大明咒一次，每次10分鐘左右。

每日禮拜地藏菩薩一次，上明檀香三支。

每日六觀想一次。

每日微笑數次。

十三、血栓性靜脈炎

本病是臨床上常見的外周血管病，大、小隱靜脈尤其是曲張的靜脈為最多見，其次是頭靜脈、貴要靜脈及胸腹壁靜脈。原因是血液凝固性增高、血流緩慢、血管壁損傷和感染。靜脈內注射刺激性藥物亦可引起。下肢的淺靜脈炎類似中醫的「惡脈」、「青蛇毒」等病。

【診查要點】

1.急性期時，病變靜脈表面皮膚紅腫熱痛。一般性靜脈炎呈索條狀，多向心性蔓延。遊走性靜脈炎，多處靜脈發炎，此癒彼起。靜脈

周圍炎是嚴重曲張的靜脈發炎，局部呈片塊狀。全身可能有輕度發熱。

2.慢性期時，皮膚紅腫消退，但靜脈僵硬，並與皮膚粘連，表面色素沉著，牽拉靜脈時呈溝狀。靜脈周圍炎在一片僵腫的皮膚上可觸及很多結節，可伴有脛踝水腫。

【治療方法】

一、辨證論治

(1)急性期

治法：清熱涼血。

方藥：涼血四物湯加減。當歸、生地、赤芍、丹皮、地龍各10克，銀花藤、紫花地丁各20克，黃芩12克、五靈脂5克。病在上肢加薑黃，下肢加牛膝，胸膜壁加柴胡。

(2)慢性期

治法：活血通脈，散淤消腫。

方藥：桃紅四手湯加味。桃仁、當歸、川芎、赤芍、地鱉蟲各10克，炮山甲、紅花各5克，王不留行12克。

臨床上亦有根據氣行血亦行的原理，不分急慢性期，通用五香流氣飲，急性期加地龍，慢性期加地鱉蟲，療效顯著。

二、局部處理

1.急性期敷金黃膏，以清熱消腫、活血止痛。

2.下肢靜脈炎應積極治療腳癬和下肢潰瘍。有靜脈曲張者，待炎症消退後，考慮手術治療。

三、佛禪療法

每日禪定兩次，每次20分鐘。

每天念頌大明咒二次，每次5鍾左右。

每日禮拜藥師佛二次，上蓮花明檀香一支。

每日六觀想一次。

每日微笑數次。

十四、雷諾氏病

雷諾氏病是一種進行緩慢、無器質性病變的血管疾病。在寒冷刺激或情緒激動時，兩手即青紫。病與氣虛血弱有關。

【診查要點】

1.本病多見於年輕婦女，雙手同時發病，亦有手足同時發生者。

2.常在受冷以後，或在情緒激動時，兩手突然變為蒼白，迅即變為青紫色，發冷、發麻，或有針刺樣痛。保溫後，手即成紅色並轉暖，恢復正常。患肢脈搏多可觸及。

3.寒冷季節發作頻繁，症狀亦重，天暖時逐漸好轉。病情嚴重者，天暖時亦常發作，有疼痛及指端出現營養障礙，如指甲裂紋、水泡和小潰瘍，但很少壞死。

【治療方法】

一、辨證論治

治法：補氣養血，溫通經脈。

方藥：當歸四逆湯加減。黃芪、當歸各15克，桂枝、赤芍各10克，炙甘草、木通各5克，細辛3克，生薑2片，紅棗4枚。情緒激動發作者，加木香、烏藥、川芎各10克。

二、針灸療法

取穴：曲池、外關、陽池；尺澤、內關、合谷。兩組交替使用，針刺與艾灸並用。

此外，保持雙手溫暖，不吸煙，情緒不要激動。

三、佛禪療法

每日禪定三次，每次5分鐘。

每天念頌大明咒三次，每次5分鐘左右。

每日禮拜一次。

每日六觀想一次。

每日微笑數次。

十五、破傷風

破傷風是因皮膚破傷後，感染破傷風桿菌引起的局部或全身痙攣為特徵的急性感染。新生兒斷臍時感染的稱為「臍風」。中醫認為是由皮膚破傷之後，「風毒」侵入，流竄經絡引起。

【診查要點】

1.發病前2周內有外傷史。

2.早期表現為咀嚼肌乏力，面部肌肉酸痛，語言不清，吞咽不便，張口困難，牙關拘急。

3.典型發作時，面部肌肉痙攣，呈苦笑面容；項背部肌肉痙攣則角弓反張；最後隔肌痙攣引起呼吸困難。

4.任何輕微的外界刺激(如聲音、光線甚至醫生的檢查)都可能誘發強烈的全身肌肉痙攣，因而導致病人體力衰弱、窒息，甚至引起死

亡。

5.患者神志始終清楚，若有高熱，常提示有毒血症、肺炎等併發症。

6.新生兒在7天之內，出現進行性吮乳困難，牙關開合不利，需密切觀察，早期明確診斷。

【預防】

本病預防勝於治療，一旦發作死亡率很高。

1.及時而有效地對受傷創口進行清創，清除壞死組織和異，消滅死腔。在傷口較大、清創不易徹底時，不宜縫合，可用3％過氧化氫濕敷，以消除破傷風桿菌生長繁殖的條件。

2.破傷風抗毒血清1500個國際單位，皮試後肌肉注射，超過24小時者，劑量應加倍。

3.內服玉真散3～5克，每日3次。蟬衣粉3～5克，黃酒送服，每日3次。

【治療方法】

一、辨證論治

治法：祛風解毒止痙。

方藥：

(1)玉真散：加味。薑制南星、防風、白芷、天麻、羌活、白附子各10克，蟬衣15克，水煎服。不能口服者鼻飼。

(2)追風散：每日1劑，重者每日2劑。此方解痙作用較強。

(3)撮風散：蜈蚣1條，勾藤10克，朱砂0.3克，蠍尾1條，蟬衣3克(有條件加麝香適量)研為細粉。每次服0.5～1克，每日3次。適用於新生兒。

二、慧緣效驗方

鮮嫩桑樹枝，取直徑約3公分長100公分一段，架空，中間用火燒，兩端即滴出桑木油，收集備用。成人每次10毫升，加紅糖少許，服後出汗。

三、針灸療法

牙關緊閉：合谷、下關、頰車、內庭。

喉痙攣：少商(放血)、扶突。

四肢抽搐：合谷、曲池、內關、後溪、太衝、申脈。

角弓反張：大椎、筋縮、肝俞、承山、昆侖。

以上均用重刺手法。留針2～3小時。

本病死亡率較高，應按常規用破傷風抗毒素等中西醫結合治療。

四、佛禪療法

病情穩定以後，每日禪定一次，每次30分鐘。

每天念頌大明咒三次，每次2分鐘左右。

每日六觀想一次。

每日微笑數次。

【護理】

本病護理非常重要。病人應隔離於安靜而弱光的病室，儘量避免聲、光、風震動等外界刺激。各種檢查和治療，要集中固定在一段時間內進行，以減少刺激，避免誘發痙攣。其他如注意口腔清潔，保持呼吸道通暢，防治褥瘡，保護痙攣發作時的病人安全等。

十六、燒傷

　　燒傷，是由灼熱的液體、固體、氣體以及電、化學物質等原因引起的體表組織損傷。輕者僅及皮肉，不傷臟腑；重者則熱毒熾盛，或內攻臟腑，而傷陰損陽，危及生命。

【診查要點】

1.燒傷面積的估計

　　常用的方法，是以患者單側手指並攏後的掌面，為自己身體表面積的1％，以此計算燒傷面積大小。

2.燒傷深度分類

　　Ⅰ度：皮膚潮紅、腫脹、疼痛，癒合不留疤痕。

　　Ⅱ度：皮膚潮紅、腫脹、起泡、痛甚，如不感染，癒後不留瘢痕。

　　Ⅲ度：皮膚蒼白，間有紫紅色斑點，癒後常留瘢痕。影響功能皮。

　　Ⅳ度：皮膚全層損害，呈蒼白色或焦黑色，疼痛不堪，創面乾燥，失去彈性，甚至傷達肌肉、筋骨，癒合留疤痕和攣縮。

3.燒傷程度分類

輕度：總面積在10％以內，Ⅲ度創面不超過2％，無併發症。

中度：總面積在11％～30％之間。或Ⅲ度創面在10％以內。

重度：總面積在31％～50％之間。或Ⅲ度創面在11％～20％之間。

特重度：總面積在50％以上，或Ⅲ度創面在20％以上。

4.主要症狀

（1）大面積燒傷，早期因劇烈疼痛，可出現煩躁不安等早期休克症狀，以後因創面大量滲出而致出血容量減少，可導致繼發性休克。

（2）休克時間過長，常出現少尿無尿，提示腎功能損害。

(3)大面積燒傷5天以後，出現高熱、口渴、尿赤、便秘、脈數等症狀，表示創面感染，若創面上有綠色膿性分泌物時，可能為綠膿桿菌感染。

(4)燒傷敗血症是感染期的嚴重併發症。早期敗血症一般發生在傷後2周內，如在傷後3～7天發生的，則病情嚴重；深度燒傷在焦痂溶解時(約傷後3～4周)亦易發生。

【治療方法】

一、現場搶救

(1)冷水療法：中小面積燒傷，特別在四肢，可用清潔的冷水澆浸，方便時用自來水淋澆半個小時。適用於燒傷早期，有減少損傷、止痛、減少滲出的作用。

(2)強酸鹼燒傷，應立即用大量清潔水沖洗，以減輕傷害程度。

(3)較重的燒傷應用清潔的被單或衣服包裹起來，護送醫療單位。

(4)疼痛劇烈的，輕的服去痛片，嚴重的用杜冷丁80～100毫克肌注。

(5)對有不清潔的創面者，應立即肌注破傷風抗毒素1500～3000國際單位。

二、創面處理

(1)有休克者先搶救休克，待病情平穩後，再行清創。

(2)創面先用肥皂水或清水沖洗，再用生理鹽水或1：1000呋喃西林水淋洗創面。

(3)水泡處理：用粗針從水泡基底部兩側刺破使液體流出，或用注射器抽吸。

(4)藥物治療：對不易受摩擦的暴露部位，夏季或冬季有保暖條件

者，創面可以暴露給藥。否則，創面應加以包紮。

1.清涼膏：選乾淨的風化石灰500克，冷開水2000毫升，攪混後澄清，取水1份，加麻油1份，充分攪勻呈蛋清樣，塗患處。適用於 I 度創面。暴露或包紮皆可。

2.燙傷藥水、虎地酊(虎杖、生地榆等量，用70％酒精浸泡過濾而成)：這兩張處方是制痂劑，塗藥後待其乾燥再塗，或採用斷續噴霧法，至藥液形成咖啡色痂蓋為止。

3.燙傷油布、黃連膏油布：適用於水泡被揭除或擦爛的創面，在徹底清創的基礎上，給藥後用厚紗布敷料包紮，抬高患肢，如滲出少、無臭味、無明顯感染，不必每天更換敷料。

4.對感染化膿、滲出多的創面，用三黃湯或虎杖煎湯、濕敷或浸泡。感染控制後再用燙傷油布或黃連膏油布換藥。

5.深度燒傷的焦痂及感染腐爛的組織，應及時清除。

6.壞死組織清除，創面乾淨，潰瘍小者用生肌玉紅膏紗布。如內芽生長凸出創面，影響預後時，貼夾紙膏或枯礬液紗布濕敷。大面積潰瘍必須創造條件植皮。

三、辨證論治

小面積燒傷，無全身反應，可不必服藥，或用一般消炎解毒劑預防感染。有較重全身反應者需辨證論治。

(1)火毒熾盛：高熱，煩渴，喜冷飲，重者神昏譫語，尿赤，舌紅，苔黃起刺，脈洪數。

治法：清火解毒。

方藥：清涼解毒飲加減。銀花、連翹、紫花地丁各20克，黃連、生甘草各5克，黃芩、生山梔、赤芍、丹皮、玄參、天花粉各10克。熱重加水牛角30克，大便燥加生大黃10克。

(2)**火盛傷陰**：高熱、煩躁、口渴、便秘、尿赤量少、舌紅絳乾、苔焦黃，脈大弦數或弦細而數。

治法：清火解毒，養陰生津。

方藥：增液湯合白虎湯加味。生地、玄參、麥冬各15克，知母、花粉、鮮石斛各10克，生石膏30克，鮮竹葉30片，銀花、連翹各20克，生甘草5克。

(3)**陰傷及陽**：精神萎靡，體溫不升，呼吸短促，四肢震顫，創面色暗，脈細微數，嚴重者可因陽氣虛脫而死亡。

治法：清熱解毒，益氣養陰。

方藥：增液湯合人參白虎湯。人參10～15克，另煎沖服。或酌用生脈散、參附湯進行搶救。並發火毒內攻臟腑，詳見全身感染治療。

(4)**氣血兩傷**：恢復期不發熱或低熱不退，精神萎靡，面色無華，不思飲食，自汗盜汗，脈虛弱無力，創面肉芽不紅，癒合緩慢或植皮不活。

治法：補益氣血，扶正托毒。

方藥：八珍湯加生黃芪15克，銀花、連翹各20克。

(5)**脾胃虛弱**：胃陰傷者，舌紅無苔，口乾少津，不思飲食，脈象細數，脾氣傷者，舌質淡胖，苔白或生糜，腹脹便溏，嘔惡呃逆，脈細而弱。

治法：調理脾胃。

方藥：胃陰傷者益胃湯，脾氣傷者香砂六君子湯。

四、慧緣效驗方

新鮮雞蛋清，加入少量冰片，攪勻後冰箱冷藏。塗在創面傷口，幹了再塗。至形成淡黃色薄膜為止。

虎杖根粉40克，加濃茶葉水(茶葉25克加水500毫升煎成)300～

400毫升，煮沸，過濾備用。清創後將藥液塗於創面上，每日數次，或斷續噴霧。

四季青(紅果冬青)煎沸(濃度1：1)，塗創面，每日數次，使結成薄痂。

上方適用於暴露的Ⅰ、Ⅱ度創面。

單純的中藥治療，一般只實用於輕度燒傷，對中、重度燒傷的消毒隔離，焦痂切除與植皮、抗休克、抗感染、補充營養等，需中西醫結合處理。

五、佛禪療法

病情穩定後，每日禪定三次，每次30分鐘。

每日禮拜心佛二次。

每日六觀想一次。

十七、毒蛇咬傷

人體被毒蛇咬傷後，毒液侵入傷口，滲入營血，深及臟腑而發生中毒。嚴重者可致死亡或肢體殘廢，對勞動人民健康危害甚大。

【診查要點】

1.被蛇咬傷後應立即作出是否為毒蛇咬傷的診斷。除詢問蛇的外形外，主要根據齒痕進行判斷。

毒蛇咬的齒痕為2～4個較深的小洞，傷後局部迅速腫脹，並向心端發展。

皮膚發紅、灼熱、疼痛，甚至皮膚青黑、壞死，創口滲血水(血液毒)。有的腫脹較輕、麻木而疼痛不甚(神經毒)。

2.患肢腫脹，一般第2～3天發展高峰，第4天起開始逐漸消退。

約2周全部消退。有時在傷口周圍遺留結締組織樣變的硬塊，消退緩慢。

3.神經毒的全身症狀，有發熱、頭昏、嗜睡、複視等；重者出現味、視、嗅、聽等感覺的障礙，表情淡漠，聲音嘶啞，吞咽困難，流涎，血壓下降，瞳孔散大。

血液毒症比較劇烈，惡寒，發熱，全身皮下或內臟出血，肌肉酸痛，黃疸等。混合毒時，則兩者症狀兼而有之。

【治療方法】

一、急救處理

1.咬傷後立即用布條、手帕或繩子紮在傷口上端，緊度以阻斷淋巴、淺靜脈回流即可。紮後每15～20分鐘放鬆1次。咬傷後如超過1個小時此法即無意義。

2.用冷開水，淡鹽水沖洗傷口。

3.用尖頭鑷子盡可能找出殘留在創口內的毒牙；消毒(臨時無條件可以不消毒)後，以牙痕為中心，沿縱軸切開皮膚成「＋」或「＋＋」形，深達皮下組織，但不要損傷血管，由上向下輕輕擠壓，使含毒的血液滲出，邊擠邊沖洗。

另可用拔火罐或吸奶器從切口處吸出毒液。同時準備送醫院急診處理。

二、慧緣效驗方

在農村或山區被毒蛇咬傷後，均可就地取材，採集一種或數種中草藥的鮮草內服或外敷。如金銀花葉、野菊花葉、紫花地丁、半邊蓮、半枝蓮、七葉一枝花、蒲公英、白花蛇舌草、佛甲草、穿心蓮等等，每次用200～300克，煎湯或搗爛取汁服，藥渣敷在傷口上，可連

用至症狀消失。

三、辨證論治

治法：民間有「治蛇不瀉，蛇毒內結，二便不通，蛇毒內攻」的經驗。治法以解毒為主，兼通利二便。

方藥：蛇傷解毒湯加味。半邊蓮30克，白花蛇舌草50克，虎杖、萬年青、青木香各20克，車前子(包)、生大黃(後下)各15克。

火毒重，加清水涼血藥，如黃連、黃芩、生地、丹皮、水牛角等。

風毒重，加祛風解毒藥，如白芷、細辛、川芎、威靈仙等。

混合毒選加上二型藥物。

由於毒蛇種類不同，毒液進入人體數量多少不同，就醫遲早不同，因此，病情輕重懸殊較大。

對嚴重病例需中西醫結合搶救，以減少死亡。

解毒措施，如輸液、氫化可的松、抗毒蛇血清、抗感染、預防破傷風等，危重病例要防治休克、糾正酸中毒、搶救心肺功能衰竭等。

四、佛禪療法

病情穩定後，每日禪定三次，每次20分鐘。

每天念頌大明咒三次，每次10分鐘左右。

每日六觀想一次。

十八、昆蟲螫傷

昆蟲種類很多，人被螫傷後，症狀明顯，痛苦較大的有蜈蚣、蜂、蠍等。一般僅有紅、腫、熱、痛、癢等症狀，嚴重者有全身反

應，在治療上均可用季德勝蛇藥片內服、外塗。

蜈蚣螫傷

【診查要點】

螫傷處有一紅色淤點，周圍紅腫，自覺熱、癢、劇痛。重者可有噁心、嘔吐、頭暈、渾身麻木等全身症狀。

【治療方法】

1.傷口立即用肥皂水、3％氨水、5％～10％蘇打水擦洗、冷敷。

2.甘草、雄黃各等分，研末，菜油調敷患處。

3.鮮芋芳、鮮魚腥草、鮮扁豆葉、鮮嫩桑葉，任選一種，搗爛敷患處。

蜂螫傷

【診查要點】

螫傷處有紅色淤點，周圍起紅斑樣丘疹，重則一片潮紅腫脹，或有水泡，瘙癢、劇痛，亦要有頭暈、噁心等症狀，嚴重者可能發生過敏性休克。

【治療方法】

1.盡可能取出蜂刺。

2.蜜蜂毒液多為酸性，用肥皂水、蘇打水洗傷口，冷敷。黃蜂毒液為鹼性，用醋洗傷口、冷敷。

3.鮮佛甲草、馬齒莧、夏枯草、野菊花葉，洗淨，切碎搗爛，敷傷口。亦可用鮮蒲公英莖折斷後的乳白色的汁塗搽患處。

4.對黃蜂螫傷後發生過敏性休克者，應給以抗組織胺、腎上腺類固醇激素。

【佛禪療法】

每日禪定二次，每次20分鐘。

每天念頌大明咒二次，每次10分鐘左右。

每日六觀想一次。

蠍螫傷

蠍螫傷人體，因其產生溶血毒素及神經毒素，可引起嚴重反應。

溶血毒素：螫傷部位，皮膚大片紅腫、淤斑，灼熱、劇痛，嚴重者可產生壞疽。

神經毒素：局部腫痛，可發生不同程度的流涎、流淚、噁心、嘔吐、頭痛、嗜睡、寒顫、高熱、心悸、出汗、抽搐、肺水腫、呼吸麻痺等症狀。

【治療方法】

1.螫傷後立即在傷口上縛止血帶，並用拔火罐、吸奶器吸拔毒液，必要時切開傷口擠吸毒液。

2.明礬粉以醋調敷傷口，或雄黃、枯礬粉末用茶水調敷傷口臨時止痛，用0.5%～1%普魯卡因封閉。

3.毒性反應嚴重的，按毒蛇咬傷處理。

【佛禪療法】

傷勢緩解後每日禪定二次，每次20分鐘。

每天念頌大明咒二次，每次10分鐘左右。

每日六觀想一次。

第十三章

婦科雜病治療法

在明清時期，有幾處寺廟庵堂中的僧尼對醫治婦女雜病都有其獨特的醫技，比較有名的如浙江普陀山的慧濟寺、蘇州的紫金庵等。

一、月經不調

月經的期、量、色、質的任何一方面改變，均稱為「月經不調」。常見的月經先期、後期、先後無定期以及月經過多過少等症。

外界的氣候、地理、環境的改變，生活習慣的變化，精神情緒的波動，均足以影響月經的正常規律。但是偶爾失常一兩次，迅速得到調整的不作疾病論。

本病主要由於鬱怒憂思、過食辛辣寒涼食物、經期感受寒濕、忽視衛生以及多病久病等內外因素，導致氣血不調，臟腑功能失職，沖任兩脈損傷所致。

【診查要點】

1.月經正常周期，一般以28天左右計算。如超前或落後7天以上，作為先期或後期；忽先忽後作為先後無定期；如經量很多，經行時間超過7天以上，屬月經過多；如經量過少、一兩天即淨的，屬月經過少。

2.月經過多的，需做婦科檢查，排除有無子宮肌瘤等器質性病

變；檢查血小板計數及出凝血時間等，以觀察血液凝固情況是否正常。

3.月經過少，需考慮有無子宮內膜結核、貧血及慢性消耗性疾病。

【治療方法】

一、辨證論治

一般從月經的特點進行辨證，即根據月經的期、量、色、質辨識寒熱虛實。同時還需結合全身症狀進行分析。

先期量多，色紅或紫，質黏的，屬血熱；色淡質薄，屬氣虛。先期量少，色紅質稀，屬虛熱。後期量少，色淡質薄，屬氣血虛；色紫質薄，屬虛寒；色淡質黏，屬痰濕；色黑有塊質黏，屬氣滯血淤。先後無定期，量或多或少，色淡質薄或色紫紅質黏，屬肝鬱。

治療原則：當以理血調經為主，並應重視在經期階段的治療，如因病而月經不調的先治病，如因月經不調而病的先調經。

(1)月經先期

1.血熱證：月經超前，量多、色紅、質粘、有塊、心煩口渴，苔黃，脈數有力。

治法：清熱涼血。

方藥：荊芩四物湯加減。當歸10克，赤芍10克，生地12克，黃芩5克，荊芥5克，丹皮6克。

加減：如量多質稀、腰酸有潮熱，舌紅、苔薄、脈細數的，可去荊芥、黃芩；酌加地骨皮6克，青蒿10克，玄參10克，麥冬10克。

2.氣虛證：經行超前量多，色淡質稀，神倦乏力，氣短懶言，舌淡，脈細緩。

治法：補氣攝血。

方藥：舉元煎加減。黨參10克，黃芪10克，當歸10克，白朮10克，白芍10克，升麻5克，炙甘草3克，荊芥炭10克，煆牡蠣15～30克。

(2)月經後期

1.血寒證：經行後期，量少，色暗紅，有血塊，小腹冷痛，苔白，脈沉緊。

治法：溫經散寒。

方藥：溫經湯加減。當歸10克，川芎5克，赤芍10克，肉桂3克，莪朮10克，延胡索10克，牛膝10克，吳茱萸3克。

加減：偏虛寒的，兼見頭暈腰酸，怕冷，四肢不濕，舌淡，脈細等症狀，去赤芍、莪朮；酌加熟地10克，陳艾葉5克，仙茅10克，仙靈脾10克。

2.血虛證：經行後期，量少色淡，質稀，無血塊，面色萎黃，頭昏，目花，心悸，舌淡紅，苔薄，脈細弱。

治法：益氣養血調經。

方藥：人參養榮湯加減。黨參10克，黃芪10克，當歸10克，白芍10克，熟地10克，白朮10克，茯苓10克，遠志10克，肉桂1.5克，炙甘草3克。

3.氣滯血淤證：經行後期，量少色黯，有血塊，小腹脹痛，精神抑鬱，胸悶不舒，舌質紫黯苔薄，脈細弱。

治法：行氣活血。

方藥：血府逐淤湯加減。當歸10克，川芎5克，赤芍10克，桃仁10克，紅花5克，牛膝10克，香附10克，枳殼6克，木香3克，延胡索10克。

(3)月經先後無定期

肝鬱證：月經或先或後，量或多或少，色黯有塊，乳脹，胸悶肋痛，小腹脹痛，舌苔正常，脈細弦。

治法：疏肝解鬱，和血調經。

方藥：逍遙散加減。當歸10克，赤芍10克，柴胡3～5克，陳皮10克，鬱金10克，枳殼5克，延胡索10克。

加減：若見經色淡，倦怠、少言，大便溏，舌淡苔白，脈緩無力，酌加白朮10克，茯苓10克，扁豆10克。

二、慧緣效驗方

丹參30克研末，每服10克。凡屬先期量少的月經不調，用溫開水送下，每日服1次。如屬月經後期量少的月經不調，用陳酒送下，每日服1次。

益母草30克。先期加黃花蒿12克，旱蓮草12克，後期加茜草12克，水煎服。

三、針灸療法

體針：氣海、歸來、三陰交。

經遲，加炙命門、神闕；經早，加血海、太衝；經行先後不定，加足三里。

耳針：子宮、內分泌、卵巢、腎。

四、其他療法

穴位埋線療法取穴：中極透關元、腎俞、三陰交、脾俞。

五、佛禪療法

每日禪定二次，每次20分鐘。

每天念頌大明咒二次，每次10分鐘左右。

每日禮拜觀音菩薩一次，上桂花明檀香三支。

每日六觀想一次。

每日微笑數次。

二、痛經

凡經期或經行前後小腹疼痛的，稱為痛經。其原因大多為外感風冷，內傷七情，以致氣滯血淤，不通則痛，亦有因氣血不足，胞脈失養而成者。

【診查要點】

1.小腹疼痛隨著月經的周期而反覆發作。

2.疼痛劇烈的患者，如見肢冷、面青、汗出等症狀，提示可能發生昏厥。

3.需做婦科檢查，瞭解子宮發育情況，有無生殖器炎症或其他器質性病變，以明確痛經的原因。

【治療方法】

一、辨證論治

本症以小腹痛為主症。一般情況下，經前痛多實，經後痛多虛；脹痛絞痛多屬實證，隱痛多屬虛證。一般以實證為多見。治療上，經前著重理氣；經期需活血化淤；經後宜補虛為主。

(1)實證：經期多落後，經行不暢，色紫有血塊，小腹脹痛，有冷感，塊下痛減，脈細弦，舌苔薄白，或有紫點。

治法：理氣活血，溫經化淤。

方藥：痛經湯加減。當歸10克，香附、延胡索各10克，石打穿30克，肉桂3克。

加減：偏氣滯的(下大血塊後痛止的)可另用脫膜散(三棱粉3分，莪尤粉、五靈脂各3份，肉桂粉1份)。經前7～10天服，每日2次，經期每日3次，每次3克，吞服。

兼見熱象，口乾苦，心煩的，原方去肉桂；酌加丹皮10克，赤芍10克，炒川楝子10克。

(2)虛證：經行後期，量少色淡，無塊，經後小腹隱痛，頭昏乏力，舌淡，脈細弱。

治法：養血和絡法。

方藥：四物湯加減。當歸、炒白芍、熟地各10克，炙甘草、木香各3克，艾葉5克。

二、慧緣效驗方

益母草30～60克，煎湯，加紅糖適量內服。用於實證有淤象者。

石打穿30～60克，煎湯，加紅糖適量內服。用於實證有淤象者。

艾葉10克，煎湯，加紅糖適量內服。用於實證見寒象者。

生薑10～15克，煎湯，加紅糖適量內服。用於實證見寒象者。

三、針灸療法

體針：三陰交、歸來、氣海。

實證加合谷；虛證加關元俞。

最好在每月月經前一周開始治療，連續4～5次，月經來潮後即停止治療，連續治療3～4個月。

耳針：卵巢部過敏點、子宮、神門、皮質下、內分泌區。酌取數穴，留針期間，常撚針以穩定止痛，效果較好，或在耳區埋針，疼痛周期過後再起針。

四、其他療法

穴位埋線療法。取穴：中極透關元、腎俞。

本病忌食酸冷食物，並防止受寒。

五、佛禪療法

每日禪定一次，每次30分鐘。

每天念頌大明咒一次，每次8分鐘左右。

每日禮拜觀音菩薩一次，上蓮花明檀香三支。

每日六觀想一次。

每日微笑數次。

三、功能性子宮出血

婦女不正常的陰道流血，經檢查無生殖系統器質性病變者統稱功能性子宮出血。在婦科疾病中，是比較常見的一個症狀。中醫學稱為「崩漏」。其來勢急出血多的稱「崩」，來勢緩出血少的稱「漏」。在發病過程中，兩者可以互相轉化，因此「崩漏」並稱。本病因內傷七情、外感熱邪、過食辛辣食物等因素，導致腎、肝、脾及沖任功能失調而發病。

【診查要點】

1.一般先有短期停經(40～90天)，來潮時血量特多，持續時間延長，不規則，甚至可達數周，常因反覆多次出血而引起貧血。

2.需做婦科檢查，排除生殖系統器質性疾病，尤其是經絕期婦女，必須與腫瘤相鑑別。

3.大量出血時，必須觀察血壓、脈搏，注意是否發生休克。

4.檢查血液常規、血小板計數、出凝血時間等，與因凝血機能不良所致之出血作鑑別，並可明確貧血程度。

【治療方法】

一、辨證論治

崩漏有虛實之分。虛證以氣虛為主，實證以血熱、淤為多見。治療根據「急則治標，緩則治本」的原則，採用止血清熱、益氣化淤、調理脾胃等方法。總之，治崩宜固澀升提，不宜辛溫行血；治漏宜養血調氣，不可偏於固攝。血止後，應以補腎調周為主恢復正常月經周期。

(1)**血熱證**：出血量多，色深紅，質黏，或挾血塊，伴煩熱口渴、大便艱、小便黃，舌質紅，苔色黃，脈數。

治法：清熱涼血，固經止血。

方藥：固經丸加減。黑山梔6～9克，生黃芩5～10克，生地12克，炙龜板15～30克，地榆12克，黃檗5～10克，大、小薊各15克，生甘草3克，煅牡蠣18～30克。

加減：兼見心煩易怒、口苦乾、小腹痛等淤滯症狀的去牡蠣；酌加丹參10克，失笑散(包)10克。或震靈丹10克，分吞。

兼見頭昏、心煩、口渴、面色潮紅、舌淡、脈細數等陰血虧虛症狀的，去山梔、黃芩；酌加女貞子10克，旱蓮草10克，知母10克，地骨皮10克。

(2)**血淤證**：經漏淋漓不止，或驟然下血甚多，色紫黑，有淤塊，小腹疼痛拒按，苔灰暗或舌質有紫點，脈沉弦或澀。

治法：活血化淤。

方藥：失笑散加味。生、炒蒲黃各5克，生、炒五靈脂各10克，當歸10克，赤芍10克，香附10克、益母草15～30克，馬鞭草15克，茜草15克，參三七粉3克(分吞)。

(3)**氣虛證**：出血量多，或淋漓不盡，色淡紅，質較稀，精神疲

倦，懶言短氣，不思飲食，舌淡苔薄，脈虛細。

治法：補氣攝血。

方藥：歸脾湯加減。黨參10克，黃芪10克，白朮10克，炙甘草5克，炒當歸6克，茯神10克，地黃10克，陳棕炭10克，烏賊骨10～15克，煅牡蠣15～30克。

加減：若見頭昏耳鳴、腰酸肢軟、尿頻等腎虛證者，酌加鹿角膠10克、菟絲子10克、續斷10克、覆盆子10克。

若見汗出肢冷、脈微欲絕等虛脫症狀者，按休克急救。

若久漏而兼見頭昏、心慌、盜汗、口渴等陰血虧虛症狀的，酌加白芍10克，阿膠10克(烊沖)，首烏12克。

二、慧緣效驗方

陳棕炭10～15克，水煎服，或為細末，開水沖服。除血淤崩漏外均可應用。

紅雞冠花、側柏葉炒炭等分研成細末，每服6克，開水沖服。

地榆炭30～60克，水煎服。

以上適用於血熱崩漏。

益母草60～90克，煎服，每日2次。

鮮馬鞭草30克，煎服，每日2次。

以上適用於血淤崩漏證。

陳蓮房60克，燒灰存性研末，每次6～9克，每日2次，溫開水送服。一般止血。

棕櫚子丸(棕櫚子蜜丸)，每次5克，每日2次，連服2周。除血淤崩漏外均可應用。

三、針灸療法

體針：隱白、三陰交、足三里、血海、關元、氣海。隱白、關元加灸。

耳針：內分泌、子宮、卵巢、腎。

四、佛禪療法

每日禪定一次，每次20分鐘。

每天念頌大明咒三次，每次10分鐘左右。

每日六觀想一次。

每日微笑數次。

四、閉經

發育正常的女子，一般在14歲左右來月經。如果超齡過久，月經未來的，稱為原發性經閉；如曾經來過，而又中斷3個月以上，但又不是妊娠期，或哺乳期的，稱為繼發性經閉。本病可分虛、實兩類。虛者多為氣血肝腎不足，實者多為氣滯血淤痰阻。前者因墮胎多產、產後失血、多病久病等造成，後者因外感風冷寒濕、內傷七情氣鬱等所致。

【診查要點】

1.對閉經患者首先要排除妊娠期、哺乳期或經絕期的生理性閉經。

2.對繼發性閉經患者應詳細詢病史。瞭解是否患過嚴重疾病，或受過精神刺激，或環境有否變遷等，並進行全面體格檢查和必要的化驗、放射線檢查等，以鑑別引起閉經的原因，如結核病、糖尿病等慢

性疾病或營養不良、貧血、內分泌失調等情況。

3.對原發性閉經患者應做婦科檢查，觀察有無處女膜閉鎖、陰道閉鎖及子宮發育大小等情況。

【治療方法】

一、辨證論治

閉經的臨床特點是月經停閉不來，需辨其虛實，分別治療。如月經由逐漸減少而至停閉，切診腹部柔軟不痛，伴面色萎黃、神疲乏力、頭昏者，屬虛證，治以調補氣血為主。如月經突然停閉、腹部脹痛，伴精神抑鬱者，屬實證，治以行氣活血為主。如果閉經因結核病、糖尿病等慢性消耗性疾病引起的，應該針對病因進行治療。

(1)虛證

1.氣血兩虛證：經閉，頭昏目花，耳鳴，心悸，氣短，懶言，疲乏無力，舌淡無苔，脈沉細。

治法：益氣養血。

方藥：益母八珍丸加減。當歸10克，白芍10克，川芎5克，熟地10克，黨參10克，白朮10克，茯苓10克，甘草3克，益母草12克。

2.腎虛證：經閉，面色蒼老，乳房萎癟，神疲腰酸。

(1)偏於腎陽虛的，怕冷，四肢不溫，小便頻數，舌質淡，苔白，脈沉緩。

治法：補腎溫陽。

方藥：右歸飲加減。鹿角膠10克，紫河車10克，仙茅10克，仙靈脾10克，巴戟天10克，牛膝10克，肉桂3克，當歸10克，熟地10克。

(2)偏於腎陰虛的，形體清瘦，手足心熱，午後低熱，盜汗，舌苔中剝，脈細或細數。

治法：滋腎養陰。

方藥：六葉地黃湯加減。當歸10克，白芍10克，地黃10克，山萸肉10克，山藥10克，丹皮10克，澤瀉10克，茯苓10克，牛膝10克，何首烏10克。

(2)實證

1.氣滯血淤證：閉經，精神抑鬱，煩躁易怒，胸悶肋痛，小腹脹痛，舌邊紫或有紫點，脈弦或澀。

治法：行氣活血。

方藥：加味烏藥湯合桃紅四物湯加減。當歸10克，川芎5克，赤芍10克，桃仁10克，紅花5～10克，烏藥5～10克，木香5克，香附10克，延胡索10克。

加減：兼有腹冷等寒象的，酌加肉桂1.5～3克，艾葉5克。

2.痰阻證：閉經，形體肥胖，胸悶腹脹，泛惡痰多，口淡，舌苔白膩，脈細滑。

治法：化痰行滯。

方藥：蒼附導痰湯加減。蒼朮10克，香附10克，陳皮5克，半夏6克，茯苓10克，制南星5克，生薑3克，枳殼5克，當歸10克，川芎5克。

二、慧緣效驗方

益母草60克，紅糖30克，煎服。

茜草30克，加黃酒、水各半杯，煎服。

雞血藤90—120克，濃煎，加紅糖溫服，一日分2次服。

晚蠶砂120克，炒成黃色，布包，黃酒900毫升(甜酒亦可)，用瓦罐煎滾，去蠶砂，喝酒。每次50毫升，日服2次。

以上各方適用於實證經閉。

三、針灸療法

體針：關元，三陰交、合谷。虛寒證加灸足三里。

耳針：脾、肝、腎、內分泌。

四、佛禪療法

每日禪定二次，每次30分鐘。

每日禮拜心佛三次。

每日六觀想一次。

每日微笑數次。

五、更年期症候群

婦女在自然絕經前後（稱更年期），因腎氣漸衰，天癸將竭，出現月經紊亂、烘熱出汗、煩躁易怒、頭暈耳鳴、心悸失眠、浮腫洩瀉、神疲乏力，甚則情志異常等，稱為更年期症候群。古代醫籍中無專篇敘述，散見於「月經不調」「眩暈」「心悸」等病中。其原因主要是精神因素與腎的陰陽失衡所致，也與緊張及過度的腦力勞動有關，或因腎陰虛不能涵養心肝，心肝氣火偏旺，或因陰虛及陽，心脾失調所致。

【診查要點】

1.一般在45歲以上，月經紊亂或絕經後，見烘熱出汗，煩躁易怒，激動流淚，頭暈耳鳴，心悸失眠，浮腫洩瀉，神疲乏力，甚則情志異常等症狀。

2.陰道塗片檢查雌素水平低落；血清激素放射免疫學檢查，亦示雌二醇下降，促卵泡激素、促黃體生成素升高。

3.排除癲、狂、癇等精神性疾病。

【治療方法】

一、辨證論治

本病的主要病理，在於心、肝、腎，尤以腎的陰陽失衡為重要。治療方法應以滋腎為主，但必須平降心肝，偏於陽虛的，結合補陽調脾。

(1)腎陰虛證：月經後期量少，或先期量多，色紅質稠，烘熱出汗，煩躁失眠，五心煩熱，頭暈耳鳴，腰膝酸軟，大便乾燥，舌紅少苔，脈細弦數。

治法：滋陰寧神。

方藥：左歸飲加減。熟地、山藥、枸杞子、山萸肉各10克，勾藤、紫貝齒各15克，蓮子心3克。

如有脾胃不和者，兼見胃脘脹痛，大便溏薄，神疲乏力者，去熟地，加佛手片6克，炒白朮10克，茯苓15克。

(2)偏陽虛證：月經後期，量少，色淡無血塊，烘熱出汗，煩躁寐差，納差腹脹，大便溏薄，神疲乏力，面浮足腫，形寒肝冷，舌淡苔薄，脈沉細無力。

治法：溫明扶陽，健脾寧心。

方藥：右歸丸加減。乾地黃、山萸肉、枸杞子各10克，仙靈脾、仙茅各6克，黨參、白朮、茯苓各10克，陳皮、炮薑6克，勾藤、紫貝齒各10克。

二、針灸療法

體針：百會、內關、通裡、足三里、三陰交、太衝。

每次留針20分鐘，10次為一療程。

耳針：神門、子宮、皮質下、脾、肝、腎。

三、佛禪療法

每日禪定三次，每次20分鐘。

每天念頌大明咒三次，每次10分鐘左右。

每日六觀想一次。

每日微笑數次。

六、先兆流產

妊娠7個月內出現流產預兆，經保胎治療妊娠有可能繼續者，稱為先兆流產。中醫學稱為「胎漏」、「妊娠腹痛」、「胎動不安」。其發生原因多因氣血不足，脾腎虧虛或血分有熱。

【診查要點】

1.妊娠婦女(7個月以內)出現陰道流血，胎動下墜，或輕微腹部脹痛、腰酸等症狀。

2.婦科檢查：子宮大小與妊娠月份相符，子宮口未開大，小便妊娠試驗陽性(妊娠3個月以內)。

3.如出血量增多，腹痛較劇，子宮口已開大或胎膜破裂，羊水流出，則已發展成不可避免性流產。

4.如出血持續不止，或出血雖已停止，而子宮小於妊娠月份，或胎動消失，小便妊娠試驗轉為陰性的，應考慮死胎。

5.注意與葡萄胎、宮外孕等相鑑別。

葡萄胎：停經後常有不規則陰道流血，妊娠反應常較重，子宮大於妊娠月份，小便妊娠試驗陽性。

宮外孕：停經後除不規則陰道出血外，可能有劇烈腹痛，甚至發

生休克等腹腔內出血的症狀和體徵。陰道檢查：子宮頸舉痛，子宮正常大小或稍大，子宮一側可捫及腫大之輸卵管或包塊，有明顯觸痛。

【治療方法】

一、辨證論治

先兆流產，進行保胎治療。治療法則以益氣養血、補腎安胎為主，還需審因論治，佐以補脾、清熱、調氣之品。

(1)**氣血兩虛**：妊娠早期，陰道出血，小腹墜痛；或中期妊娠，胎動不安，陰道流血，面色萎黃或蒼白，神倦乏力，氣短懶言，頭昏，心悸，舌淡，脈虛弱。

治法：益氣養血，攝血安胎。

方藥：舉元煎合膠艾湯加減。黨參10克，黃芪15克，白朮10克，炙甘草3克，升麻3克，阿膠10克，艾葉1.5克，歸身10克，白芍10克，地黃10克。

加減：兼見納差、便溏等脾虛證者，去阿膠、地黃、歸身；加砂仁1.5克(後下)，木香3克，炮薑1.5克。

(2)**腎虛**：胎動不安，或胎漏下血，腰腿酸軟，身體瘦弱，頭眩、耳鳴，舌苔淡薄，脈較沉弱。

治法：益腎安胎。

方藥：壽胎丸加味。杜仲10克，續斷10克，山藥10克，阿膠10克，菟絲子10克，桑寄生10克。

(3)**血熱**：胎動腹痛，漏下色鮮，面紅唇赤，口乾，心煩，手心發熱，小便黃赤，舌紅苔黃，脈滑數。

治法：清熱養血，佐以安胎。

方藥：保陰煎加減。生地、熟地、白芍、黃芩、續斷、地榆、阿膠、旱蓮草各10克，生甘草3克。

二、慧緣效驗方

南瓜蒂1個(焙至黑色)，糯米半碗(炒黃)，共研細末，用油鹽加水調成糊狀，一日服。或用南瓜蒂3枚劈細，煎湯代茶，每至月中服1次，連服5個月。

保胎期間，應注意臥床休息，禁止性生活及不必要的婦科檢查，如已發展成不可避免性流產，則不必再予保胎治療，應立即採取必要的產科措施。

三、佛禪療法

每日拜心佛三次。

每日禪定三次，每次20分鐘。

每天念頌大明咒三次，每次3分鐘左右。

每日六觀想一次。

七、乳汁不行

產後無乳汁，或量太少，稱為乳汁不行。由於產後氣血虛弱，化源不足，無乳可下；或因氣機不暢，氣血失調，經脈澀滯所造成。

【診查要點】

1.生產後即乳汁不行的，應詢問產時有無失血史，以及產前腸胃消化情況。

2.突然乳汁不行的，注意是否精神受刺激，或乳房局部有無紅腫熱痛現象。

【治療方法】

一、辨證論治

乳汁缺乏，證有虛實，主要觀察乳房有無脹痛，結合全身症狀，以辨虛實。治療虛證，宜補益氣血，同時增加營養；對實證需疏肝通絡，還應注意精神舒暢。

(1)氣血虛弱： 產後乳汁不行，或有而不多，乳房無脹痛感，面色不華，皮膚失潤，舌淡無苔，脈虛細。

治法：補益氣血，佐以通乳。

方藥：通乳丹加減。黨參10克，黃芪15克，當歸10克，麥冬10克，橘梗5克，通草3克。

加減：若見腹脹便溏、食欲不佳等脾胃虛弱症狀的，加白朮10克，六曲10克。

(2)肝鬱氣滯： 產生乳汁不行，乳房脹滿而痛，或覺身熱，精神抑鬱，胸肋不舒，佐以通絡。

治法：疏肝解鬱，佐以通絡。

方藥：下乳湧泉散加減。當歸10克，白芍10克，柴胡5克，青皮5克，天花粉10克，漏蘆10克，桔梗5克，通草3克，穿山甲10克，王不留行10克。

二、慧緣效驗方

赤豆250克，煮湯，去豆飲濃湯。

當歸15克，王不留行10克，水煎服。

三、針灸療法

體針：膻中、少澤、乳根、合谷。

加減：食欲不振，加中脘、足三里、脾俞。

耳針：乳腺、內分泌、肝。

四、佛禪療法

每日禪定三次，每次20分鐘。

每天念頌大明咒三次，每次10分鐘左右。

每日禮拜心佛三次。

每日六觀想一次。

每日微笑數次。

八、子宮脫垂

子宮位置低於正常或脫出於陰道口者，稱為子宮脫垂，中醫學稱為「陰挺」。其原因為素體不強，產後體虛，胞絡鬆弛，氣虛下陷，不能收攝所致。

【診查要點】

1.自覺會陰處墜脹感，陰道有腫物脫出，約雞蛋或拳頭大，站立或屏氣時可以增大，平臥時能縮小或回縮。腫物黏膜因經常摩擦逐漸發幹、變硬增厚；或破潰而有膿性及血性液體滲出。常伴有腰酸、腹部下墜，走路時加劇，小便困難。

2.脫垂程度，臨床上分為三度：一度為子宮下降，宮頸下垂但仍在陰道之內；第二度為子宮頸和部分子宮體露出陰道口外；第三度為子宮頸和整個子宮體全部脫出陰道口外。

3.需與陰道前後壁膨出相區別，但有時可合併發生。

【治療方法】

一、辨證論治

本病臨床多見氣虛下陷的病理特點，治療當以補氣升提為主。

方藥：補中益氣湯加減。黨參10克，黃芪10克，白朮10克，炒枳殼10克，當歸10克，柴胡5克，升麻5克，炙甘草3克。

　　加減：脫垂部分腫痛，白帶多，小便赤澀，熱痛，加炒黃檗10克，龍膽草5克。

　　二、慧緣效驗方

　　川烏、白芨粉等分研末，每次用10～15克，紗布包紮成球狀，作陰道塞藥，三日1次，如陰道及會陰撕裂者，除上法治療外，必須手術修補。若局部潰破發生感染，分泌物增多者，需局部治療。

　　川烏10克，五倍子10克，加水1500毫升煮沸，置陶甕內，加醋60克，熏蒸局部。適用於脫垂部質較硬不易回收者，常先用於針灸之前。

　　烏梅60克，水煎垂乘熱熏洗，每日2～3次。

　　棉花根120克，水煎溫服。

　　枳殼60克，每日用30克水煎加白糖服，另30克熬水熏洗。

　　金櫻子根150克，加水煎濃汁服。

　　三、針灸療法

　　體針：關元、歸來、三陰交、足三里、灸百會。

　　耳針：子宮、腎、內分泌、皮質下。

　　四、佛禪療法

　　每日禪定三次，每次10分鐘。

　　每天念頌大明咒三次，每次5分鐘左右。

　　每日禮拜觀音菩薩一次，上桂花明檀香三支。

　　每日六觀想一次。

　　每日微笑數次。

九、不孕症

凡生痛年齡的婦女，婚後夫婦同居2年以上，配偶生殖功能正常，未避孕而不受孕者，為原發性不孕；或曾孕育而又連續2年以上不再受孕者，為繼發性不孕。原發性不孕，大多與腎虛肝鬱有關，繼發性不孕，大多與血淤有關。

【診斷要點】

1.生育年齡的婦女，結婚後夫婦同居，性生活正常，男方生殖功能正常，精液檢驗符合規定要求，未採取避孕措施，已歷2年以上，或曾有懷孕生育史而又連續2年以上不受孕者，即屬本病。

2.子宮輸卵管碘油造影，確定排除宮頸、子宮、盆腔內炎症腫瘤(包括子宮內膜異位症)等阻塞性不孕，及先天性生殖道發育異常(古稱五不女不孕)。

3.測量基礎體溫，陰道塗片檢驗雌激素水平及宮頸黏液結晶，子宮內膜病理檢查以確定是否排卵及黃體不健的不孕。

4.有條件的地方，夫婦雙方尚需做免疫抗體檢查，以確診免疫性不孕。

【治療方法】

一、辨證論治

腎主生殖，故本病治療的重點在於補腎填精，佐以調理心肝，但屬實者尤在於疏通經絡，清利濕濁，同時注意心情舒暢，掌握排卵期，始能奏效。

(1)腎虛證：婚後不孕，月經後期，量或少較淡，面色晦暗，腰酸腿軟，性欲較差，大便不實，舌淡苔白，脈沉細或沉遲。

治法：溫腎養肝，調補沖任。

　　方藥：毓麟珠。人參、白朮、茯苓、熟地、白芍、當歸、杜仲、菟子、鹿角霜各10克，炙甘草6克，川椒5克。

　　若腎陰虛，兼見煩熱口渴，頭昏頭痛，舌質偏紅，基礎體溫單相，低溫相偏高者，去杜仲、鹿角霜，加山萸肉、女貞子、淮山藥各10克，炒丹皮6克。

　　(2)肝鬱證：多年不孕，月經先後不定，量或多或少，色紫紅有小血塊，經行小腹脹痛，經前胸悶，煩躁，乳房脹育，精神抑鬱，舌質暗紅，脈細弦。

　　治法：疏肝解鬱，養肝調經。

　　方藥：開鬱種玉湯加減。當歸、白芍、白朮、茯苓、炒丹皮、制香附、廣鬱金各10克，綠萼梅3克。

　　(3)痰濕證：婚後久不受孕，形體肥胖，月經落後，量少或多，色淡紅。質黏膩，帶下量多，色白，質黏稠，頭暈腰酸，胸悶多痰，苔白膩，脈滑。

　　治法：燥濕化痰，補腎助陽。

　　方藥：啟宮丸加味。制半夏、蒼朮、陳皮、川芎各6克，制香附、神曲、茯苓、杜仲、仙靈脾名10克，肉桂(後煎)3克。

　　(4)血淤證：流產後久不孕，小腹作痛，月經尚正常，經行量少，或經行不暢，色紫紅有血塊，胸悶腹脹，苔正常，舌邊有紫淤斑，脈細弦。

　　治法：活血化淤，疏肝通絡。

　　方藥：桂枝茯苓丸加減。桂枝5克，赤芍、桃仁、茯苓、丹皮、蘇木、炙甲片各10克，地鱉蟲、絲瓜絡各6克。

　　若有濕熱者，兼見帶下量多，色黃白質黏膩，小便黃少、苔膩根厚者，去桂枝加紅藤、敗醬草、苡仁各15克。

二、針灸療法

體針：腎虛不孕取腎俞、合谷、氣海。血虛不孕取關元、子宮、三陰交、足三里。胞寒不孕取三陰交、命門、氣海。痰淤不孕取中極、三陰交、太衝。肝郁不孕取關元、陽陵泉、足三里。

每次留針10～20分鐘，腹部空位針後加灸，10次為一療程。

耳針：內分泌、子宮、三焦、盆腔、腹、腎。

每次取3～5穴針之，每次留針10分鐘，隔日一次，10日為一療程。

三、佛禪療法

每日禪定三次，每次20分鐘。

每天念頌大明咒三次，每次10分鐘左右。

每七日禮拜觀音菩薩一次，上桂花明檀香三支。

每日六觀想一次。

每日微笑數次。

第十四章

兒科雜病治療法

一、流行性腮腺炎

腮腺炎由病毒感染引起，好發於冬春，傳染性很強，5～9歲小兒發病率最高。中醫稱此為「痄腮」，也叫「蛤蟆瘟」。由風溫疫毒經口鼻侵入，內襲於少陽，循膽經外發後致。肝膽相為表裡，邪重者可內陷厥陰，產生抽昏迷；留滯肝絡，出現少腹痛及睪丸腫痛等合併症。

【診查要點】

1.有腮腺炎接觸史。一側或兩側耳下腮部漫腫脹痛，邊緣不清楚，有壓痛，腮腺管口(相當於上頜第二臼齒旁頰粘膜上)紅腫。可伴惡寒發熱、頭痛咽紅腫及嘔吐等症。

2.如脹痛較甚而腮腺轉軟，或頸部頜下有邊緣清楚的堅硬腫塊，須和化膿性腮腺炎、淋巴結炎相鑑別。

3.若見頭痛、嘔吐、項強、昏迷、驚厥，提示並發腦膜腦炎。

4.如睪丸腫大，小腹疼痛或脘脹痛，已有睪丸炎或胰炎併發症。

5.實驗室檢查：血查白細胞總數正常或減少，淋巴細胞數相對增多，在並發腦炎或睪丸炎時，白細胞總數會增高。並發胰腺炎時，尿、血澱粉酶增高。

【治療方法】

凡屬患側局部腫痛而全身症狀不明顯者，給予簡易方藥或外治療法即可治癒；反之當辨證用藥，內外兼施。

一、辨證論治

本病是風溫疫毒引起，治法當疏風、清熱解毒。若內陷心肝，並發睾丸腫痛及脘腹、小腹疼痛時，分別配合熄風開竅、疏肝洩肝等法。

(1)溫毒在表：輕微發熱惡寒或不發熱，一側或兩側腮部溫腫疼痛，舌苔薄白或薄黃，尖質紅，脈浮數。此為痄腮初起。邪毒在表。

治法：疏風清熱，散結消腫。

方藥：銀翹散加減。連翹、銀花、僵蠶、牛蒡子各10克，桔梗、薄荷各5克，甘草3克，板藍根15克。

加減：若腮腫明顯，加馬勃6克，夏枯草10克。

嘔吐，加竹茹6克。

(2)熱毒蘊結：壯熱頭痛，口渴引飲，腮部溫腫脹痛，堅硬拒按，咀嚼困難，咽紅腫痛，舌苔黃，質紅，脈滑數。此為邪壅少陽，熱毒較重。

治法：清熱解毒，軟堅散結。

方藥：普濟消毒飲加減。連翹、黃芩、天蟲各10克，蒲公英、板藍根各15克，馬勃6克，川連、甘草各3克。

加減：腮部漫腫，硬結不散，加昆布、海藻各10克。

大便秘結，加大黃10克或玄明粉10克(沖服)。

小腹睾丸痛，加龍膽草、柴胡各6克，延胡索、川楝子或荔枝核、赤芍各10克。

二、慧緣效驗方

夏枯草10克，板藍根15克，甘草3克，煎湯服。適用於輕痛邪在衛表時。

蒲公英、紫花地丁各30克，水煎服。每日1劑，連服3～4天。也可採用銀花、板藍根各30克，水煎服，每日1劑，連服3～4天。二方均有清熱解毒作用。

吳貝散貼足心：吳茱萸12克，大黃、浙貝各9克，膽南星3克，共為細末，醋調敷足心，患左敷右，患右敷左，雙側俱腫，左右均敷，每日換藥1次，有祛邪消腫作用。

芒硝30克，青黛10克，加醋適量調成糊狀，外敷患處，每日1次。

野菊花葉、車前草、馬齒莧、蒲公英、魚腥草、紫花地丁、芙蓉葉，以上任選2～3味各60克，取鮮草搗爛，敷腮腫處，每日1次。

仙人掌上片，去刺，剖成兩半，帶粘貼腮腫處，每日更換1次。

以上鮮藥外貼，均有清熱解毒和消腫作用。

三、針灸療法

體針：合谷、頰車、翳風、腕骨、通裡。

耳針：腮腺、內分泌。

王不留行壓迫耳穴法：用探針找出耳穴敏感點：腮腺雙側，耳尖和神門(均壓患側)。將王不留行分別壓在各敏感點上，以膠布固定，每日按壓王不留行4～5次，待腫大之腮腺消退後取下，一般療程約1～4天。

四、其他療法

(1)爆燈火療法：將一根燈芯蘸上菜油或麻油，點燃後迅速點燒

患側的角孫穴(二耳尖上，即耳翼折曲的高處，術前先剪去頭髮)，以發出清脆聲音為准。每日一次，一般只需2次。消腫明顯。

(2)蝌蚪液外搽法：蟾蜍幼苗(蝌蚪)0.5公斤，冰片1.2克，研細，共放瓶內，密封3～4天，蝌蚪即溶化為水，再用紗布濾過去渣，加適量防腐劑備用。每日3～4次塗搽患處，連塗2～3天，有消腫作用。

(3)蚯蚓白糖浸出液外敷：取新鮮蚯蚓10多條棄去臟泥(勿用水洗)置於碗中，加等量白糖攪拌，約半小時後，化成液狀，取紗布蘸液貼敷患處，3～4小時更換一次，換藥前，用淡鹽水洗淨患處，適用於輕症。

(4)蟾蜍皮外貼法：取蟾蜍用清水洗淨後，將皮剝下，剪成膏藥樣，表皮向外，直接貼敷於患處，8小時左右可自然乾燥而脫落，脫落後可浸水重貼或更換新鮮蟾蜍皮貼敷，待腫消為止，一般3天可愈。

(5)磁療法：

1.動磁：均使用旋磁治療機，對準腮腺腫處治療，動磁機上有釤鈷合金恒磁塊2枚，其磁強為3000～4000高斯，每次治療20分鐘，每日1～2次。

2.靜磁：每個患者於旋磁治療後，隨即貼敷鍶鐵氧體永磁片。其每片磁強為900～1000高斯，根據腮腺腫脹大小，按對側異名極對置，每次貼4～8枚。平均治3天即可。

【預防與護理】

1.發現病人及時隔離，時間隔離至腮腺完全消腫為止。

2.藥物預防，可用板藍根30克煎水服，每日1次，連服5～7天。

3.患兒發熱期間應臥床休息，飲食以流汁、半流汁為主，禁食肥膩及不消化食物。

二、小兒麻痺症

小兒麻痺症，又稱脊髓灰質炎，是由脊髓灰質炎病毒經消化道侵入而引起的急性神經系統傳染病。好發於夏秋，容易侵犯1～5歲的小兒。中醫認為係由風熱暑濕疫癘之邪。侵入肺胃，壅阻經絡，氣血運行不利而致肢體疼痛，逐漸麻痺不用。邪重者，可內陷心肝，痰阻氣道，出現昏痙喘憋危候；或嚴重耗傷氣血，損及肝腎，導致筋軟骨痿、癱瘓不用的後遺症。

【診查要點】

1.有與小兒麻痺患者接觸史。在夏秋季節或流行區域內，先見發熱、頭痛、汗多、嘔吐等症，繼現嗜睡、肌肉疼痛、體溫自然下降而又得升，逐漸出現肢體癱瘓。

2.癱瘓後意識清楚，語言如常。癱瘓呈弛緩性，部位不一致，膝腱反射在癱瘓前期亢進，後期消失，知覺存在。

3.癱瘓期間，密切注意有無呼吸困難、驚厥和面色精神等變化，及時發現呼吸麻痺、顱神經癱瘓的症候。呼吸麻痺：表現為呼吸不規則、表淺或呼吸暫停、體溫升高、心跳加快、血壓下降、意識不清、譫妄昏迷。顱神經麻痺：表現為一側周圍性面癱，不會吞咽，聲音嘶啞或鼻音、斜視等。

4.實驗室檢查：腦脊液細胞數大多增加，也可在正常範圍，以淋巴細胞占多，生化變化不大。2～3周後，細胞數減少時，蛋白增高，出現細胞與蛋白分離現象。

【治療方法】

本病初起以邪實為主，後期則正氣偏虛或虛中挾實。初期按外感論治；後期採取通經宣絡，益氣活血，強筋壯骨，以補虛扶正。治療

方法，早期以內服藥治療，癱瘓出現後，配合針灸外治。若現兩足內翻、外翻、骨骼畸形等後遺症，應予手術矯形。

一、辨證論治

(1)早期： 發熱，汗出，頭痛，全身不適，咳嗽咽痛，神情不安，厭食，嘔吐或腹瀉，一般1～4天症狀消失。此期溫邪侵犯，邪鬱肺胃。

治法：解表清熱，疏風袪邪。

方藥：銀翹散加減。銀花、連翹、黃芩、葛根、羌活各10克，大青葉30克，薄荷5克。

加減：驚惕不安，加勾藤15克。

咳嗽，加前胡6克。

嘔吐，加玉樞丹1～1.5克，另服。

(2)癱瘓前期： 熱退2～3天後又再升高，頭痛，嗜睡，此期以肌肉疼痛為特徵，小兒不要人撫抱，觸之即號叫啼哭。一般4～6天後進入癱瘓期。此為風邪濕熱，流竄經絡。

治法：化濕清熱，袪風通絡。

方藥：三妙丸加減。防己、蒼朮、炒黃蘗各10克，嫩桑枝30克，海風藤15克，地龍5克。

加減：發熱有汗，加桂枝2克，生石膏。

噁心嘔吐，苔白膩，加藿香10克，川樸5克。

呼吸困難，痰閉咽喉，另服猴棗散0.3克。

抽風、驚厥、昏迷不清，另取安宮牛黃丸1粒化服。

(3)癱瘓期及後遺症： 體溫下降，出現肌肉癱瘓、痿軟，以下肢為多見，亦可出現半身癱瘓，以及顏面、腹肌癱瘓等。嚴重的可出現肌肉萎縮、骨骼畸形，甚則兩足內、外翻等後遺症。此由氣血不調，

筋脈失養，以至肝腎虧損，骨枯筋痿。

治法：溫養氣血，補益肝腎。

方藥：補陽還五湯加減。黃芪、當歸、雞血藤、地龍、叢蓉、牛膝、巴戟天、烏梢蛇各10克。

加減：肌肉萎縮，患肢冰涼不溫，加桂枝3克，熟附子3克。

二、慧緣效驗方

野菊花、忍冬藤、鮮扁豆花各30克，水煎服。適用於早期。

桑枝、絲瓜絡藤各30克，煎水後內服或外治熏洗。選用於癱瘓前期。

蘄蛇粉：6個月至1歲每次0.3克；2～5歲每次0.6克，每日3次，連服2週。或用烏梢蛇粉加倍內服。適用於癱瘓期。

木瓜、透骨草、麻黃、當歸、牛膝、紅花、地膚子各12克，甲珠、桂枝各9克，露蜂房1個，加水煮沸後，加黃酒、燒酒各60克，趁熱燙洗患肢，必須使藥力熱透筋骨方效。每劑藥可洗3次，1日用完。適用於癱瘓期。

浮萍、川椒、麻黃、生山梔、炒白芍、破故紙、川牛膝各9克，杜仲、桂枝各10克；病程久加桃仁、紅花各12克；後期加制馬錢子12克，益母草30克。加水10～15公斤，慢火煎煮後熏洗患部。適用於癱瘓期及後遺症期。

三、針灸療法

取穴：曲池、陽陵泉。

上肢：外關、合谷、中渚。

下肢：加環跳、風市、足三里、三陰交、解溪。

腹肌麻痹：加天樞、大橫。

足外翻：三陰交下1寸，照海。

足內翻：承山下1寸，申脈。

足下垂：解溪上2寸。

手外翻：陽谷、養老、外關。

本病當出現癱瘓時，應立即進行針灸治療，可控制癱瘓症狀的發展，恢復也較快，但刺激要輕些，對後遺症的治療，一般收效較慢。

【預防及護理】

1.隔離病人。應自發病日起，隔離至40天。用具及排洩物要消毒。

2.按期口服預防本病毒活疫苗糖丸。

3.出現早期癱瘓的患兒，應絕對臥床休息。疼痛消失後，就做按摩等被動性鍛練，且要耐心不斷執行。

三、小兒厭食症

厭食是指小兒食欲缺乏，甚至拒食的一個症狀，是由餵養不當、偏食零食、饑飽不勻等，損傷脾胃所引起。多見於嬰幼兒。病程較長，日久氣血俱虛，抵抗力差，容易誘發其他病症。

【診查要點】

1.本病長期食欲不振，甚則拒食，形體消瘦，面乏華色，精神良好嬉耍如常，脈平，苔薄白，舌質正常。

2.所表現的厭食、消瘦諸症，應與小兒疳症作鑑別。疳症中的「疳氣」，除消瘦食少之外，精神萎靡或煩躁不安，腹脹，大便稀溏或乾稀不調。

3.實驗室檢查：紅血球與血色素輕度下降，免疫功能偏低，微量

元素檢查，低於正常。

4.需要排除肝炎、結核以及其他慢性疾病出現的厭食症狀。

【治療方法】

厭食的治療方法除藥物治療之外，尚有推拿療法、外治療法、飲食療法等，均能收效。其治療原則，皆是調理脾胃。比較而言，藥物治療與推拿或外治方法相結合，可以提高療效。

一、辨證論治

厭食病在脾胃，辨證時應辨別以脾運失健抑或胃陰不足為主。雖然兩者均以厭食為主症，但前者以運化失健為主，後者偏於陰津不足，要從證、舌方面加以鑑別。治療法則，以脾健貴在運而不在補為指導思想，著重調和脾胃，轉運中焦氣機。

(1)脾失健運證：食欲不振或拒食，形體消瘦，面乏華色，精神良好，舌苔薄淨或薄膩，舌質正常，脈尚有力。乃厭食初起，脾胃運化失常所致。

治法：和脾助運。

方藥：蒼朮、山楂、麥芽、佩蘭、神曲各10克。

加減：腹脹，加雞內金6克或枳殼6克。

便溏，加淮山藥10克，炮薑炭3克。

(2)胃陰不足證：口乾多飲而不喜進食，大便乾結，舌苔花剝或光紅少津，夜寐不寧，面色微黃。此素體陰虛，胃失濡養所致。

治法：養胃育陰。

方藥：石斛、沙參、白芍各10克，甘草、烏梅各4克，陳皮5克。

加減：苔膩挾濕，加苡仁、茯苓各10克。

便溏，加山藥10克，訶子肉5克。

拒食，加佛手片6克，穀、麥芽各10克。

二、慧緣效驗方

雞金粉每次0.5～2克，每日3次，適用於兼有積滯內停者。

山楂膏或山楂片(市售)食後酌量服用，能健胃、幫助消化。

三、針灸療法

體針：中脘、內關、神門、足三里、淺刺，輕輕撚轉，均不留針。

耳針：胃、神門、皮質下、賁門。輕刺激，均不留針。

四、其他療法

(1)推拿療法：常用手法有運脾上，推板門，運土入水，揉足三里、太溪、陰陵泉、胃俞、脾俞，運腹，摩臍，以健脾和胃，調理中焦氣機。

(2)捏脊療法：見小兒疳症篇。

(3)香囊佩帶紮臍：取廣木香5克，生蒼朮6克，砂仁、豆蔻各3克，共研細末，裝入布袋帶於胸前或紮臍部，有健胃醒脾作用。

(4)飲食療法：

大麥粉、藕粉，以紅棗煮水調沖作點心以和脾養胃。適用於脾胃虛弱，運化不健證。

綠豆湯、鮮橘水、番茄湯、酸梅湯作飲料以和胃養陰生津。適用於胃陰不足證。

雞肝或鴨一具，加少量精鹽，隔湯燉服或鵪鶉鳥燉取法飲以養胃增食，培補正氣。但必須掌握「胃家以喜為補」的飲食原則，並忌生冷滋膩及堅硬之物戕傷胃氣。

【預防與護理】

調節飲食，是預防治療小兒厭食的重要措施。要糾正不良的偏食

習慣，禁止飯前吃零食和糖果，定時進食，建立規律性的生活制度。食物品種要精粗兼進，勿純給厚膩滋補。

五、佛禪療法

五歲以上小兒，可由長輩帶領，拜觀音菩薩一次。

四、小兒腹瀉

小兒腹瀉又稱消化不良、小兒腸炎，以大便次數增多，糞質稀薄為主症。多見於嬰幼兒，好發在夏秋季節。中醫認為外感暑濕或飲食不潔，損傷脾胃，運化不健，飲食不能化為精微而成濕滯，阻於中焦，使之清濁升降失常，清氣不升，而致腹瀉。病重者，津液大耗，容易傷陰傷陽，轉危又險，必須警惕。

【診查要點】

1.以腹瀉蛋花水樣大便，每日數次至十餘次為主症，或伴嘔吐、發熱。

2.注意大便的性狀、次數、氣味、顏色以及排便時的表情，以區別腹瀉的虛實寒熱，並和痢疾作鑑別(本病無腹痛、膿血及裡急後重等症狀)。

3.注意全身狀況，有無煩躁或極度萎靡、口渴、皮膚乾癟等症狀，及有無傷陰、傷陽的轉變。

4.若有腹脹、呼吸深長、脈微、驚厥等症狀，提示脫水、電解質紊亂，有併發症存在。

5.消化不良性腹瀉，大便鏡檢有未消化食物及脂肪滴，乳酸試驗陽性；感染性腹瀉，大便培養有致病性大腸桿菌，腸彎麴菌等生長，也可分離出腸道病毒。

【治療方法】

小兒腹瀉的治法很多，有採用辨證論治的內服藥療法；有應用推拿和針灸療法；近年來外治療法發展得很快，溫灸治療有效，可免小兒服藥難，深得家長們喜愛和合作。分別介紹如下。

一、辨證論治

根據腹瀉次數和寒熱虛實的性質，可分為傷食瀉、濕熱瀉、脾虛瀉三證，若利下津液大耗，傷及正氣，又可出現傷陰傷陽等變證。治療方法，分別給予消導、清腸、化濕、健脾；出現變證，給予救陰扶陽，隨證處理。

(1)傷食瀉：僅見大便溏薄，每天5次左右，色黃褐泥爛或呈水樣，有不消化殘渣，酸臭如敗卵氣，或見腹脹不食，精神尚好，苔脈無異常。此乃傷食積滯引起，病程短暫，性質較輕。

治法：消食助運。

方藥：蒼朮炭、山楂炭等分研細末，每次1～1.5克，每日3次。

加減：噯飽明顯，加山楂、神曲、麥芽各10克。水煎服。

腹痛苔白，病程稍長，加炮薑、廣木香等研粉服，每次1克，每日3次。

並有外感風寒，發熱、流涕、咳嗽，加葛根、荊芥、防風各6克，桔梗5克。

(2)濕熱瀉：大便次數增多在10次以上，蛋花水樣便，黃赤焦臭，腸鳴腹脹，甚則嘔吐，或伴發熱、口渴，精神煩躁，小便赤黃，苔薄黃膩或薄白而乾。此由時邪挾濕引起，要區別濕重與熱重。

治法：消腸化濕。

方藥：葛根芩連湯加減。葛根、黃芩各10克，川連、甘草各3克，地錦草30克，車前草30克。

　　加減：嘔吐不止，加闢瘟丹0.3～0.5克，一次服。

　　挾有表邪，發熱流涕，加雞蘇散15克(包煎)。

　　煩躁不安，發熱較甚，加紫雪丹0.5～1克，每日2～3次。

　　濕重，苔白膩，瀉下多水，加蒼朮10克，薑半夏6克。另用玉樞丹0.3～0.5克沖服。

　　出現皮膚乾癟、口渴、目眶凹陷，睡中露睛，舌紅少苔，以及呼吸深長等傷陰證候者，去地錦草、車前草，加烏梅1.5～3克，白芍10克，炙甘草3～5克，石斛10克，以固腸止瀉，酸甘化陰。

　　如見舌淡、脈微、四肢冷、精神萎靡等傷陽證候者，停用清腸化濕藥，先當回陽救逆。附子6克，人參9克，牡蠣、龍骨各15克，白芍10克，炙甘草3克煎服。若陰陽二虛，須救陰扶陽，同時兼顧。兼有實證存在，則標本同治。

　　(3)脾虛瀉：腹瀉反覆不癒，大便腥氣異常，完穀不化，面黃，無力，神倦，食少，自汗，盜汗，苔白質淡。

　　治法：健脾助運。

　　方藥：參苓白朮散加減。黨參、白朮、茯苓各10克，陳皮6克，山藥10克，砂仁3克(後下)。

　　加減：如有怕冷，腹痛，腹脹，加廣木香5克，炮薑3克，或加制附子5克。

　　適用於久瀉，肛門有下墜感，甚則脫肛，加升麻6克，黃芪10克。

　　二、慧緣效驗方

　　脫水口服液：生薑2克，食鹽4～5克，綠茶6克，煎水500毫升口服。適用於大便次數多、尿少、煩躁、口渴多飲等症。

　　蒼耳草根、鳳尾草各30克，煎湯口服。適用於水樣便。

炮薑炭、山楂炭等分，研細末。每次1～1.5克，每日3次。適用於瀉久不止，大便稀而次數不多者。

淮山藥粉，每次3～9克，開水調成糊狀作點心。適用於脾虛腹瀉。

三、針灸療法

體針：天樞、關元、足三里。洩瀉黃臭，加陰陵泉、足臨泣、三陰交。

四、其他療法

(1)推拿療法：運脾土，側推大腸，運腹，運水入土，揉龜尾，推上七節，捏脊。熱瀉，加推三關，退六腑，清天河水，分手陰陽，長強穴刺血。傷食瀉加拉拿肚角，揉中脘。脾虛瀉，加揉摩神闕穴，揉三陰交，揉龜尾，揉足三里。

(2)泡腳療法：取龜針草60～120克，或無花果葉3片，煎水洗腳(先熏後洗)。適用於嬰兒腹瀉。

(3)敷貼療法：

1.鮮石榴皮30克，砸成泥狀敷臍，外用膠布封貼，24小時換藥1次，連用3次。用於濕熱瀉。

2.丁香粉、肉桂粉各0.5克和勻填臍孔，外用麝香止痛膠或狗皮膏貼臍。適用於脾胃虛寒，腹瀉遷延不癒者。

3.白胡椒1～2粒，末填臍孔，膠布外貼，每24小時更換1次，連用2～3次。適用於輕症腹瀉。

4.吳茱萸3～5克，醋5～6毫升，調成糊狀貼臍約0.5公分厚，膠布固定，12小時更換1次。適用於輕症腹瀉。

5.五倍子9克，吳茱萸6克，白胡椒7粒，生薑6克，蔥白6克。將

薑搗爛如泥，餘藥碾成細粉，加食醋適量攪拌成厚糊狀，加熱貼臍，外蓋塑膠紙、紗布、繃帶包紮，每日換藥1次，連用3～5次。適用於腹瀉遷延不癒者。

6.川椒、吳茱萸、肉桂、小茴香、淡乾薑各等分，共研細末，以瓷瓶或玻璃器皿盛藏，勿令洩氣。每次3克，盛於小紗布袋內，蓋於神闕穴上，外用繃帶固定，24小時後更換1次，連用2～3次。適用於各種腹瀉病程較短者。

7.樸硝研細末，填滿臍孔，外用紙膏封貼。每日1次，連用2次。適用於傷食腹瀉。

8.樟腦、明礬、松香、朱砂各等分，研細混合收瓶，勿令洩氣，3～5天即融合成膏，挑少許如綠豆大置臍中，膠布或暖臍膏固定。每日1次，連用3次。適用於濕熱瀉。

(4)爆燈火法：久瀉小兒，以燈芯蘸香油點燃，取神闕穴周圍6焦，長強穴1焦，3天1次，連用3次。

(5)穴位注射法：取天樞、足三里，交替選穴，每穴注射維生素B1 0.1～0.3毫升，或蒸餾水0.2～0.4毫升，連續3～4天。適用於急性腹瀉。

【預防與護理】

1.節制飲食。提倡母乳餵養，添加輔助食品不宜太快，品種不宜多。餵養、哺乳宜定時定量，適時斷乳。

2.注意腹部保暖，防止受寒致瀉。

3.保持臀部清潔，勤換尿布，大便後用溫水洗淨，防止紅臀。

五、小兒疳症

小兒疳症是由脾胃運化不健所引起的慢性營養障礙性疾病。相當於西醫所稱的「營養不良」、「單純性消化不良」及「小兒結核」。本病多見於1～5歲的小兒，由哺乳不足、饑飽不勻、食物不潔，感染蟲卵，慢性瀉痢或熱病傷津所引起。病變主要在脾胃。由脾胃運化失常，水谷停滯，津液耗傷，無以化生氣血，營養全身，而致臟腑虧損，形體不充。所以疳症後期不僅脾胃俱虛，且能導致五臟皆病的嚴重後果。

【診查要點】

1.以消瘦、面黃、髮枯、腹脹、大便不調、精神不好或煩吵為主要症狀。

2.有餵養不當，病後失調史。

3.對嗜食腹脹的患兒，就考慮是否合併腸寄生蟲病，須瞭解有無排蟲史，或做大便檢查。

4.注意患兒神情、皮膚、角膜、口腔的異常變化，以及胸骨、脊柱和四肢有無畸形等，以觀察有無維生素缺乏症、角膜軟化、口腔炎、佝僂病、電解質紊亂等併發症。

5.極度消瘦的患兒，可見呼吸淺促、肢冷、出汗、脈微、面神萎靡等衰竭現象，需要密切觀察。

【治療方法】

治療方法則當以健脾消運為主。輕者以成藥內服或外治療法，如割治、捏脊、刺四縫等，同時加強護理，配合飲食調養。若病情較重或有併發症者，則需配合西藥治療。

一、辨證論治

疳症的分類，依據病理變化而定，初起脾胃運化功能失常，稱為疳氣；若由疳成積，影響脾運，稱為疳積；後期氣液耗傷，脾胃氣

餒，以至衰竭狀態，稱為乾疳。治療原則：疳氣以運脾為主；疳積以消積為主；乾疳以補益為主，出現五臟兼證，則隨證加減用藥。

(1)疳氣證：形體略見消瘦，面色萎黃少華，毛髮乾枯，大便不調，厭食或嗜異食，肚腹膨脹，精神萎軟或好發脾氣，苔脈無異常。此為疳之初起。

治法：和脾健運。

方藥：資生健脾丸。白朮、山藥、扁豆各10克，枳實、陳皮、雞內金各6克。

加減：腹脹有食積，加山楂、神曲各10克。

好發脾氣，加胡黃連5克。

大便稀溏，舌淡脈細，加附子5克，炮薑3克。

便秘煩躁，加草決明15克。

(2)疳積證：形體明顯消瘦，肚腹膨脹，腹壁青筋暴露。面黃無華，髮稀而脫或結穗，神萎或虛煩不寧，食少或多食多便，甚至嗜好異食及揉眉挖鼻等異常動作。苔膩脈細澀。此脾胃既虛，內有積滯，虛中挾實之證。

治法：消積理脾。

方藥：疳積散。雞內金、檳榔、蟾皮各5克，胡黃連、砂仁各3克，白朮、山楂、神曲各10克。

加減：腹中有蟲積，加使君子10克，苦楝根皮15克，或用烏梅丸10克煎服。

腹脹作痛，加陳皮、木香各5克。

(3)乾疳證：全身極度消瘦，皮膚乾癟起皺，老人貌，大肉已脫，皮包骨頭，神萎髮枯，啼聲低怯淚少，不思食，大便不調，苔少或光，質嫩，亦可出現皮膚淤點淤斑或突然暴脫。

治法：健脾養胃。

方藥：黨參、白朮、山藥、石斛、白芍各10克，烏梅、甘草各3克，陳皮5克。

加減：明有低熱，汗出粘冷，加龍骨、牡蠣各15克，桂枝5克，白芍10克。

氣短、口乾舌燥，加麥冬10克，五味子4克。

大便稀，肢冷面萎，舌質淡，加炮薑，附片各5克。

大便乾燥，加當歸10克。

(4)兼證治療

1.眼疳：兩目乾澀，畏光羞明，由脾病及肝、肝陰不足，肝火上炎引起(即角膜軟化症)，加杞菊地黃丸10克(包煎)，木賊草6克。

2.心疳：口瘡口糜或疼痛不止，由脾病及心，心火上炎所致(即口腔炎)，治法見外科口腔篇。

3.皮膚紫瘢出血，由脾不統血引起，加黃芪、當歸各10克，阿膠6克；由血熱引起，加細生地12克，丹皮6克，仙鶴草10克，茅根15克。

4.肢端顏面浮腫，按之凹陷不起。由脾虛水濕不運者，加桂枝5克，茯苓12克，黨參、白朮各10克，澤瀉10克。

5.發育遲緩，筋骨痿軟，雞胸肋溝，行走、坐立不穩，此由脾虛及腎所致。加鹿角霜、金狗脊、巴戟天、紫河車各10克。

6.若現肢冷脈微，呼吸淺表，出黏汗等陰陽離決之症，治療參考休克篇。

以上兼證，大多並發於乾疳階段，有單獨出現者，亦有數症並存。治療時宜抓住重點，審慎用藥。

二、慧緣效驗方

雞金粉(炒黃研粉)每次0.6～1克，每日3次。適用於疳氣初起，大便中有不消化食物。

雞內金、胡黃連、五穀蟲三味等分，研極細末，每次1～1.5克，每日3次。適用於「疳氣」出現貪吃多便的症候。

雞肝1具(或豬肝30克)，蒼朮6克，煮熟，吃肝和湯，連服1～2星期。適用於眼疳。

三、佛禪療法

5歲以上小兒可由長輩帶領拜藥師佛一次。

六、遺尿

學齡期兒童，夜間不自覺的排尿，稱為遺尿。是由先天腎氣不足，膀胱虛冷失約；後天脾肺氣虛，中氣不攝；以及肝經鬱熱，疏洩失常所引起。臨床可分為腎氣不足、肺脾氣虛、肝經濕熱三證，而以前者為多見。本病雖無嚴重後果，但影響兒童身體健康。至於學齡前兒童或白天嬉戲過度，夜間有時遺尿者，不屬病態。

【診查要點】

1.發病年齡在3周歲以上，夜間長期有尿床現象，數日或每日一次，甚至一夜數次。

2.瞭解小便的顏色以及有無尿頻、尿痛、尿急症狀，排除泌尿系統感染。

3.遺尿長期不癒者，需進行腰　脊柱攝片，排除骨裂。

【治療方法】

一、辨證論治

(1)**腎氣不足證**：睡中經常遺尿，沉睡不易喚醒，尿量多，色清，面色蒼白，肢體怕涼，軟弱乏力，智力稍差，舌質較淡，脈沉細。

治法：補腎固澀。

方藥：熟地、山萸肉、山藥、黃芪、桑螵蛸各10克，覆盆子12克，補骨脂10克。

加減：沉睡不易喚醒，屬於痰濁內阻者，加石菖蒲、遠志各6克，陳膽星、半夏各9克。

(2)**肺脾氣虛證**：遺尿次多量少，面黃乏華，食少氣短，自汗便溏，苔薄質嫩，脈細無力，乃中氣不足，氣不因攝所致。

治法：補中益氣固澀。

方藥：黨參、黃芪、白朮、茯苓、山藥、益智仁各10克，陳膽星、半夏各9克，麻黃、升麻各5克，甘草3克。

加減：大便稀溏，加炮薑5克。

沉睡不易喚醒，加菖蒲6克。

(3)**肝經濕熱**：遺出之尿，量雖不多，但腥臊異常，尿色黃，心情暴躁或夜間夢語磨牙，舌紅，苔黃，脈有力。由肝經濕熱，下注膀胱所致。

治法：清利肝經濕熱。

方藥：龍膽瀉肝湯加減。龍膽草5克，山梔、生地各10克，木通、甘草各3克，黃檗5克，勾藤12克。

加減：夜間驚叫、說夢話，加琥珀粉0.5克(分2次吞服)，朱茯神10克。

二、針灸療法

遺尿失禁，遺出不自知者，灸陰陵泉。

　　針刺夜尿點(掌面小指第二指關節橫紋中點處)，每次需留針15分鐘，隔天1次，7次為1療程。主治夜尿尿頻。

　　針刺：百會、關元、足三里、中極、三陰交，針後加灸，每日下午1次。

　　耳針：腎、膀胱、食道、皮質下、交感、腎上腺。亦可用王不留行子壓穴位，以壓代針。

三、其他療法

　　(1)推拿療法：揉丹田、摩腹，揉龜尾，揉足三里、三陰交。

　　(2)埋線療法：中極透曲骨、三陰交、膀胱俞、腎俞。適用於腎氣虛弱者。

　　(3)填臍療法：覆盆子、金櫻子、五味子、仙茅、山萸肉、補骨脂、桑螵蛸各等量，丁香、肉桂各1／2量，共為細末，每次1克填臍，外用膠布封貼，3天更換1次，5次為一療程。適用於腎陰腎陽俱虛者。

　　(4)飲食療法：

　　芡實、蓮心煮羹作點心。適用於肺脾氣虛證。

　　豬骨砸碎煎湯(少加食鹽)佐膳，適用於脊柱、腰骶、盆腔骨裂或隱性骨裂長期遺尿不癒者。

四、佛禪療法

　　5歲以上小兒可由長輩帶領拜觀音菩薩一次。

【預防與護理】

　　1‧患兒晚餐及臨睡前，不給流汁飲食，控制飲水。

　　2‧睡前囑排空小便，睡後注意遺尿時間，按時喚醒排尿。保持側臥姿勢。

七、小兒多動症

小兒多動症係指正常智力的兒童，表現有不同程度的運動、行為和學習功能障礙，臨床以多動不安、注意力渙散為主要症狀。中醫學上沒有類似記載，近年有些學者運用陰陽臟腑理論加以研究，認為本病是心、脾、肝、腎氣陰不足，陽亢有餘，屬虛弱病症。除服藥治療外，須耐心啟發誘導，使陰陽之氣平衡，臟腑功能協調，從而達到「陰平陽秘，精神乃治」的目的。

【診查要點】

1.本病的主要症狀為，注意力不易集中，思慮不周密，意志不堅，情緒不穩，興起多變，語言冒失，做事有頭無尾，也有表現性格暴躁，任性衝動，活動過多等。

2.有早產、胎怯、產傷等病史。

3.本病須和小兒頑皮性格相區別。後者多見於男性，有自控能力，未見精神、行為障礙。

4.軟神經症：翻手試驗、對指試驗均為陽性。

【治療方法】

一、辨證論治

本病的治療原則，重補益心脾，益智寧神；滋養肝腎，以平浮陽。

(1)心脾不足證：注意力渙散，學習困難，上課時思想不集中，小動作頻繁不休，平時情緒不穩定，坐立不安，夜寐多夢。是心脾臟氣不足，陽不潛藏所致。

治法：養心益脾。

方藥：甘麥大棗湯加味。甘草6克，浮小麥60克，大棗10枚，茯

芩、山藥、遠志各10克。

加減：神倦食少，加太子參、白朮各12克，砂仁3克。

失眠多夢，加柏子仁、棗仁各10克。

(2)肝腎陰虧證：患者活動過度，衝動任性，性格暴躁，動作笨拙，健忘頭暈，口乾便艱。是肝腎陰虧、浮陽外越。

治法：滋水涵木。

方藥：杞菊地黃丸加減。杞子、菊花、生地、山藥、茯苓、澤瀉各10克，山萸肉、丹皮各6克。勾藤15克，珍珠母30克。

加減：頭面烘熱，陽亢明顯，加龍骨、牡蠣各10克。

脾氣急躁，加胡黃連5克。

除以上藥物治療外，必須給予教育和正確管理，引導患兒集中思想，認真學習。師長的教育方法，要耐心細緻，避免體罰、厭棄、責罵；對患兒日常生活，要合理安排，注意勞逸結合，適當開展體育鍛練，持之以恒，以求逐漸康復。

二、針灸療法

體針：弄舌：廉泉、少商。不自主咀嚼：地倉、頰車、合谷、神門。擠眼：攢竹、太陽、中沖、中三里。上肢多動：風市、陽陵泉、三陰交、內庭。手法：持續輕輕撚轉，均不留針。每日1次，10次為一療程。

耳針：口、眼、面、頰、肘、肩、膝。每次取相應穴位3～5穴針之，均不留針，每日1次，10次為一療程。

三、佛禪療法

5歲以上兒童可由長輩帶領拜觀音菩薩一次。

第十五章

骨關節脫位治療法

關節脫位，亦稱脫臼或脫骱。為組成關節之骨骼失去其正常位置，引起局部畸形、腫痛和功能障礙等。

關節脫位絕大多數由外傷所致，少數是先天性中病理性脫位。本節重點介紹常見的外傷性脫位的診斷和治療。

外傷性關節脫位，合併有軟組織的損傷，如果能夠及時整復脫位，側軟組織損傷也能獲得較快的恢復。

如果拖延日期過長，超過兩星期或更久，即成為陳舊性脫臼。此時，血腫機化、粘連，肌肉攣縮，使整復大為困難。

中醫對新鮮的外傷性脫位的治療，具有操作簡易、安全等特點，對於陳舊性的外傷性脫位，部分仍可用手法重定成功，可以減少病員痛苦和經濟負擔。

但陳舊性外傷性脫位整複後，肢體功能的恢復，常較新鮮脫位及時整復者為差。

因此，臨床上應爭取越早重定越好。

對合併有骨的脫位，在重定前後，同時要考慮骨折的治療。

在重定成功以後，對於受傷的肢體，要給予一定時期的固定，並及時做適當的功能鍛練，以避免脫位的再發和獲得最佳的功能恢復。

重定後的藥物治療，可參考扭挫傷的藥物治療。骨折嚴重者，同時參考骨折的藥物治療。

一、下頜關節脫位

【診查要點】

1.多見於老年人，中年人亦偶有發生。可因哈欠、噴嚏、大筆或進食時張口過大等引起。

2.下頜關節脫位可分雙側脫及側脫兩種。二者之共同症狀為口半張，不能合、不能咀嚼，說話不清，部分病人因過於緊張，致口水不能咽下，而有流涎。

3.雙側脫者，整個下頜骨移向前下方；單側脫者，下頜骨之一側移向前下方，並稍向健側歪斜。摸診時可摸到雙側(或單側)耳穴下較空虛，此是下頜骨之小頭移向前下方所致。

【治療方法】

1.患者坐低凳上，頭頸稍向前屈，勿使後仰，可由助手扶住頭部，或患者背部靠牆坐定，並囑病員儘量鬆弛嚼肌。

2.口外重定法：術者站於病員面前，雙手拇指按於下頜骨兩側下頜枝的後上，即髁狀突的前部，其餘手指托住下頜骨體部，二拇指先用力向下壓，繼用力推下頜骨向後下，雙手第3、4指乘勢上抬下頜骨的體部，即可獲得重定。

3.口內重定法：術者用多層紗布包纏二拇指後，伸入病員口內，壓住二側臼齒的盡端，餘指托住下頜骨體，術者二拇指用力向下向後壓，用力要穩，餘指順勢將下頜骨體端平，即可重定。在此同時，術者二拇指向兩側滑開，以防被咬傷。

4.重定後用四頭帶兜住下頜，在頭頂及枕部結紮，固定1～2天，兩天內禁食硬物，以防再脫。

5.單側脫者，以一側拇指用力為主。

6.指的末節指腹部，在兩側嚼肌部位、下關穴、頰車穴周圍，每日早晚自行按摩5分鐘，可減少復發。

佛禪療法

每日禪定二次，每次20分鐘。

每天頌大明咒二次，每次10分鐘左右。

每日禮拜心佛一次。

二、肩關節脫位

肩關節由於肩盂平淺，活動範圍大，因此，發生脫位的機會較髖關節、肘關節等為多見。多數因傾跌時上肢外展，手掌著地，間接暴力引起。脫位後的肱骨頭，多移位於關節盂的前下方。

【診查要點】

1.跌撲受傷後，患側肩部腫脹、疼痛，如合併有肱骨大結節撕脫骨折時，腫痛程度更為嚴重。

2.由於腫痛及功能障礙，病員患肩常向下傾斜。

3.腫脹未甚時，肩部呈方形，肩峰下塌陷。腫脹嚴重時，仍可於肩峰下摸到空虛感，但「方肩」已難確認。

4.移位的肱骨頭可在腋下或腋前摸到。

5.上臂輕度外展，肘部不能貼靠胸壁。

6.從肩峰至肱骨外踝的長度，患側較健側有增長。

7.肩部X片可以觀察肱骨頭移位的情況及有無合併骨折等。

【治療方法】

1.外展索引整復法(臥位)：患者仰臥手術床上，不需麻醉，第一助手位於病員健側，用寬布帶自患側腋下兜過病員胸背部，由第一助

手握住做反牽引。第二助手握住患側手臂，對抗牽引下外展患肢至80度，並稍外旋，然後持續對抗牽引，用力需穩而夠大。術者用手摸住肱骨頭，注意肱骨頭位置的移動，當對抗牽引之力夠大，使肱骨頭與關節盂已不相重疊時，術者即可將肱骨頭推送入關節盂內，即可重定。

2.外展牽引整復法(坐位)：患者坐於凳上進行，方法與臥位基本相同，唯第一助手不需寬布帶，只需站於健側，二臂分別繞過患者胸背部，二手在患側腋下抱住病員軀幹做對抗牽引即可。其餘同(臥位)整復法。

3.拔伸足蹬法：患者仰臥手術床上，患肩腋下墊以棉墊，術者立於患側，用兩手握住患肢腕部，並用足抵於腋窩內(右側脫位用右足，左側脫位用左足)，將患肢稍外展，術者手足起對抗牽引作用，藉由持續有力的牽引，並以足根為支點，將肱骨頭擠入關節盂內。

4.病員由於肩關節腫痛，周圍肌群緊張，可導致整復困難，故在整復過程中，應引導病員儘量鬆弛肩部肌群，則整復易於成功。適當增加對抗牽引的力量，也可使重定易於成功。

5.重定後，檢查患肩，肩峰下即見豐滿，可摸到肱骨頭已處於正常位置，肘部亦可貼近胸壁。如X線檢查證明已重定，同時可發現肱骨大結節骨折多數已獲得對位。肩部外敷活血消腫藥膏，患肢屈肘90度，用三角巾懸掛於胸前。固定一星期，然後開始肩關節功能鍛練。

6.脫位達兩星期以上的陳舊性肩關節脫位，雖已顯著消腫，疼痛亦已減輕，實則淤血機化，組織粘連，關節僵凝，整復困難。必須重定前做好反覆多次的熱敷和活筋動作，使關節活動度增大，粘連鬆解，軟組織較鬆弛，然後在全麻下按臥位外展索引整復法重定，拔伸牽引的力量必須加強，並加做上舉、前伸、迴旋等動作，以充分拉開

粘連，然後在充分有力的對抗牽引下，將肱骨頭推入關節盂內。

7.由於陳舊性肩關節脫位，關節盂內充填有粘連物質，致有時在牽引下肱骨頭已與關節盂不相重疊，仍不能用手推按重定，此時可加用「棍撬法」：用直徑5公分的圓木棍，墊於腋窩下，將患肢在牽引下內由，可迫肱骨頭重定。使用此棍撬法時，需注意兩點：其一是首先要肱骨頭與關節盂確已不相重疊；其二是圓木棍的著力點，必須在肱骨頭部，不能在肱骨外科頸部，以免引起肱骨外科頸骨折。

8.在整復陳舊性肩關節脫位過程中，隨時做X線透視觀察，可增加安全性及成功率。

9.陳舊性肩關節脫位重定後，患肢屈肘90度，用三角巾懸掛於胸前。四星期後，停止懸掛，並開始肩部功能鍛練。

佛禪療法

每日禪定二次，每次30分鐘。

每日六觀想一次。

每日禮佛一次。

三、肘關節脫位

肘關節脫位，根據橈、尺骨上端移位方向，可有後脫位、前脫位、內側脫、外側脫等類型，但以後脫位為多見。病員多數為20歲左右的青年。

【診查要點】

1.肘部外傷後有明顯的腫脹、畸形和疼痛。

2.後脫位的病員，肘關節強直於半屈位約135度(定直肘位為180度)，病人自然以健手扶住患肢前臂。由於尺、橈骨上端移位於肘

後，因此，尺骨鷹嘴突顯著隆突於肘後，肘前豐滿，且可摸到肱骨下端。如測量肱骨外上髁至橈骨莖突的長度，則較健側稍稍縮短。

3.前脫位或側方脫位，可在肘前或肘之一側摸到移位的尺、橈骨上端。

4.正常肘關節伸直時，可摸到肱骨內上髁、外上髁及尺骨鷹嘴突三點聯成一直線，屈肘時此三點形成一個等邊三角形。脫位後，此三點骨隆起之連線即變異。

5.後脫位可並發尺骨喙突的骨折，前脫位可並發尺骨鷹嘴的骨折。應拍攝正位及側位x片以明確診斷。

【治療方法】

1.對於當天發生的肘關節脫位，應爭取立即予以重定，不需麻醉，如脫位已3～4天者，宜在臂叢麻醉下重定。

2.整復後脫位時，助手二人，分別握住上臂及前臂，在屈肘135度的位置下做對抗拔伸。術者用二拇指按住尺骨鷹嘴，向遠端推按，餘指握住肱骨下段向後位。同時在保持牽引下，助手將肘關節緩緩屈伸，即可聽到清晰的重定聲。

3.整復前脫位或側方脫位，在對抗牽引下，術者一手固定肱骨下段，一手推按尺、橈骨上段，使之重定。

4.重定後，肘關節畸形消失，疼痛顯著減輕，可以被動伸屈肘關節，且無阻力。尺骨鷹嘴估與肱骨內上髁、外上髁的三點連線亦恢復正常。

5.重定後，用三角巾將患肢屈肘90度懸掛胸前。一星期後逐步做肘關節功能鍛練。

6.如有小骨折片嵌於關節囊內，長期引起疼痛及功能障礙，可考慮手術摘除。

7.陳舊性肘關節脫位，先做好充分的活筋動作，約經3～4天，使肘關節活動度增大，然後在全麻下做拔伸、旋轉、屈曲等動作，如已獲得可重定的位置，但因關節窩內有粘連物質，致不能正常吻合時，術者可用手擠壓，或用拳叩擊尺骨鷹嘴突，使進入關節窩內。

8.陳舊性肘關節後脫位整復後，應屈肘60度懸掛胸前，每天做X線透視復查對位情況，以防繼發第二次脫位。一星期後對位情況穩定，兩星期後逐步做功能鍛練。

佛禪療法

每日禪定三次，每次10分鐘。

每天頌大明咒三次，每次3分鐘左右。

每日六觀想一次，禮拜心佛一次。

附：小兒橈骨頭半脫位

【診查要點】

1.常見於6周歲以下的兒童。

2.橈骨頭半脫位很少因跌仆所引起。牽拉患兒臂，並使手臂旋轉，可引起橈骨頭半脫位。

例如小兒跌倒在地，成人拉其一側手腕使小兒站立，由於小兒身體重量，自然使患臂旋轉，此種情況下，即可發生橈骨頭半脫位。

另外，如穿脫衣服時，亦易發生。

3.症狀為患肢下垂，不能屈肘握物，被動屈肘時引起疼痛和啼哭。橈骨頭有輕度壓痛，但無明顯腫脹。

【治療方法】

1.術者一手托住患臂肘部，拇指置於橈骨頭部。一手握住患兒手腕，輕輕拉直肘關節，並使肘關節微有過度伸直。

在輕度過伸位中，針腕關節儘量旋後及旋前各一次。

在上述操作過程中，置於橈骨頭的拇指，可感觸到輕微之重定聲，說明已經重定。

2.如在上述操作中，術者拇指未感觸到重定聲，可將肘關節完全屈曲，在屈肘位將腕關節儘量旋後及旋前各一次，部分病例可於此時感觸到重定聲。

3.小兒橈骨頭半脫位的整復，較為簡易。當術者按於橈骨頭的拇指感到重定聲，很快可以觀察到患兒的手臂已能正常動作。如操作過程中未感到重定聲，觀察3～5分鐘後仍未能恢復活動，應耐心地再做一遍上述整復操作。

4.重定後不需固定。但應囑咐患兒家長在為患兒穿脫衣服時，或攜拉患兒手臂時，注意勿使患臂過度旋轉，以防反覆發作。

四、拇掌關節脫位

傾跌時拇指外展，過伸位，指端觸地，或打球等暴力撞擊，可引起近節指骨基底部向背側脫位。

【診查要點】

1.掌指關節部疼痛較重。

2.拇掌關節處於過伸位，指間關節處於屈曲位，呈特定的畸形，狀如「蠶眠」。

3.在掌側可摸到第一掌骨頭。

【治療方法】

1.助手固定患肢前臂，術者用右手的拇指、食指挾持患者拇指的第一節，向縱軸方向牽引，即向背側擴大畸形，術者左手拇指在第一

節基底部的背側向遠端推按，在牽引按的同進，術者右手將患指屈曲，即可重定。

2.由於拇指粗短，整復時，不易夾持用力者，可用3公分寬紗布繃帶扣結於拇指近節，並用膠布固定，以便於牽引及整復。此法可彌補挾持牽引力不足。

3.仍感牽引力量不足，不易整復者，可加用麻醉，使整復易於成功。

4.重定後，拇指包紮，用鋁板固定於輕度屈曲位，5天後停止固定，做伸屈等功能鍛練。

佛禪療法

每日禪定二次，每次20分鐘左右。

每日頌大明咒二次，每次10分鐘。

每日六觀想一次，禮拜心佛一次。

五、髖關節脫位

髖關節由於臼盂較深，周圍肌筋堅實有力，故比較穩定，發生脫位的情況很少見。僅於特定體位下，受猛烈撞擊時，偶有發生。例如在屈髖屈膝位，膝部或臀骶部受到猛烈的暴力，可發生髖關節後脫位。至於髖關節前脫位則更少見。

【診查要點】

1.髖部外傷後，疼痛劇烈，患肢有典型的畸形，不能稍動。

2.髖關節後脫位患肢呈內收、內旋、微屈、短縮的典型畸形。患肢的膝關節位於健側大腿之上，不能被動分開，即「粘膝症」。患肢的內踝及足的拇側幾乎可貼床面，短縮可達5公分左右。觸診檢查：

股骨頭位於髖臼之後上方，臀上部顯著隆突，可摸到移位的股骨大粗隆及股骨頭。

3.髖關節前脫位，股骨頭位於閉孔，鼠蹊下豐滿，患肢呈外旋及輕度外展畸形，患者延長約3公分。

4.根據特殊體位的外傷史及典型畸形，診斷不太困難。應拍照X光片，可明確髖臼邊緣或股骨頭是否合併有骨折。

【治療方法】

1.垂直牽引整復法：用於髖關節後脫位。在腰麻下進行。病人平臥手術床上，助手固定軀幹，術者及另一助手將患肢拉直，並向足跟方向做垂直的持續的牽引，即可得到重定。在牽引過程中，為使牽引易於用力，術者可坐於手術床之一端，或站於床之足側，用一足自病員襠內抵住患側坐骨結節。足蹬加牽引，易於重定。

2.牽引推壓整復法：用於髖關節前脫位。在腰麻下進行。病人平臥手術床上，一助手固定骨盆，另一助手一手托住患肢膝窩，另一手握持踝上，順輕度外展位牽引，術者站於健側，兩手掌相疊，用掌根部壓於脫位的股骨頭上，向外側推壓，此時做牽引的助手，在牽引下將患肢內旋，即可感知重定聲。

3.重定後檢查，患肢畸形消失，可處於中立處。患肢長度與健側相等，可被動伸屈患肢而無阻力(此時麻醉尚未消失)。

4.重定後囑病員臥床休息兩星期，並可在床上做不負重的患肢關節活動鍛練，兩星期後練習扶杖行走。

佛禪療法

每日禪定三次，每次20分鐘。

每日頌大明咒三次，每次10分鐘左右。

每日六觀想一次，禮拜心佛一次。

第十六章

扭挫傷治療法

由跌撲、撞擊、扭轉、挫壓等暴力，引起四肢、腰背或胸部的皮下組織如肌肉、肌腱、韌帶等軟組織受到損傷，引起局部疼痛、淤腫、功能障礙等症狀者，稱為扭挫傷，俗稱傷筋。是傷骨科臨床上最多見的病種。

【診查要點】

1.扭挫傷發生於四肢者，局部有明顯之淤腫及疼痛。發生於四肢關節部位者，腫脹疼痛，功能障礙更為明顯。

2.傷筋所引起的腫脹、疼痛、功能障礙等症狀，骨折或脫位病人也具備，故需注明區別，體檢時應注意有無骨擦音、畸形、間接壓痛、假關節症等，必要時攝X片以排除骨折或脫位。

【治療方法】

治法以活血舒筋、消腫止痛為主。

一、外用藥

1.傷科消炎膏外敷。

2.生梔子末20克，用適量麵粉加水調敷患處。

3.市售萬應寶珍膏、跌打損傷膏等均可外用。

4.市售傷濕止痛膏、麝香虎骨膏等膠布膏藥，對於腫痛較輕者，貼用較為方便。

二、內服藥

1.當歸、牛膝、桃仁、赤芍、丹參、桑枝各10克,水煎服,每日1劑。

2.跌打丸(市售)每服5克,每日2次。

三、推拿治療

手法:揉法,用拇指或掌根部揉。按法,用拇指按或掌根按。拿法,用拇、食二指或拇指與其餘四指相對,平穩用力地拿起肌肉、肌腱,拿起,放下,反覆操作5～6次,再配合按、揉等其他手法。每日或隔日做一次。

四、針灸治療

扭挫傷早期,可於局部阿是穴及其鄰近穴位做針刺、不宜灸。或做耳針。後期可針灸並用。

五、固定與功能鍛練

亦應注意動靜結合的原則,早期腫痛生時,傷肢應抬高休息。僅做手指或足趾的伸屈動作,必要時用小夾板或石膏制動。腫痛好轉,即可做受傷關節的伸屈活動,逐步恢復生活動作,但應以不引起顯著疼痛為原則。

六、佛禪療法

每日禪定三次,每次20分鐘。

每天頌大明咒三次,每次10分鐘左右。

每日六觀想一次。

每日禮拜心佛一次。

一、落枕

落枕的主要症狀是一側頸背部肌肉酸痛，常發病於早晨起床之後，多數病員訴述因夜間睡眠姿勢不適或枕頭過低等，故俗稱「落枕」。部分病員係受風寒引起。

【診查要點】

1.一側頸背部酸痛，頸項俯仰轉側等活動受限制。多數病人常保持頭部偏向病側的畸形，以減輕疼痛。

2.個別病人的酸痛範圍較廣泛，可以擴散到同側的肩部及上臂，偶有覺兩側頸背部均酸痛者。

3.部分病人有低熱、怕風等全身症狀。

4.檢查疼痛部位不紅腫，有壓痛，局部肌肉呈輕度強直痙攣。

5.落枕病程較短暫，兩三天或四五天即可緩解。如病程過長，或由明顯的外傷引起者，需與頸椎半脫位或頸椎症候群等相區別。

【治療方法】

一、推拿療法

(1)病人坐矮凳上，醫生用拇指從項部到背部，沿痛筋及痛點，做揉法2～3次，然後按天柱、肩井、天宗、肺俞名穴。

(2)彈項筋及項腳筋。

(3)單手揉拿頸椎兩側，自風池穴至大椎穴，反覆4～5次，然後雙手拿肩井穴。

(4)揉摩項背等中酸痛處2～3次。

對於症狀較重、年齡較輕、體質較好的患者，可在推拿過程中加做推扳法：醫生用左手托住患者頭後枕部，右手托住下頜，兩手同時協調用力垂直上提，隨之使頭後仰15度，然後向痛側轉到盡端，左手

推、右手扳，使繼續轉動約5度，此時常可聽到清脆的彈響聲，可使症狀顯著減輕。此推扳法不適用於老年或體弱者，推扳時用勁不能過大，推扳時仍須保持垂直上提之力。

二、針灸療法

體針：

(1)外關、落枕；

(2)壓痛點、外勞宮；

(3)養老、落枕。

選其中一組穴位，做強刺激。針刺同時，囑患者轉動頸項。

耳針：頸點、頸椎區，留針3～5分鐘。

三、藥物療法

頸痛重，伴有惡寒、身熱者，宜疏風解表。桂枝5克，板藍根15克，赤芍、葛根、防風、羌活各10克，甘草3克，每日1劑。煎服後，並可用紗布包藥渣，乘熱熨患處。

四、佛禪療法

每日禪定二次，每次20分鐘。

每天頌大明咒二次，每次10分鐘左右。

二、頸椎病

頸椎病或稱頸椎症候群，是中老年人的常見病之一。雖然頸椎的先天性畸形也可發生頸椎病，但絕大多數頸椎病人是進入中老年後，肝腎虧虛，筋骨衰退，導致骨質增生，韌帶肥厚等因素而發生相應的症狀。在外因方面，頸部扭傷，慢性勞損，風寒痹著，均可引發和加

重頸椎病的症狀。

【診查要點】

頸椎病的症型很多，目前比較常用的分型有：落枕型(或稱頸型)、痹症型(或稱神經根型)、痿症型(或稱脊髓型)、眩暈型(或稱椎動脈型)、五官型(或稱交感神經型)等。

1.落枕型頸椎病：頸背疼痛反覆發作，發則頸項酸痛不適，延及上背部，重者俯仰旋轉欠利，狀如落枕。初則發作3～5天後緩解，很快又復發，漸發展至長期頸背酸痛而無明顯的緩解期。凡中年以後常發「落枕」，頸椎X片有骨質增生，生一弧度變直、韌帶鈣化等改變者，可明確診斷。

2.痹症型頸椎病：以一側上肢疼痛、麻木為多見。頸椎骨質增生，椎間盤退化，關節囊鬆弛，椎間孔變窄，均可影響頸神經根而產生症狀。根據主訴的側重點不同，可分疼痛、麻木和萎縮三個亞型。

‧疼痛型：發病較急，肩臂疼痛較重，肌力和肌張力可略有減弱，多數為一側發病，頸部酸痛，患者頭部微向患側偏，以減輕症狀。夜間症狀加重時可影響睡眠，睡眠時常選擇較合適的臥位，或患側在上做側臥，或加高枕頭的仰臥等，以求減輕症狀。

‧麻木型：最多見，發病較慢，麻木以手指為主，或1～2個手指麻，或5個手指麻，少數兩手均麻，或有上臂、前臂麻木不仁，致觸覺遲鈍，痛溫覺減退。睡眠時亦可因頸部姿勢、肩臂所處位置不同而使症狀加重或減輕。臂叢神經牽拉試驗、頸椎縱叩試驗可呈陽性。

‧萎縮型：很少見。患側上肢疼痛麻木均不嚴重，但患側肢肌力減弱，日久則大、小魚際等肌肉萎縮，重則影響體力勞動。

3.痿症型頸椎病：起病很慢，先為二下肢麻木乏力，以致肢體沉重，肢冷難溫，步履不靈，喜用拐杖助行，藉由治療休息，可以緩

解，形成時好時壞，逐步加重的過程，漸致步態不穩、跛行。後期可出現二便失控，難於行走，二上肢肌力減弱，形成癱瘓重症，幸較少見。

4.眩暈型頸椎病：頭暈目眩為主，或兼有頭額脹痛，或眩暈與頭痛交替出現。眩暈特點與頭頸位置有關，頭頸轉動較快時即可發現明顯的眩暈。重者眩暈常發，頭重腳輕，噁心欲吐，走路欠穩。少數可合併耳鳴、聽力下降等症狀。個別可有突然跌倒，稱為猝倒，猝倒時神志是清醒的，猝倒後即感肌力恢復，可以自行站立。腦血流圖呈椎動脈供血不足。

5.五官型頸椎病：較少見，或皮膚多汗，易潮紅；或眼瞼乏力，眼脹痛，易流淚；或聽力下降，耳鳴；或咽部不適，有異物感，易噁心等。

上述五型，常並不單獨存在，如落枕型可與痹症型同時存在，眩暈型兼有五官型症狀等，此類情況，可稱為混合型。

由於頸椎病症型較多，因此診斷頸椎病時，須投照頸椎X片，除外頸椎結核、頸椎先天畸形、頸椎腫瘤等。頸椎病的X片，可見到骨質增生、椎間盤退變鈣化、項韌帶鈣化、頸椎生理弧度改變、椎間孔狹窄等一項或數項。

另外，常見的痹症型頸椎病，既需與肩關節周圍炎區別，也可並發肩周炎。

眩暈型頸椎病須與美尼爾氏症候群等區別。

【治療方法】

一、推拿療法

常用於落枕型及痹症型，對眩暈型也有一定療效。點壓、按摩、

拿捏、彈撥等手法，是頸椎病的常用推拿手法。落枕型可取風池、天柱、肺俞、曲垣、肩貞等。痹症型可取肩、曲池、手三里、合谷、神門等。眩暈型可取百會、太陽、大椎、風府、合谷等。

頸部推扳手法(見落枕)也適用於頸椎病落枕型、痹症型及眩暈型。先做一側，如無不適反應，再做對側推扳手法。

二、頜枕牽引

俗稱頸椎牽引。牽引之著力點在下頜部及枕部，故名頜枕牽引。牽引時病員可取坐位或臥位，牽引重量及牽引時間，可根據病員的感覺而調節。坐位牽引的重量在5～10公斤之間，臥位牽引的重量在3～5公斤之間。每次牽引的時間為30分鐘，每天1次。如病員對牽引的反應好，可適當延長牽引時間並增加牽引次數。

牽引可以緩解疼痛，鬆弛痙攣的頸肌，擴大椎間隙及椎間孔，減輕脊神經根的壓迫，使氣血流暢，炎症消退，故多數病人可獲療效。少數在牽引時出現頭暈或疼痛加重者，應及時停止牽引。部分病人牽引時頸肌緊張，或牽引時頭向後傾，亦會影響療效。故牽引時應使頭部向前傾，並儘量放鬆頸部肌肉。

三、辨證論治

(1)落枕型：治法舒筋活絡，疏風止痛。常用藥羌活10克，木瓜10克，伸筋草15克，骨碎補10克，當歸10克，桑寄生15克，五加皮10克，陳皮6克等。

(2)痹症型：疼痛為主者，治宜祛風散寒，舒筋通絡。常用藥如：青防風10克，粉葛根10克，川桂枝6克，杭白芍10克，川獨活10克，秦艽10克，勾藤10克，紅藥6克，絡石藤12克等。麻木為主者，治宜養血活血，益氣通絡。常用藥如：黨參10克，黃芪10克，當歸10

克，川芎6克，升麻10克，炒赤芍10克，紅花6克，丹參10克，雞血藤12克，川桂枝6克，薑黃10克等。肌肉萎縮者，參考痿症型用藥。

(3)眩暈型：治法以順氣活血，養肝熄風為主。常用藥如：柴胡3克，制香附10克，川芎10克，丹參10克，石決明15克，勾藤10克，枸杞子10克，五味子10克，佛手片6克，降香3克，蜈蚣1條等。如體型肥胖，偏重痰濕者，可以加化痰利濕之品，如茯苓、薑半夏、澤瀉、生米仁等。如體質虛弱、氣血不足者，可加以氣血雙補之劑，如黨參、白朮、當歸、熟地等。

(4)痿症型：治法以滋補肝腎，強壯筋骨為主。常用藥如：杜仲10克，骨碎補10克，川續斷10克，枸杞子10克，當歸10克，淡蓯蓉10克，絡石藤12克，川牛膝10克，紅花6克，地鱉蟲10克等。

(5)五官型：症狀每人不同，宜辨證施治。舉例如面色潮紅、眼瞼脹痛，宜散鬱瀉火，常用藥如：龍膽草10克，夏枯草10克，當歸10克，地龍10克，大黃6克，防風10克等。如咽部不適、有異物感、噁心等，宜清咽潤燥，常用藥如：生甘草6克，桔梗6克，枳殼10克，玄參10克，知母10克，桑白皮10克，炒白朮10克等。

四、固定與功能鍛練

對於頸背痛發作劇重，自覺頭部不能支持、坐臥不安的病員，在牽引、推拿的同時，可用固定式頸托或石膏圍領，做短期固定；或用紙板、塑膠或鋼絲及布類等，做成輕便的圍領，常可緩解症狀。

比較理想的是採用支撐式可動頸托，是在塑膠枕墊、下頜墊、胸部墊及上背墊之間，有彈簧銜接支撐，具有2～8公斤的支撐力，又可轉動頸部，轉動頸部時頸肌受到鍛練，對急性和慢性患者均適用。

慢性期病員應注意全身性的鍛練及頸項功能的鍛練，藉以增強體質，滑利頸椎關節，增強頸項肌力，緩解症狀，使病變逐步好轉。鍛

練方式包括太極拳、廣播操及頸部的前俯、後仰、左右旋轉、左右側彎等動作。動作宜徐緩，俯仰旋轉範圍要夠大。但如頸部側彎時引起臂痛者，宜減小側彎動作。

五、其他療法

(1)針灸治療：對頸病有溫通經絡、行氣活血、調節機體功能的作用。落枕型及痹症型可取風池、夾脊、曲池、手三里等。眩暈型以耳針效果較好，可取皮質下、腎上腺、交感、神門等穴。

(2)水針治療：用紅花、當歸、川芎注射液5毫升，加2%普魯卡因2毫升，在壓痛點做局部注射，隔3～4天重複注射一次，可減輕疼痛。對於眩暈型，可用上述紅當川注射液2毫升，加2%普魯卡因1毫升，注入兩側風池穴，有較好的療效。另外，丹參注射液15毫升，加入10%葡萄500毫升內靜滴，每日1次，連用5天，對眩暈型亦有較好的效果。

強的松龍1毫升，2%普魯卡因2毫升，注射用水2毫升，混勻後做痛點穴位注射2～3個穴位，對落枕型及痹症型亦有一定療效。注射時應注意血管神經，嚴格禁止注入椎管或胸腔。

六、佛禪療法

每日禪定二次，每次20分鐘。

每天頌大明咒二次，每次10分鐘左右。

每日禮拜藥師佛一次，上三寶明檀香三支。

每日六觀想一次。

三、肩關節周圍炎

肩關節周圍炎又名漏肩風。患者年齡多數在50歲上下。發病原因，多由睡臥時露出肩部，局部感受風寒所致。或因外傷之後，肩關節周圍組織受損，或因肩部活動過少，氣血循環障礙，均可發生本病。

【診查要點】

1.起初只覺得一側肩部酸痛，於動作時偶有感覺，常不介意。以後酸痛逐漸明顯，肩臂活動時酸痛加重，影響肩部正常動作。

2.症狀呈漸進性加重，疼痛逐漸向周圍發展，或向上痛及頸項，或向下痛到上臂，或向後痛到脊背。

3.嚴重時肩活動受限，不能上抬，穿脫衣服、梳頭等動作皆難以完成。夜間疼痛更重，可影響睡眠。

4.局部壓痛以肩部、喙突部最為明顯，腋後亦可有明顯壓痛。肩部周圍肌筋壓之有韌厚感。外展、內收、內旋、外旋均受限制。內旋時不能摸到肩胛骨下角，只能摸到第1腰椎棘突或更低。外展常僅有40°或更低，肩肱關節粘連。

5.病程長則患肢三角肌萎縮。由於肩部喪失正常功能，對生活及工作有很大的影響。但局部無紅腫的情況。

【治療方法】

一、推拿療法

(1)運肩肘(輕輕搖轉，托舉患肢肩關節和屈伸肘關節，做被動動作)。

(2)按壓痛點。

(3)拿揉肩部肌筋。點揉肩井、肩、肩貞等穴。

(4)從肩頭循患肢上臂外側揉捏，直達肘部，手勁由輕到重，來回數遍。

(5)頸背痛者，加揉風池、天宗，拿天柱筋，秉風部等。

(6)手法宜柔不宜猛烈，輕症隔日1次，重症每日1次。

二、針灸療法

取穴：肩、肩、巨骨、曲池、少海、外關、合谷。

耳針：肩、肩關節、神門、皮質下。

三、藥物療法

羌活、秦艽、當歸、威靈仙、雞血藤、雷公藤、桑枝各10克，桂枝6克，甘草3克，煎服，每日1劑。連服10天。

四、功能鍛練

功能鍛練對肩關節周圍炎是一個重要的環節。每天早晚各人外展、內收、內旋、外旋等動作十餘次，在可以忍受的疼痛程度內，儘量加大外展等動作的範圍。鍛練時和接受推拿治療時，均應儘量放鬆肩臂部肌肉，勿使緊張，可得較好效果。

五、佛禪療法

每日禪定二次，每次20分鐘。

每天頌大明咒二次，每次10分鐘左右。

每日禮拜地藏菩薩一次，頌《地藏經》一遍，上明檀香三支。

每日六觀想一次。

四、狹窄性腱鞘炎

【診查要點】

1.常見於橈骨莖突部的伸拇短肌和外展拇長肌腱鞘炎，或發於掌

拇關節的掌側的屈拇指肌腱鞘炎，或見其他掌指關節掌側的屈指肌腱鞘炎等。

2.病人多是中年以上，病起緩慢，局部勞損、扭傷、局部受涼等為病發原因。發病腱鞘解剖結構較為狹窄，可能為內在因素。

3.橈骨莖突部的腱鞘炎，局部疼痛，拇指伸屈時疼痛不利。如將拇指屈曲，並將腕關節偏向尺側，此時由於拉緊了伸拇肌腱，可引起顯著疼痛，說明病變在肌腱及腱鞘。在急性期可有輕度紅熱腫脹。

4.掌拇關節的掌側和各掌指關節的掌側，為屈拇肌腱和屈指肌腱所經過，該處鞘發炎時，局部酸痛、按痛，較重的則拇指或其他手指伸屈困難。被動屈曲後，不易伸直，勉強用力伸直時，呈彈跳狀，且可有彈響聲。病程較久的患者，局部可摸到米粒大的硬結。手在冷水中工作時疼痛加重。

【治療方法】

一、推拿療法

在痛點及其周圍做揉、按、摩、拿等法。亦可教病人自己在局部做按摩。

二、針灸療法

體針：列缺、合谷、曲池、痛點。

耳針：皮質下、神門、相應部位。

三、藥物治療

傷科消炎膏做局部外敷，減少患手活動，並避免冷水操作。對於橈骨莖突腱鞘炎可用夾板固定腕關節兩星期，以緩解急性期症狀。對於拇掌關節及掌指關節屈指肌腱鞘炎，可以常用熱水茶杯做熱敷，手

握有熱水之茶杯，可減輕疼痛；水溫下降時再換熱水，每天敷手1小時，可獲明顯好轉。

四、佛禪療法

每日禪定二次，每次20分鐘。

每天頌大明咒二次，每次10分鐘左右。

每日六觀想一次。

五、胸部扭挫傷

在生產勞動中，胸壁受外力撞擊或擠壓引起胸痛者，為胸部挫傷，在臨床上很多見。如由於挑擔、負重、咳嗽或軀幹旋轉等動作而引起胸痛者，為胸部扭傷，或稱胸部迸傷。

【診查要點】

胸部挫傷病人，局部腫脹輕微，甚至無明顯腫脹，但疼痛明顯，有固定的壓痛點，於咳嗽或深呼吸時疼痛加重。部分患者挫傷於肋骨與肋軟骨交接處，可有局部的輕度隆起。

胸部挫傷病人應與肋骨骨折相區別。如有胸悶、氣急、面色紫紺等嚴重症狀者，應予輸氧等急救措施，見肋骨骨折。

胸部扭傷病人，扭傷之後，胸痛時作，痛處躥不定，常無明顯壓痛，或有部位不固定的壓痛。

【治療方法】

一、辨證論治

(1)**胸部挫傷：**多是淤血凝滯作痛，治宜化淤活血止痛。

方藥：當歸10克，赤芍10克，丹參10克，鬱金10克，延胡索12

克，陳皮6克，枳殼6克，每日1劑。

　　加減：疼痛較重，咯痰挾血者，加炙乳、沒藥10克，茜草10克，仙鶴草12克。咳嗽痰多，咳時震痛者，加杏仁12克，炙紫菀10克，桔梗6克，咯血多者應做胸部透視等檢查。

　　(2)胸部扭傷：多是氣滯作痛，治宜利氣和絡止痛。

　　方藥：制香附10克，延胡索10克，青木香10克，川芎10克，炒枳殼6克，生草6克，每日1劑。

　　加減：疼痛較重，動作不利者，加烏藥10克，鬱金10克，青、陳皮各6克。

　　(3)胸部陳傷：胸部扭挫傷之個別患者，胸痛經年累月，歷久不癒者，即胸部陳傷，或稱胸部勞傷。多是淤結不化，氣滯失宣所致，治宜散淤利氣。

　　方藥：制草烏3克，當歸10克，丹參10克，三棱10克，香櫞皮6克，佛手6克，降香3克，每日1劑。

　　胸部陳傷病人，雖有長期胸痛，甚至思想負擔很大，但體力正常，無其他兼證者，可鼓勵病人解除思想顧慮，加強體育鍛練，增強體質，戰勝疾病。

二、針灸療法

　　體針：內關透支溝、陽陵泉。

　　耳針：胸區、肺區、神門。

三、推拿療法

　　先在痛點輕輕揉摩，繼在胸部痛點的同側同高處的後背部做按摩手法，最後按壓同側大魚際及陽陵泉。

四、佛禪療法

每日禪定二次，每次20分鐘。

每天頌大明咒二次，每次10分鐘左右。

每日拜心佛一次。

六、急性腰扭傷

本病是指急性腰部軟組織扭挫傷。臨床上很常見，發生的原因很多，例如勞動時由於身體姿勢不正，用力不當，或傾跌、劇烈運動，腰部遭到撞擊等，另外，彎腰拔鞋、咳嗽等亦可引起，因腰部經絡肌肉在閃、挫中受到損傷，致氣血循行障礙，突然發生腰痛、腰部強直等症狀。

【診查要點】

1.扭傷後腰部一側或兩側立即發生疼痛，有的當時不明顯，半天或一天後即顯著加重，疼痛劇烈時，不能前俯後仰和左右轉側，甚至不能行走，坐臥均痛。翻身、咳嗽均受限。

2.檢查時局部肌肉緊張，但無明顯淤腫，壓痛點或廣泛，或局限，或感深部痛，不易清楚觸知。

3.由撞擊、挫壓引起的挫傷，局部可見腫脹或青紫淤斑，疼痛及壓痛均較明顯，嚴重的挫壓傷，要排除骨折和內臟損傷。

4.腰扭傷或腰挫傷，如不及時治癒，或再受傷，拖延日久，則可轉為慢性腰痛。因此，傷腰後應積極治療，避免重複損傷，防止演變成慢性腰痛。

【治療方法】

一、推拿療法

(1)點按腰陽關、腎俞、命門、痛點。

(2)揉摩腰部兩側及痛區，拿捏腰部患側肌筋，再做揉抹。

(3)運腰。協助患者做俯仰、轉側腰部、下蹲等運動十餘次。手勁要根據患者耐受程度，輕重適宜。以上為對腰部扭傷之常用手法。

(4)腰部挫傷以輕摩輕抹手法為主。

二、針灸療法

體針：人中、委中、昆侖，並可在腰部兩側、環跳拔火罐。術後鼓勵扭傷病人做彎腰、後仰、下蹲等動作，可提高療效。

個別腰部急性扭傷病人，自覺腰痛重，不能轉側，不敢站立及行走，可針刺二手背第4、5掌骨間稍靠近掌骨基底側，邊撚針，邊鼓勵病員下床站立。站立時要兩腿直立，腰肌放鬆，直立後再鼓勵做室內行走，常可使腰痛得到迅速緩解。

耳針：腰、腰椎、神門、皮質下。

三、辨證論治

扭傷病人，氣滯失宣，經絡痞塞，治宜利氣和絡，青木香、制香附、澤蘭、玄胡索、制乳香各10克，桑寄生12克，紅花6克，甘草3克，每日1劑。

挫傷病人，淤腫作痛，筋膜損傷，治宜活血通絡。當歸、法蘭、川牛膝、炒赤芍、絡石藤各10克，紅花6克，川續斷、制狗脊、丹參各10克，每日1劑。

四、佛禪療法

每日禪定二次，每次30分鐘。

每日拜心佛一次。

七、慢性腰背痛

【診查要點】

1.慢性腰背痛臨床上十分常見。長期慢性的腰背部軟組織勞損是主要原因，急性腰扭傷未能根治和風濕性肌肉痛等均可發生慢性腰背痛。另外，中老年人普遍發生的肥大性脊柱炎，常作為引起慢性腰背痛原因之一。

2.腰背酸痛歷久不癒，時輕時重，或呈間歇性發作，在疲勞、陰雨、受寒時加重，休息可使症狀緩解。

3.檢查脊柱多無畸形，俯仰活動正常，或有輕度障礙，個別發作嚴重時，彎腰活動可有明顯障礙。勞損病人壓痛點或在腰椎棘突間，或在兩側腰肌，或一側偏重。肥大性脊柱炎引起者多無明顯壓痛。

4.診斷時應與脊柱結核、類風濕性脊柱炎、脊椎腫瘤、盆腔疾患等相區別。

【治療方法】

一、辨證論治

腰背筋膜勞損的常用治法為活血通絡，補腎壯筋。丹參、當歸、杜仲、續斷、制乳香、澤蘭各10克，紅花、路路通各6克，桑寄生、熟地各12克，每日1劑。風濕偏重者，加獨活10克，五加皮10克，地龍10克，防風6克。肥大性脊柱炎，加補骨脂、仙靈脾、菟絲子各10克，龜板12克。

二、針灸療法

體針：腎俞、大腸俞、委中、足三里。

水針：所用藥品及劑量與頸椎病的水針療法相同，注射於1～2個

明顯的壓痛點。

三、其他療法

(1)外貼寶珍膏或傷濕止痛膏。

(2)每日早、晚各服小活絡丹1粒(5克)。

(3)慢性腰背痛急性發作時,可按急性腰扭傷做推拿治療,並作短期休息。

(4)病人不宜作長期消極的休息,病情轉輕時,應堅持廣播操等體育鍛練,以增強體質。

四、佛禪療法

每日禪定二次,每次30分鐘。

每日六觀想一次。

八、腰椎間盤突出症

本病多數發生於等4、5腰椎之間和腰5骶1之間的椎間盤。當椎間盤之纖維環破裂,髓核突出,壓迫坐骨神經根,引起腰腿痛者,即腰椎間盤突出症。

【診查要點】

1.腰椎間盤突出症的病人,主要表現為一側腰部疼痛,經臀外側、大腿後側、小腿後外側向下放射痛,病程較長,影響勞動。

2.發病時部分病員有腰部扭傷史,先出現腰痛,三四天或一二星期後,疼痛轉至一側臀部,並向下肢後外側擴散,此時腰痛轉見減輕。部分病人則無明顯外傷史,而逐漸發生一側腰腿痛。個別病人兩側下肢均感疼痛。

3.病情嚴重者常發生脊柱側彎，站立時姿勢傴僂，不能直立及後仰，行走困難，甚至扶杖亦不能行走。夜間因痛影響睡眠，或不能直腿平臥，僅能屈膝側臥。

4.檢查時，患側的大腸、居、環跳、委中、陽陵泉或承山周圍有壓痛。囑病人仰臥位，做直腿抬高試驗時，疼痛愈重者抬高程度愈低。病程已久的患者，病側下肢肌肉多萎細，小腿及足背外側可有痛覺減退，或自覺麻木畏冷。

5.腰椎間盤突出症引起的腰腿痛，即使疼痛嚴重，也無發燒或食欲減退等全身症狀，髖、膝關節的屈伸活動多無障礙，診斷時應與腰椎結核或其他可引起坐骨神經痛之疾病作鑑別。

【治療方法】

一、推拿療法

病人俯臥，醫生於腰部、環跳、居、承山等痛點做按壓、拿捏、揉摩等手法，然後做扳腿、斜扳等手法。隔日或每日治療一次，15次為一療程。

二、腰麻推拿

對於病程長、疼痛重的病人，可於腰麻下做推拿。

腰麻推拿操作方法：按常規做好單側腰麻，30分鐘後開始推拿。

(1)病人仰臥，由醫生及助手分別拉病人二足及二側腋窩部做對抗拔伸，每次持續1分鐘，做二三次。

(2)將二下肢依次做直腿抬高至最大限度，在抬腿最高位置，將踝關節用力背伸三四次。

(3)病人側臥，醫生以一側手臂托住位於病人上側之大腿，另一手扶住病員腰部，轉動髖關節兩三圈後，將髖關節在外展30度位置下做

向後過伸二次(即「扳腿」)。

(4)病人仍側臥,一人用二手掌推住病員上側之上胸部,另一人用二手扶住病員上側之髂翼部,二人同時做相反方向之動作,迅速而協調地將上胸部向後推,將臀上部向前推(即「斜扳」)。共做三次。在腰部旋轉過程中,可聞到腰部小關節有彈響聲,但不是每次都有。共做三次。

(5)病人仍側臥,一人用二手扶住上側之肩胛骨部,一人用二手扶住上側髂骨前部,二人同時動作,迅速而協調地將上背部向前拉,將骨盆向後拉,使腰部脊椎做與(4)式方向相反的旋轉,即「反向的斜扳」共做三次。

(6)病人改俯臥,醫生一手托起病員二大腿,一手按住第5腰椎棘突,將二下肢搖動兩三圈(此時骨盆部隨之搖動),然後將腰部以下過伸,共做二次。

(7)病人仍俯臥,做相同於(1)式之對抗拔伸,每次約2分鐘,做二次。同時另一人配合用掌根按壓第4、5腰椎棘突部。

(8)病人改對側之側臥,即側臥方向為第(3)式之對側,做與(3)式(4)式相同之手法。

上述腰麻推拿手法,對於腰椎間盤突出症長期引起之局部粘連,可以鬆解,姿勢畸形,獲改善,術後效果較明顯。唯腰麻推拿過程中的一連串操作,應由麻醉醫生觀察病員有無不適反應,以防發生麻醉意外。術後,病員以仰臥休息為主,腰部墊棉枕,側臥休息為輔。5天後可配用腰圍,稍做下床活動。腰麻推拿通常僅做一次。

三、針灸療法

體針:大腸俞、環跳、殷門、陽陵泉、承山、昆侖。

水針：參看「頸椎病」的水針療法。

四、辨證論治

一側腰腿痛之治法，宜活血通絡，宣痹息痛。當歸、川牛膝、澤蘭、獨活、木瓜、五加皮各10克，桑寄生、白茯苓各12克，雷公藤9克，紅花6克，降香3克，每日1劑。

腰腿痛較輕者，服獨活寄生丸，早、晚各服10克。或服小活絡丹，早晚各服1粒(5克)。

五、佛禪療法

病情緩解後每日禪定二次，每次30分鐘。
每日拜心佛一次。

九、第三腰椎橫突症候群

第三腰椎橫突具有較其餘四個腰椎的橫突長的特點。同時，第三腰椎橫突的後伸彎度又最大，第三腰椎又處於腰部生理前突之中心。因此在日常生活和勞動中，腰部俯仰旋轉等動作，將使附著於第3腰椎橫突的筋膜及肌肉，受到較大的應力，易於發生急性損傷或慢性勞損，也是引起急性或慢性腰痛或腰腿痛的常見原因之一。

【診查要點】

1.發病年齡以中壯年為多，男多於女，急性病人多有外傷史，自訴腰產中疼痛較重，一側或雙側痛，動作或行走時腰痛明顯，嚴重者腰部活動受限，俯仰或側彎困難，休息時痛輕或不痛。檢查脊柱外形正常，少有輕度側彎，痛側腰肌較強直，第3腰椎棘突旁4～6公分處可觸及橫突，有明顯觸痛，少數可觸及條索狀或結節樣改變。

2.慢性的第3腰椎橫突症候群患者，常感腰部酸痛，時輕時重，陰濕寒冷可加重症狀，自覺不能端提重物，長時間彎腰後感難於直立，與一般腰肌勞損之主要區別點在於第3腰椎橫突有明顯的觸痛，或觸及條索狀改變。少數病人有臀部及大腿後側疼痛感，但無明顯壓痛點。

3.第3腰椎橫突症候群可併發於部分腰椎間盤突出症等引起的坐骨神經痛患者，此類病人沒有腰痛的主訴，僅有臀腿痛的症狀，但觸壓腰3橫突時有的疼痛，個別病人甚至有臀腿痛加重反應。因此，對已明確診斷腰椎間盤突出症患者，應常規檢查腰3橫突壓痛點。檢查此種隱性的腰3橫突症候群，要適當加強指壓力量，拇指觸及腰3橫突時，在橫突尖端稍做上下滑動，如激惹出較重的疼痛，說明有隱在的腰3橫突症候群。

【治療方法】

一、推拿療法

病員取俯臥位，術者立於患側，在痛點周圍按摩2分鐘，使局部肌肉鬆弛，然後用雙拇指相疊或並列按於第3腰椎橫突尖端，並在橫突上下彈撥，彈撥時脹痛較重，彈撥10次後改按法，約1分鐘，繼做按摩。然後重做一次彈撥、按壓、按摩。重症每日一次，輕症隔日一次。

二、針灸療法

體針：同「慢性腰背痛」。

水針：強的松龍注射液0.5毫升，1％普魯卡因4毫升，注射至局部痛點，可用5號細長針頭，於橫突外側1公分處，向體中線呈45度斜刺，進入橫突尖端時稍往後退，徐徐注入藥液，使藥液分佈在附著於

橫突端之軟組織中。一般注射1次。必要時5天後再注射1次。

三、佛禪療法

病情緩解後每日禪定二次，每次30分鐘。

每天頌大明咒二次，每次10分鐘左右。

每日六觀想一次。

十、膝關節扭挫傷

膝關節由堅實的韌帶維持關節的穩定性。關節腔內有十字交叉韌帶及內、外側半月狀骨板，關節外側及內側各有副韌帶。扭挫傷時，可使上述韌帶或軟骨受傷，少數可併發輕微骨節錯縫。

【診相要點】

1.有外傷史。受傷當時，整個膝關節或膝關節一側明顯疼痛，迅速發生淤腫，不能行走，稍可被動伸屈。關節錯縫者，強直於半屈位，拒絕做被動伸屈。急性期過後，淤腫減輕，疼痛局限。診查時要與髕骨骨折、脛骨上端骨折等相鑑別，可拍攝X片。明顯脫位者可以明確診斷，輕微錯縫在X片上難以確定。

2.內側副韌帶損傷，是膝關節猛烈外翻引起，膝內側淤腫疼痛、跛行。如在直膝位輕輕做膝關節被動外翻，可引起劇痛。外側副韌帶損傷是膝內翻或直接撞擊引起，腫痛在膝外側，將膝被動內翻時，亦可引起劇痛。臨床內側副韌損傷較多見。

3.半月板損傷多數由膝關節突然扭轉所引起。外側半月板損傷，腫痛、壓痛在膝關節外側，內側半月板損傷之腫痛則在膝關節之內側。

急性期過後，病人可緩慢行走，上樓或下樓時傷膝酸痛，且感乏

力。部分病人有「交鎖」症，即在行走時可突然發生膝關節疼痛，不有繼續行走，稍作休息並晃動關節，又覺得很快緩，可繼續行走。

檢查時，膝部或有腫脹，病程已久者，患肢肌肉萎縮，可做迴旋擠壓試驗，病人仰臥，醫生一手握患足，一手扶患膝，先使髖、膝屈曲，再使小腿內旋、內收，再在內收、內旋情況下伸直膝關節，如引起膝內側疼痛，為內側半月板損傷。檢查外側半月板時，屈膝及髖，使小腿外旋、外展，在外旋、外展姿勢下伸直膝關節，引起疼痛者為外側半月板損傷。

4.腫痛局限於髕骨下者，是髕下韌帶及脂肪墊的損傷。腫痛在髕骨之上部者，可能為髕上滑囊挫傷血腫。

【治療方法】

1.膝關節扭挫傷急性期，腫痛不能伸屈者，要做一次被動的伸屈活動，可糾正輕微的關節錯縫。然後外敷傷科消炎膏，內服跌打丸，每次5克，早晚各服一次。腫痛重者，應臥床休息兩星期。

2..急性期過後，局部可貼萬應寶珍膏，傷濕止痛膏等。症狀進一步減輕時，可用熏洗方：海桐皮、伸筋草、桑枝各12克，五加皮、澤蘭各10克，蒼朮、紅花各6克。上藥加水2000毫升，煎後熏洗患膝，每日二次。

3.半月板損傷發生於半月板邊緣者，治療效果較好。如持久不癒，影響行走者，可做手術治療。

佛禪療法

病情緩解後每日禪定二次，每次20分鐘。

每天頌大明咒二次，每次10分鐘左右。

每日六觀想一次。

十一、踝關節扭挫傷

行走不慎，重物撞擊，可引起踝關節的扭挫傷。

【診查要點】

1.踝關節猛烈向內翻轉時，可引起踝關節外側韌帶的損傷，腫脹及疼痛常以外踝下部為明顯。如外側韌帶斷裂，則腫痛嚴重，並可有輕度內翻畸形，此時脛腓韌帶亦有損傷，踝關節有輕微錯縫。

2.踝關節因向外翻轉而扭傷，可引起內踝下部的腫痛。

3.嚴重的踝關節扭挫傷，可使整個踝關節均有明顯腫痛，功能障礙。應與踝關節骨折和脫位相區別，X片可明顯診斷。

【治療方法】

1.外側韌帶斷裂，有輕度內翻畸形者，整個踝關節明顯腫痛，不能伸屈活動者，助手固定小腿，醫師一手托足跟、一手握前足，將踝關節在對抗拔伸下，做背伸、趾屈，並稍做外翻及內翻，以糾正骨節錯縫。然後敷藥。於踝關節二側用硬紙後，繃帶包紮，固定於中立位。臥床休息兩星期，逐步做功能鍛練。

2.腫痛較輕者，外敷藥膏後繃帶包紮，不需硬紙固定。

3.口服藥物及後期熏洗方，參照本節概說。

佛禪療法

每日禪定二次，每次20分鐘。

每天頌大明咒二次，每次10分鐘左右。

每日拜心佛一次。

十二、腦震盪

頭部受到猛烈撞擊,或跌撲時頭部直接撞傷,由於腦部受到過度震動,可引起病人短時間的昏迷,醒後出現頭痛、頭暈等一連串症狀者,為腦震盪。

【診查要點】

1.腦震盪病人的昏迷時間短則1～5分鐘,長則可達10餘分鐘。昏迷時間越長,說明大腦受損傷程度愈重。如昏迷超過半小時或更久,應考慮是腦挫傷,或合併有顱骨骨折等。

2.病人清醒以後,常有頭痛、頭昏、眩暈、噁心嘔吐、失眠或睡眠不熟等症狀。此類症狀嚴重時,食欲減退,怕聞噪音,精神委頓,動作遲緩。

3.腦震盪病人在短暫昏迷,清醒數小時或1～2天後,又逐漸進入躁動不安→半昏迷→昏迷者,說明不是單純的腦震盪,常由硬腦膜外血腫漸增大,壓迫腦組織所致。對於此類病人,應做急診手術,清除顱內血腫。

4.應觀察病人的呼吸、脈率、血壓、瞳孔等變化,如有血壓大幅度波動、呼吸加速或減慢、脈率顯著加速、瞳孔不對稱、對光反應遲鈍或消失等變化,且昏迷延續不醒者,多為較重之腦挫傷、並發腦水腫或顱內出血等所致,情況嚴重,可急劇惡化,應由腦外科醫生診治搶救。

【治療方法】

一、辨證論治

昏迷期以通竅開閉為主,針刺人中或用通關散吹鼻取嚏。

清醒後頭痛、頭昏、嗜睡或神志遲鈍者,治宜平肝通絡,祛淤和傷。用藥如天麻、菖蒲、柴胡、細辛、桃仁、川芎、紅花、三七等。

清醒後頭痛、頭昏、噁心欲吐、不能進食者,宜清利頭目,和胃

降逆。用藥如川芎、荊芥、防風、細辛、陳皮、半夏、薄荷、代赭石等。

清醒後頭痛、頭暈、心煩失眠多夢者，可用杞菊地黃丸方加遠志、茯神等。

二、針灸療法

體針：

病迷病人：百會、人中、合谷。

清醒後以頭痛為主者：印堂、太陽、風池。

噁心嘔吐者：內關、足三里、三陰交。

耳針：腦、皮質下、神門。

腦震盪病員傷後應安靜休息1～4星期，勿使思慮過多，有利於病情的恢復。

三、佛禪療法

病情穩定後，每日禪定二次，每次30分鐘。

每天頌大明咒二次，每次10分鐘左右。

每日六觀想一次。

第十七章

皮膚科疾病治療法

　　皮膚病的臨床表現，主要反映為皮膚局部的改變，以及局部改變而產生癢痛、灼熱、乾燥、麻木等感覺。同時，由於不同的病因病機和病人的不同體質，可伴有不同的全身症狀。

　　皮膚局部改變稱為「皮損」，一般分為原發性與繼發性兩種。原發性皮損有：斑疹、丘疹、水皰、膿皰、結節、風團、腫瘤等等。繼發性皮損有：鱗屑、痂、糜爛、潰瘍、瘢痕、苔癬樣變等等。根據這些損害的表現和局部感覺，同時參考全身情況進行辨證，作出局部以及全身治療，這就是皮膚病的辨證論治。

【辨證論治要點】

　　風：特點是起病急、變化快；自覺症狀是瘙癢，常為乾性；皮疹遊走不定；病位多在頭面、上肢或泛發全身。日久風勝血燥，則皮膚乾燥，抓破津血。如皮膚瘙癢症、蕁麻疹、神經性皮炎之類。常用方如消風散，風勝血燥用四物消風飲。

　　寒：寒凝氣滯者皮疹多呈蒼白色，如風寒型蕁麻疹，常用方有麻黃湯、桂枝湯。寒凝血淤者皮疹呈青紫色，如凍瘡、雷諾氏病，常用方有桂枝加當歸湯、當歸四逆湯。

　　暑：暑為陽邪屬火；暑多夾濕，故具有火與濕的雙重表現，常伴有口渴、困倦、發熱等全身症狀。如痱、癤、膿皰瘡、日光性皮炎

等。常用方如解暑湯。

濕：皮損表現為水泡、糜爛、滲液、水腫。兼風則癢，癢而濕爛。兼熱則皮疹紅熱。如急性濕疹、急性皮炎、帶狀皰疹等。常用方如清熱滲濕湯、除濕胃苓湯。

燥：皮疹乾燥、粗糙、脫屑、皸裂、毛髮乾枯；抓破津血，結有血痂。如乾性皮脂溢出、神經性皮炎等。常用方如地黃飲、袪風換肌丸。

火：皮疹欣紅灼熱；血熱者則皮膚紅紫，如丹毒、紫癜、各種急性皮炎，常用方如黃連解毒湯、化斑解毒湯。

疹：皮疹多表現為皮色不變的結節或小囊腫，如皮膚纖維瘤、皮膚豬囊蟲病、血管脂肪瘤之類。常用方如二陳湯(外科方有白芥子)、四海舒鬱丸。

淤血：斑疹、結節呈暗紫色，如結節性紅斑、紫癜、癜痕疙瘩。常用方如桃紅四物湯。

蟲：蟲的概念比較廣泛。如因蟲直接引起的疥瘡，因蟲毒或過敏引起的如蟲咬性皮炎、蟯蟲引起的肛門濕疹之類。

稟性不耐：指人體對某些物質敏感所致。可因飲食、藥物、花粉、動物皮毛、腸寄生蟲病等因素誘發。

臨床上，還要結合全身情況辨證論治。如蕁麻疹有氣虛不能固表症狀時，則用生黃芪、黨參以益氣固表；多形性紅斑有寒凝血淤症狀時，則用桂枝、細辛以溫經散寒等等。

皮膚病的皮疹及自覺症狀，往往數種並存。因此，臨床辨證時，常見風與濕相兼，或風濕熱相兼等等，處方用藥就要靈活配伍。

皮膚病症狀不是固定不變的。早期表現為風與熱的症狀，後期可表現為風勝血燥的症狀，治療就要根據症狀的轉化而相應變化。

【局部藥物治療】

用藥物直接進行局部治療，可以充分發揮藥物的作用，對許多皮膚病來說是很重要的。

不同藥物可以發揮不同的作用，不同劑型也各有不同適應證。例如糜爛型濕疹，滲液甚多，如用黃連膏既不能吸收滲液，且阻滯熱量蒸發，因而更加糜爛，如改用黃連水劑冷濕敷，皮疹就能很快乾燥。

為了便於掌握外用藥物的使用，這裡將常用的各種處方，分別按劑型介紹如下：

(1)粉劑

製劑及用法：將藥物研成極細粉末，摻布在皮疹上，一日數次。

作用：能吸收皮膚表面的汗液、皮脂，使皮膚乾燥，增加皮膚的散熱面積，而有清熱消炎止癢作用；藥粉摻在皮膚表面，可以使皮膚少受外界刺激，而起到保護作用；粉劑中常用藥物多具有清熱、收斂、止癢作用。

處方：止癢撲粉，雞蘇散(即六一散加薄荷、松花粉、枯礬散)等。

(2)水劑

製劑及用法：藥物用水煎煮後，濾去藥渣，待冷備用。一般做冷敷、冷浸用，亦可洗滌瘡面用。

作用：

1.用紗布濕敷能吸收滲液、膿液，並能軟化和清潔痂皮，保護皮膚，減少刺激。

2.處方多具有清熱解毒、燥濕收斂等作用。

3.冷用可吸收、蒸發局部熱量，起到消炎作用。

適應證：各種急性皮膚炎症，有顯著充血、紅腫、糜爛滲液、感

染化膿，或表面有痂皮覆蓋者。

處方：皮炎洗劑、三黃湯。單味藥可選用茶葉、蒲公英、虎杖、馬齒莧、生大黃等。

(3)酊劑

製劑及用法：將藥物放在酒精或白酒中浸泡一定時間後，過濾去渣，瓶裝備用，塗擦局部。

作用：

1.酒精或白酒具有清毒、止癢作用，並且滲透性較強。

2.藥物多具有殺蟲、解毒、止癢作用。

適應證：1.瘙癢性皮膚病；2.癬病；3.各種慢性皮膚炎症。局部紅腫糜爛者禁用。

處方：土槿皮酊、癬藥水、蛇床子酊。

(4)油劑

製劑及用法：劑型的特點是一種流動的油液。一種是在麻油或菜子油中加入少量的藥粉混合而成。一種是在菜油或麻油中加藥煎熬後，濾去藥渣而成。

作用：

1.油可滋潤皮膚、軟化痂皮，並能促進潰瘍、糜爛、皸裂的癒合。

2.所有藥物多具有清熱、消炎、滋潤皮膚等作用。

適應證：亞急性皮炎、濕疹及乾燥、皸裂、鱗屑多的皮膚病。

處方：黃連油、紫歸油。

(5)搽劑

製劑及用法：本劑是在水中加入適量藥粉混合而成。因為藥物多係不溶性，呈混懸狀(故又稱混懸劑)，用時需加搖動，棉棒蘸藥搽於

局部。

作用：

1.藥搽在局部，隨著水分的蒸發而有清涼止癢作用，藥粉附著在皮疹上有保護作用。

2.所用藥物有清熱解毒、收斂止癢作用。

適應證：各種急性皮炎，皮膚潮紅或有丘疹及小皰的皮疹。糜爛、滲液、結痂者不適用。

處方：解毒搽劑，顛倒散搽劑，青黛散搽劑(即青黛3份，加冷開水7份)。

(6)浸劑

製劑及用法：用藥物放在醋中浸泡，去藥渣用醋，用時將患肢放在藥醋中浸泡。

作用：

1.醋有軟化角質的作用。

2.所用藥物多具有祛風、殺蟲、止癢作用。

適應證：手癬、腳癬、甲癬。

處方：藿黃浸劑、鵝掌風藥水。

(7)軟膏

製劑及用法：中醫所用的軟膏，是用藥物放在麻油內煎枯後，除去藥渣，加蜂蠟溶化製成。或將藥粉調在豬油中製成。現在多用凡士林調製。

作用：

1.軟膏作用持久，有保護和滋潤皮膚、刺激肉芽生長，軟化痂皮鱗屑等作用。

2.由於所含藥物不同，作用也不同，如清熱消炎、潤燥生肌、殺

蟲止癢等。糜爛滲液多的皮損不宜使用。

適應證：潰瘍，亞急性和慢性皮膚炎症，苔蘚化的皮膚病。

處方：黃連膏、生肌玉紅膏、瘋油膏。

(8)硬膏

製劑及用法：將藥物放在麻油內煎焦，除去藥渣，再將油熬至滴水成珠，加入適量黃丹即成。將硬膏加熱溶化後，攤在紙或布片上，貼在局部。

作用：黏著在皮膚上，使局部保持一定的溫度，可使皮膚軟化，促進慢性皮膚炎症的吸收。所用的藥物多具有活血化淤、化痰軟堅的作用。

適應證：慢性局部性皮膚炎症及囊腫、結節等。

入方：太乙膏、陽和解凝膏。

(9)糊劑

製劑和用法：將藥粉用植物油調成糊狀，塗於局部，如油少藥多是與軟膏類似。

作用：

1.油能滋潤皮膚，保護糜爛面，軟化痂皮，藥粉能吸收滲液。

2.所含藥多具有清熱消炎、燥濕止癢作用。

適應證：皮膚糜爛但滲液不多的急性、亞急性炎症。

處方：青黛散、黃靈丹等加入麻油或菜油中調勻即成。

(10)藥浴

製劑及用法：將藥放在水中煎煮，除去藥渣，乘熱熏洗、浸泡局部或全身。

作用：

1.熱水浴可加強止癢效果，並可改善血液循環，促使慢性炎症的

吸收。

2.祛風、殺蟲、止癢；

3.清潔皮膚。

適應證：皮膚瘙癢症及蕁麻疹，慢性的濕疹及皮炎，乾性皮脂溢出，玫瑰糠疹等。急性炎症禁用。

處方：止癢洗劑、蛇床子湯、海艾散等。

(11)煙熏劑

製劑及用法：將藥物燃著，利用藥煙熏烘局部。

作用：

1.改善血液循環，促進慢性炎症吸收。

2.殺蟲止癢。

適應證：慢性局限性皮膚炎症。

處方：神經性皮炎煙熏藥。

【佛禪療法】

每日禪定二次，每次30分鐘。

每天頌大明咒二次，每次10分鐘左右。

每日六觀想一次。

每日禮拜觀音菩薩一次，上蓮花檀香三支。

一、頭癬

頭癬是頭皮和頭髮的黴菌感染，一般分為三種。白癬中醫稱「白禿瘡」，黃癬中醫稱「肥瘡」，黑癬無相應的病名，統稱「禿瘡」，俗稱「瘌痢頭」。

【診查要點】

1.患者以兒童為主,有接觸史。

2.白癬:頭皮有灰白色圓形脫屑斑,斑上頭髮折斷,參不齊,毛髮根部有白色鞘圍繞。於青春期多可自癒,禿髮再生,不留疤痕。

3.黃癬:頭皮有分散的碟形黃痂,中有頭髮貫穿,黃痂落後留有萎縮性疤痕,頭髮不再生長。邊緣頭髮常不受損害。病變過程緩慢,常持續到成人。

4‧黑點癬:頭皮有散在的大小不等圓形脫屑斑,細薄的鱗屑不多,病發剛出頭皮即折斷,故毛囊口的斷髮呈黑點狀。

【治療方法】

本病一般採用局部治療,用一掃光、5%硫黃軟膏、雄黃軟膏塗局部。塗藥前將頭髮剃光。用水洗淨,再用淡明礬或淡鹽水洗一次,揩乾擦藥,每日一次。約一周左右病損處的頭髮鬆動,用鑷子拔除。以後每天換藥時拔一次,拔得越徹底效果越好。如病損面積大,拔髮有困難時,可每周剃髮一次,連續用藥2～4周。

經常將毛巾、帽子、枕套煮沸消毒,防止再感染和傳播。

二、手腳癬、甲癬

中醫稱手癬為「鵝掌風」,稱腳癬為「腳濕氣」,稱甲癬為「灰指甲」。

【診查要點】

1.損害位於足、趾間、手掌、指丫,呈慢性經過。

2.損害分為三種類型,各型可單獨存在或並存。

糜爛型:好發於趾(指)間,皮膚濕潤,表皮發白,癢甚。表皮搓去後,露出潮紅皮面,滲出黃水。

水皰型：掌、趾發生小水皰，乾燥後呈環形脫皮，可以融合成大片，境界清楚，癢感較輕。

角化型：掌、趾角質增生，皮膚乾燥粗糙，附有鱗屑，冬季容易發生皸裂。

3.甲癬：多先患手足癬，繼之指(趾)甲枯灰、增厚、變形。

4.足癬在夏秋季節，容易繼發感染，起針頭大至黃豆大的水泡或膿皰，脫皮，糜爛，滲液，皮膚紅腫，瘙癢疼痛，可引起患肢淋巴管炎、淋巴結炎、丹毒、蜂窩組織等病。

【治療方法】

一、辨證論治

水皰型：搽土槿皮酊、癬藥水。

角化型：用薑黃浸劑、鵝掌風藥水浸泡。甲癬亦用藥水浸泡。宜在夏天治療。冬天乾燥、開裂、疼痛，塗雄黃膏、瘋油膏、華佗膏。

糜爛型：先用枯礬散、止癢撲粉撲撒指(趾)間及足趾，乾燥後再按水皰型搽藥。

繼發感染：用皮炎洗劑浸泡、濕敷，或用青黛散，黃靈丹麻油調搽。

為預防再感染，家人要同時治療；注意集體衛生，不用公共拖鞋及毛巾；鞋、襪要經常清洗、煮沸或曝曬消毒。

二、佛禪療法

每日禪定二次，每次30分鐘。
每日六觀想一次。

三、體癬

體癬中醫稱為「圓癬」或「體癬」，發生在臀股處的體癬，稱為「陰癬」。由真菌感染引起。

【診查要點】

1.損害為硬幣形的紅斑，邊緣清楚，微高出皮面，在邊緣上有針頭大小丘疹、水泡、痂皮或鱗屑。有中心癒合向外擴張的傾向，形成環狀。

2.在臀股部常呈大片，顏色暗紅，因皮膚潮濕多汗，瘙癢較甚，並易摩擦發生糜爛。

3.多在夏季發作，冬季減輕或消失，著緊身不透氣衣褲時，局部溫暖潮濕尤易發生。

4.除頭皮、掌趾外，全身均可發生。

【治療方法】

一、局部治療

搽土槿皮酊、癬藥水，股癬可同時用枯礬散、止癢撲粉、止癢洗劑。如有糜爛先暫塗粉劑，後用酊劑。

二、慧緣效驗方

谷樹皮漿塗搽。濃醋塗搽。鮮土大黃根打汁塗搽，或用幹根60克，白酒200毫克浸泡，用酒搽。

對貼身衣褲要經常換洗、曝曬、煮沸消毒，預防蔓延、傳染。

三、佛禪療法

每日禪定二次，每次30分鐘。

每日禮拜一次。

每日六觀想一次。

四、花斑癬

花斑癬中醫稱「紫白癜風」，俗稱「汗斑」。由汗衣經曬著體，或帶汗行日中，暑濕浸滯毛竅所致。

【診查要點】

1.多發於胸頸、肩、背等處。

2.皮疹為圓形斑點，略呈灰色或黃褐色，僅隱約可見，微微發亮，搔抓時有糠秕樣細小鱗屑；亦有呈深棕色者。鱗屑脫去後，呈淡白色，因此皮疹顏色深淺相間，色同花斑。

3.無感覺或微癢。

4.夏季發作或加重。

【治療方法】

土槿皮酊或癬藥水搽患處，每日2～3次，持續兩周。密陀僧散，醋調和，洗澡前用藥搓擦患處。

貼身衣褲要勤換，並煮沸消毒，預防蔓延和傳染。

佛禪療法

每日禪定二次，每次30分鐘。

每天頌大明咒二次，每次10分鐘左右。

每日禮拜一次。

每日六觀想一次。

五、膿皰瘡

膿皰瘡中醫稱為「天皰瘡」，又因膿皰破後滲出黃水，又稱為「黃水瘡」。本病因感染夏秋季暑毒而生。藉由接觸可以傳染。

【診查要點】

1.夏、秋炎熱季節發病，患者主要為兒童。

2.多生於顏面、頸項、四肢等暴露部位。

3.皮疹如黃豆大或更大，呈黃色或白色水皰，皰壁很薄易破；化膿後膿沉積在下半部呈半月形，周圍有紅暈，有不同程度癢感。皰破後黃水外流，結成黃痂，並引起接觸傳染。

4‧附近淋巴腫大，嚴重者可引起全身發熱。

【治療方法】

一、辨證論治

一般只需局部處理。如有發熱、口乾、尿赤，或膿皰多、黃水淋漓、蔓延呈片者，須結合全身治療。

治法：清暑，解毒，化濕。

方藥：解暑湯加減。青蒿5克，銀花、淡竹葉、黃芩、車前子各10克，連翹、碧玉散各15克，鮮荷葉1片。熱毒重加黃連2克。

二、局部處理

皮炎洗劑煎水洗浴，清除膿痂，或用鮮馬齒莧、鮮菊花葉、鮮絲瓜葉、鮮地丁、鮮蒲公英等，任選1～2種，不拘量，煎水洗澡。

黃靈丹、青黛散，用冷開水調成稀糊狀，搽局部。

本病避免搔抓、摩擦，膿皰破後要及時把膿水清拭乾淨，以免傳染。病兒接觸過的衣服、玩具要進行消毒。

三、佛禪療法

每日禪定二次，每次30分鐘。

每日禮拜一次。

每日六觀想一次。

六、痱子

本病發於夏天，因汗液排洩不暢，暑熱閉於毛竅所致。繼發感染時稱為「痱毒」。

【診毒要點】

1.多突然發生。初起皮膚出現紅斑，繼則發生針頭大小丘疹和小泡，密集成片。

2.自覺灼熱、刺癢。抓破易繼發感染，引起濕疹樣皮炎、毛囊炎、癤腫、膿皰瘡、淋巴結腫大。

3.好發於頭、面、胸、背、腹、股等處，以小兒為多見。

【治療方法】

一、辨證論治

範圍廣泛，皮膚紅赤、痱疹密集，灼熱刺癢甚者，給經內服藥。

治法：清暑、解熱、透汗。

方藥：解暑湯加減。青蒿、薄荷各5克，銀花、淡竹葉、綠豆衣、六一散和10克，白菊花5克，鮮荷時1片。

二、局部處理

止癢撲粉，解毒搽劑，青黛散搽劑。繼發感染時按有關疾病處理。

三、慧緣效驗方

每天用鮮絲瓜葉煎水洗澡，洗後用松花粉撲撒。

金銀花、鮮荷葉煎湯代茶。

四、佛禪療法

每日禪定二次，每次30分鐘。

每日六觀想一次。

七、蕁麻疹

蕁麻疹中醫稱為「隱疹」，俗稱「風疹塊」。發病的主要原因是風熱或風寒搏於皮膚，亦有因稟賦不耐，服用某種食物、藥物所引起，或腸內有寄生蟲所致。

【診查要點】

1.皮疹為局限性大小不同的扁平隆起，顏色可為鮮紅、淡紅或白色。隨皮膚瘙癢而驟然發生，又常迅速消退，不留痕跡。急性皮疹不斷成批發出，至一周左右停止發生。慢性者反覆發作，長達數周、數月或數年。

2.自覺劇烈瘙癢，局部灼熱，吹風受涼或遇暖熱時更加嚴重。

3.發作時如有腹痛、腹瀉、便秘、胸悶、氣急等全身症狀，表示內臟有同樣的病變存在。

4.皮膚劃痕呈陽性反應，嗜酸性白細胞常增高。

【治療方法】

一、辨證論治

首先除去病因，盡可能找出引起過敏的藥品、食物及其他因素，以後避免服用和接觸，有寄生蟲的應予驅蟲治療。

(1)風熱型：皮疹鮮紅、灼熱、口渴煩躁，受風或在暖熱環境下發作或加重，脈浮或數，舌紅苔薄白或薄黃。

治法：疏風清熱。

方藥：消風散加減。荊芥、牛蒡子、防風、蟬衣、生地、知母各10克，生石膏30克，生甘草5克。

(2)風寒型：皮疹淡紅或白色，受涼即發，接觸冷水時尤易發作，在溫暖環境下減輕或消失，脈浮緊或沉緩，苔白舌淡。

治法：散風寒，和營衛。

方藥：桂枝湯加味。桂枝、荊芥、防風、蘇葉、川芎各10克，麻黃5克，白芍15克，甘草3克，生薑2片，紅棗4枚。

以上二症加減：

大便秘結加大黃、枳實。便瀉，熱證加黃芩、黃連、木香；寒證加白朮、茯苓、砂仁。

腹痛加川楝子、玄胡索。

氣急加桔梗，重用麻黃。

因飲食誘發，加山楂、神曲、藿香。

腸寄生蟲誘發者，加烏梅、使君子肉、土楝根皮。

病久氣虛，衛陽失固，加生黃芪、黨參。面色少華，稍勞即發，脈緩無力再加附子。血虛面色萎黃，舌淡脈細，婦女常經期發作，加當歸10克，生首烏15克。

久發不癒加僵蠶、地龍。

二、局部治療

選用具有止癢作用的藥，如解毒搽劑、止癢洗劑、止癢撲粉等。

三、慧緣效驗方

荊芥炭、大黃炭各等量，研粉，每服5克，一日3次。

乾地龍、甘草各10克，水煎服，日1劑。

麻黃5克，烏梅肉10克，生甘草10克，每日1劑，水煎服。

蒼耳草、紫蘇、浮萍、芫荽、乾鮮均可，任選1～2種，煎湯洗澡。

四、針灸療法

體針：合谷、曲池、血海、三陰交、外關、足三里。

耳針：肺、腎上腺、神門、內分泌。

患病期忌食魚、蝦、螃蟹之類動風發物。

五、佛禪療法

每日禪定二次，每次30分鐘。

每天頌大明咒二次，每次10分鐘左右。

每日六觀想一次。

八、急性濕疹

急性濕疹，中醫對糜爛、滲出顯著的稱為「浸淫瘡」或「黃水瘡」；對丘疹、小皰播發於全身的稱為「粟瘡」。生於不同部位也各有不同名稱。總由脾肺二經濕熱外溢，感受風邪激發。

【診查要點】

1.可發於全身任何部位，皮疹為彌漫性或散發性，境界不清。

2.初發皮膚潮紅，很快出現丘疹、水皰、膿皰、糜爛、滲水、結痂，最後脫屑而癒。

3.自覺瘙癢、灼熱，抓破、摩擦後極易糜爛。

【治療方法】

一、辨證論治

(1)濕熱型皮膚紅赤，灼熱瘙癢，水皰，糜爛、黃水浸淫。

治法：清熱化濕。

方藥：清熱滲濕湯加減。黃芩、黃檗、苦參、白癬皮、淡竹葉、茯苓皮各10克，生地、滑石、板藍根各15克。

(2)風熱型皮膚潮紅，丘疹如粟，播發全身、抓後滲水，糜爛輕微。

治法：疏風清熱，佐以化濕。

方藥：荊芥、防風、蟬衣各5克，牛蒡子、苦參、生地、知母各10克，木通3克。

以上二型加減：

皮膚紅赤灼熱，加黃連2克。

癢甚加蒼耳子、地膚子。

滲水多加蒼朮、車前子。

二、局部處理

1.僅有丘疹小泡而不糜爛者，用止癢撲粉、解毒搽劑。

2.糜爛滲出，青黛散或黃靈丹麻油調搽。

3.滲水嚴重者皮炎洗劑，或生甘草、野菊花葉、生地榆任選一種，煎水冷濕敷。

三、針灸療法

取穴：曲池、足三里、合谷、三陰交、陰陵泉。

此病禁用開水燙洗，也不宜用鹽水、花椒水、肥皂水等清洗皮疹。

外用藥藥性要和緩，禁用刺激性藥物來止癢。

病者要多吃蔬菜，忌食蔥、蒜、辣椒、酒之類的刺激性食物。

魚、蝦、螃蟹、雞、鵝等動風發物，能誘發或使皮疹加重，應禁食。

四、佛禪療法

每日禪定三次，每次10分鐘。

每日六觀想一次。

九、慢性濕疹

慢性濕疹，中醫稱為「濕毒瘡」或「濕氣瘡」，多從急性演變而來。

【診查要點】

1.皮疹呈局限性，境界比較明顯。

2.患處皮膚增厚、粗糙，呈苔蘚樣變化，有少量鱗屑、抓痕、血痂、色素沉著。伴有不同程度潮紅、糜爛、滲液。

3.自覺瘙癢，在關節處皮膚容易皲裂，引起疼痛。

【治療方法】

一、辨證論治

治法：養血祛風，清熱除濕。

方藥：四物消風飲合萆、滲濕湯加減。當歸、生地、赤芍、黃檗、澤瀉、防風、蟬衣各10克，滑石15克。

加減：風勝則癢，加蒼耳子、浮萍。

濕勝則水多，加苦參，白蘚皮、蒼朮。

灼熱為火盛，加地龍、黃芩。

二、局部處理

塗加味黃連膏、瘋油膏、青黛散麻油調膏，雖屬慢性也不宜過度

刺激。

三、佛禪療法

每日禪定二次，每次20分鐘。

每天頌大明咒二次，每次10分鐘左右。

每日六觀想一次。

每日禮拜心佛一次。

十、神經性皮炎

神經性皮炎中醫有「頑癬」、「乾癬」、「牛皮癬」等名稱。初由風熱之邪阻滯腠理，日久風勝血燥，皮膚失於滋養，則皮膚粗厚如牛皮。

【診查要點】

1.局部先有奇癢，經常搔抓後，逐漸出現針頭大小圓形或多角形扁平丘疹，皮色正常或微紅，乾燥堅實，隨後丘疹密集，很快成苔蘚樣大小片，皮脊高起，皮溝加深。

2.好發於頸後，其次為腋窩、肘窩等處，嚴重時可播發於全身，如前臂、小腿內側、眼瞼、耳周圍等處。

3.病程緩慢，反覆發作或持久不癒。

【治療方法】

範圍局限施以外治，泛發的應配合內服藥。

一、辨證論治

(1)**風熱型**：皮炎早期，疹點稀疏，皮色微紅，瘙癢，苔蘚化不明顯，或過度刺激有急性炎症者。

治法：散風清熱，宣通腠理。

方藥：疏風清熱飲加減。荊芥、防風、蟬衣各5克，菊花、皂刺、苦參各10克，銀花、生地各15克。

(2)**血燥型：**皮疹乾燥、肥厚、脫屑、奇癢，入夜尤甚，抓破滲血。

治法：養血、潤燥、搜風。

方藥：地黃飲子加減。生首烏、生地各15克，當歸、玄參、大胡麻、烏蛇肉、僵蠶各10克，全蠍3克。

因情緒波動而加劇者，加珍珠母30克，五味子3克，夜交藤15克。

二、局部處理

急性期用解毒搽劑，加味黃連膏。

慢性期皮診肥厚、奇癢難忍，可選用刺激性較強藥物，如癬藥水、瘋油膏、神經性皮炎煙熏藥。

三、慧緣效驗方

土槿皮30克、雄黃10克、樟腦2克，共研細末，醋調敷。

生雞蛋數個，放在瓶罐內，加醋把雞蛋淹沒，密閉，一周後取出雞蛋剝去殼，將蛋清蛋黃一起裝在清潔瓶內搖勻備用，搽患處，每日數次。

四、針灸療法

針刺：在皮疹皮下透針成十字交叉呈四邊形。

艾灸：艾條熏皮損處，每日2次，每次20分鐘。

梅花針敲刺皮疹，微出血為度，每日1次。或針後再加艾條。

本病應避免過分搔抓，熱水燙洗及塗強烈刺激藥，少吃濃茶、酒、蔥、蒜等辛辣刺激食物。

五、佛禪療法

每日禪定二次，每次30分鐘。

每天頌大明咒二次，每次10分鐘左右。

每日六觀想一次。

每日禮拜藥師佛一次，上蓮花明檀香三支。

十一、皮膚瘙癢症

本病中醫稱為「癢風」。全身性瘙癢是因血分有火，外受風邪鬱於肌膚不得外洩所致。局部性瘙癢，多為滴蟲、蟯蟲、痔瘡引起的前後陰作癢。

【診查要點】

1.陣發性瘙癢，時間短的只有數分鐘，時間長的可達數小時。冬季皮膚瘙癢症，多在入睡前發作。夏季皮膚瘙癢症，多在氣候悶熱時發作。

2.周身無原發皮疹，由於過度搔抓，皮膚可見抓痕、血痂、色素沉著，亦可呈苔蘚樣、濕疹樣等續發改變。

3.中老年人因皮膚退化，在初冬及初夏時機體不能適應氣候的變化而發作。

【治療方法】

局限性皮膚瘙癢，按不同原因進行治療。全身性皮膚瘙癢(不包括黃疸、糖尿病、尿毒症引起的)，以內服藥及針刺治療為主。

一、辨證論治

治法：養血袪風，疏通腠理。

方藥：養血定風湯加減。生首烏、生地、桑葉各15克，當歸、赤芍、僵蠶各10克，川芎、蟬衣、紅花各5克。

加減：夏季皮膚瘙癢症，加生石膏30克，知母10克。

冬季皮膚瘙癢症，加麻黃5克。

老年血虛，肌膚燥癢，加阿膠、胡麻仁各10克。頑固難癒加烏梢蛇10克，全蠍3克，蜈蚣1條。

二、局部處理

搽蛇床子酊，撲止癢粉，用止癢洗劑煎湯浴洗。

三、針灸療法

體針：大椎、神門、風池、血海、足三里。

耳針：神門、肺。

四、佛禪療法

每日禪定二次，每次30分鐘。

每天頌大明咒二次，每次10分鐘左右。

每日禮拜一次。

每日六觀想一次。

十二、接觸性皮炎

接觸性皮炎是皮膚接觸某種物質或氣體而發生的急性皮炎。少數由酸、鹼等強烈刺激所引起：大部分是過敏性物質所引起的，常見的

生漆、農藥、皮毛、染料、塑膠製品、風油精、碘酒等。中醫根據病因稱為「漆瘡」、「日曬瘡」、「藥毒」、「膏藥風」等。

【診查要點】

1.有接觸刺激物病史。發生快，原因除去後消退也快，不再接觸即不再發。

2.損害發生在暴露部位或接觸刺激的部位，境界清楚。輕者僅紅斑，重者有腫脹、水皰、丘疹、糜爛，甚至可發生壞死及潰瘍。因間接接觸，眼瞼、包皮也可發生水腫、紅斑。

3.皮膚有灼熱、緊張、癢的感覺。

4.反覆接觸致敏物質和刺激物或處理不當，日久可轉化為慢性濕疹樣變。

【治療方法】

一、辨證論治

治法：清熱解毒。

方藥：化斑解毒湯加減。生綠升麻、牛蒡子、黃柏、生山梔、人中黃、玄參、知母各10克，黃芩3克，生石膏30克。

加減：丘疹多而癢的，加蟬衣、地膚子。

皮膚赤紅的，加生地、丹皮。

滲出多的，加車前子、滑石。

二、局部處理

與急性濕疹相同。

治療本病時，要詳細詢病史，找出原因，不然治療很難見效。

三、佛禪療法

每天頌大明咒三次，每次10分鐘左右。

每日六觀想一次。

十三、植物日光性皮炎

本病因食紅花草、芥菜、莧菜、灰菜、油菜等植物，再受日光曝曬後發生。俗稱「紅花草瘡」。此病多發生在農村。每年3～5月上述蔬菜上市時發病。有時一家或一個地區同時有多數人發病，但並非傳染所致。

【診查要點】

1.發病前有食藜科植物和日光照射史。

2.皮疹發生在暴露於陽光下的皮膚，如頭面、手背等處。

3.起病突然，皮膚出現不同程度的實質性浮腫，壓之無明顯凹陷，有淤點、淤斑、水皰、血皰、糜爛和壞死。自覺有灼熱、瘙癢、疼痛、繃緊感。

4.嚴重者有高熱、頭痛，甚至昏迷。

5.本病腫脹輕的在一周左右消退，重者2～3周消退。

【治療方法】

一、辨證論治

治法：清熱解毒。

方藥：普濟消毒飲加減。牛蒡子、人中黃、黃芩、玄參各10克，黃連、馬勃各3克，連翹、蒲公英各15克，板藍根30克。

加減：高熱加生石膏30克，知母10克。

大便燥結加生大黃10克(後下)。

腫脹嚴重，加鮮竹葉、鮮野菊花葉各50克。

燥躁神昏，加紫雪丹或安宮牛黃丸。

二、局部處理

參考急性濕疹，局部禁用熱水燙洗，並避免曬太陽。

三、佛禪療法

每天頌大明咒二次，每次10分鐘左右。

十四、帶狀皰疹

帶狀皰疹好發於腰肋部，呈帶狀分佈，中醫稱作「纏腰火丹」，俗稱「蛇箍瘡」，因皰疹簇集成群，又叫「蜘蛛瘡」。由肝火或脾經濕熱循經外溢引起。

【診查要點】

1.皮診為簇集性、黃豆到綠豆大小的水皰，基底發紅，間有血皰或膿皰，各簇之間皮膚正常，排列呈帶狀，附近淋巴結有大。輕者局部僅有紅斑，重者可發生大皰和血皰。

2.皮疹一般只發生在單側，以胸、背、腰、腹部的肋間神經為多見，其次如面部三叉神經的分佈區，能引起眼球炎、潰瘍性角膜炎，可致失明。

3.發疹時局部先有刺痛，或伴有輕度發熱，疲乏無力，食欲不振。病程在兩周左右，癒後不再復發。有些病人未發疹前就有皮膚刺痛，疹退後仍然疼痛。

【治療方法】

一、辨證論治

(1)肝火型：皮膚紅赤，皰疹密集成片，灼熱刺痛，一般不糜

爛。

治法：清洩肝火。

方藥：龍膽瀉肝湯加減。龍膽草、柴胡、木通各5克，黃芩、生山梔各10克，大青葉、板藍根各15克，生甘草3克。

(2)脾濕型：水皰大如黃豆，或黃或白，容易糜爛，疼痛較重。

治法：清脾除濕。

方藥：除濕胃苓湯加減。蒼朮、厚樸、陳皮、甘草各5克，赤芩、澤瀉、山梔各10克，生苡仁、板藍根各30克。

疼痛劇烈加蜈蚣1～2條，全蠍3克。

二、局部處理

解毒搽劑、青黛散水調塗，或雄黃、大黃各等量，研末水調塗。水皰糜爛感染者按急性濕疹處理。

三、針灸療法

體針：內關、合谷、足三里、陽陵泉、血海。在皮損部周圍針法，即用針沿皮刺向中心數針至數十針。

耳針：肝、肺及與皮疹相應的區域。

四、佛禪療法

每日禪定二次，每次30分鐘。

每天頌大明咒二次，每次10分鐘左右。

每日六觀想一次。

十五、尋常疣

尋常疣中醫稱為「千日瘡」，俗稱「刺瘊子」。

【診查要點】

1.最常於手指、手背和面部。患者多為兒童及青年。

2.為帽針頭大至黃豆大或更大的角質增生性突起，呈皮色，表面粗糙不平如刺狀，觸之堅硬。

3.損害多少不一，少則1～2個，多則數十個。無自覺症，或有觸痛，摩擦或撞碰時容易出血。

【治療方法】

一、辨證論治

適用於多發性者。

治法：清熱解毒，活血養肝。

方藥：治瘊湯、治疣方。

治瘊湯：熟地、首烏、杜仲、赤芍、白芍、桃仁、紅花、丹皮、赤豆、白朮、牛膝、穿山甲。

治疣方：靈磁石、紫貝齒、代赭石、生牡蠣、山慈菇、地骨皮、桃仁、紅花、白芍、黃檗。

二、外治法

(1)**結紮法**：對凸出的疣，用絲線或馬尾或頭髮貼根部結紮收緊，數天後可自行脫落。

(2)**腐蝕法**：不晶膏或鴉膽子仁貼局部，具體方法見雞眼。

(3)**艾條灸**：用細艾條或小艾炷灸烤，每日數次，至疣乾焦脫落為止。疣的周圍用膠布保護好，防止燙傷皮膚。

(4)**推疣法**：用竹簽或刮匙抵在疣的基底部，與皮膚呈30°角，用力向前推除，疣體脫落後，再塗碘酒，壓迫止血。

(5)**浸泡法**：多發性疣集中於手部者，用木賊草15克，香附30

克，紅花10克，紫草15克，煎湯浸泡患手，藥湯加溫後再泡，每日3～4次，每次15分鐘。

(6)冷凍法： 對雞眼、尋常疣有效。

三、佛禪療法

每日六觀想一次。

十六、銀屑病

銀屑病又稱「牛皮癬」。由外感風邪搏於皮膚，失於疏散，淤阻肌膚，日久風勝血燥而發。

【診查要點】

1.皮疹為境界明顯、微呈隆起的紅斑，上覆多層銀白色皮屑，將皮屑刮去後，露出發亮的薄膜，再刮之有點狀出血。皮診有點滴形、錢幣形、地圖形。皮疹活動情況分進行期、靜止期、退行期。

2.病程緩慢容易復發，早期常夏癒冬發，後則夏輕冬重，長久可逐漸失此規律性。

3.皮疹典型分佈區在頭皮及四肢伸面，間有全身泛發或長期局限在某一部位。

4.皮疹發生在頭皮者，頭髮呈束狀，如同毛筆。如指甲有病變時，甲床呈點狀下凹，如同針箍。

5.特殊類型的銀屑病有以下幾種：

(1)**膿皰型：** 分掌蹠膿皰型和泛發性膿皰型兩種。針頭大小的淺表膿皰，可發在皮疹上，也可發生在非皮疹處。

(2)**滲出型：** 炎症明顯，有滲液和結痂。

(3)**關節炎型：** 多侵犯小關節，間有侵犯肘膝大關節，頗似類風濕

性關節炎。

(4)**紅皮病型**：常因局部過度用藥刺激所致，表現全身皮膚發紅，夾有小片正常皮膚，或伴有發熱。

【治療方法】

一、辨證論治

(1)**風熱相搏證**新疹不斷出現，舊疹不斷擴大，疹色鮮紅，鱗屑厚積，多表現在進行期。

治法：疏風清熱，涼血解毒。

方藥：槐藥湯加味。生槐花、生地各15克，土茯苓、生石膏各30克，紫草、蒼耳子、地龍各10克，雷公藤15克。

加減：膿皰型表現為熱毒重，加蒲公英、黃芩、連翹、蚤休。

滲出型表現為濕毒理，加黃檗、苦參、生苡仁。

關節炎型表現為風濕熱痺，加秦艽、防己。

紅皮病型表現為血分熱毒，加水牛角、丹皮、銀花、地丁。

(2)**風勝血燥證**新疹停止發生，舊疹皮色暗紅，鱗屑乾燥，疹塊厚硬，關節處皮疹皸裂，相當於靜止期、退行期。

治法：養血潤燥，祛風解毒。

方藥：地黃飲加味。生何首烏、生地、熟地、當歸、玄參、白蒺藜、僵蠶、烏梢蛇各10克，紅花3克，雞血藤、雷公藤15克。

加減：病史長久，皮疹暗紫，色素沉著，鱗屑厚積，關節活動不利，加桃仁、丹參、三棱、莪朮。

紅斑色淡，鱗屑不多，腰膝酸軟，頭暈耳鳴，男子陽痿遺精，女子月經不調，加仙茅、仙靈脾、菟絲子。

二、局部處理

花椒、樸硝、枯礬、野菊花、雷公藤、側柏葉等,根據皮疹範圍大小酌量煎湯,洗澡、浸泡或濕敷。

搽加味黃連膏、雄黃軟膏、硫黃軟膏、瘋油膏,不宜用刺激性過強的藥。紅皮病型用青黛散麻油調搽。

本病應忌食辛辣刺激及酒類,少食肉類及脂肪,多食新鮮蔬菜及水果。

三、佛禪療法

每日禪定二次,每次20分鐘。

每天頌大明咒二次,每次10分鐘左右。

每日禮拜藥師佛一次,上蓮花明檀香三支。

十七、脂溢性皮炎

本病又名脂溢性濕疹,主要發生在頭面部皮脂腺較多的部位。中醫稱為「面遊風」。由胃經濕熱上蒸而成。

【診查要點】

1.乾性皮脂溢出的基礎上產生一種慢性皮膚炎症。好發於青壯年。

2.常分佈在皮脂腺較多的部位,如頭皮、眉弓、鼻唇溝、耳周、頸後、腋前等處。常自頭部開始向下蔓延,重者可泛發全身。

3.皮診為略帶黃色的輕度紅斑,有油膩性鱗屑和結痂。

4.病程緩慢,有不同程度癢感。

【治療方法】

一、辨證論治

治法：清熱、除濕、散風。

方藥：芩連平胃散。黃芩、蒼朮、知母、黃檗、苦參、菊花各10克，黃連3克，生石膏30克。

二、局部處理

海艾湯洗浴，搽顛倒散或5％硫黃軟膏。

本病應少吃動物脂肪和醣，多吃水果蔬菜。

三、佛禪療法

每日禪定二次，每次20分鐘。

每天頌大明咒二次，每次10分鐘左右。

每日六觀想一次。

十八、酒渣鼻

本病因肺胃積熱上熏，血液淤滯而成。

【診查要點】

1.紅斑期：開始皮膚彌漫性潮紅，毛細血管擴張，尤其是食後精神緊張時明顯。

2.丘疹期：在潮紅的皮膚上出現散在紅色丘疹或小膿皰；在鼻尖上可有豆大硬實丘疹，毛細血管擴張更明顯，毛囊口擴大呈漏斗狀。

3.肥大期：鼻尖部結節增大，數個聚合，高出皮面，皮膚肥厚，成為鼻贅。

4.皮疹發生在鼻部、兩頰和前額。

5.本病好發於中年男女，經過緩慢。

【治療方法】

一、辨證論治

治法：清熱、涼血、祛淤。

方藥：涼血四物湯加減。當歸、川芎、赤芍、黃芩、五靈脂各10克，生地15克，紅花5克，便秘加制大黃5～10克。本方對紅斑期、丘疹期有一定療效。

二、局部處理

顛倒散搽劑，皮脂搽劑。

本病患者忌飲用酒、濃茶、咖啡，少吃蔥、蒜、辣椒等刺激性食物，勿搽有刺激性的化妝品和藥物。

三、佛禪療法

每日禪定二次，每次20分鐘。

每天拜心佛一次。

每日六觀想一次。

十九、斑禿

本病常因過度緊張或受刺激後發生。因頭髮不自覺的情況下突然脫落，故俗稱「鬼剃頭」。

【診查要點】

1.突然發生大小不等的圓形或橢圓形斑狀脫髮。

2.禿髮處皮膚正常，無主觀感覺或有輕度瘙癢。稍久可有灰白色毳毛長出，亦可隨長隨脫；向癒時，細髮逐漸變粗變黑而恢復正常。

3.個別斑禿可發展至全禿，甚至眉毛、腋毛、陰毛均完全脫落。小面積斑禿常不治自癒，大片的則痊癒緩慢。

【治療方法】

一、辨證論治

治法：補腎養血祛風。

方藥：神應養真丹、逍遙丸各5克，每日3次。

二、局部處理

生髮水塗局部。

三、慧緣效驗方

鮮毛薑擦脫髮處，每日2次。

當歸、柏子仁各500克，共碾粉，蜜丸，每日服3次，每次10克。

蒲公英90克，黑豆500克，加水煮熟，去蒲公英，再加糖適量煮乾，每天服30克。

四、針灸療法

梅花針敲刺脫髮部位皮膚(不出血或微出血)，隔日一次。

本病發生與精神因素有關，脫髮後加重了病人的精神負擔，因此，不可忽視病人的精神治療。

五、佛禪療法

每日禪定二次，每次30分鐘。

每天頌大明咒二次，每次10分鐘左右。

每日六觀想一次。

每日禮拜觀音菩薩一次，上桂花明檀香三支。

二十、腋臭

腋臭又稱為「體氣」，俗名「狐臭」。

【診查要點】

1.腋下有臭味，夏季出汗時加重，冬季汗少時減輕；青年發育期味最濃，隨著年齡增長而減輕。

2.大部分病人有黃汗，常將襯衣腋部染成黃色。

【治療方法】

1.腋下除臭劑撲腋窩。

2.雄黃、熟石膏各250克，生白礬500克，共碾細末，密閉保存。用時取藥粉加水調成糊狀，塗於腋窩，每日一次。

藥物治療僅能改善氣味，不能根治。

3.鐳射治療，破壞汗腺，但不易徹底。

4.手術將腋下(有毛部分)汗腺切除。

局部勤用水洗，不宜吃蔥、蒜、韭菜等有氣味的食物。

佛禪療法

每日禪定二次，每次30分鐘。

每天頌大明咒二次，每次10分鐘左右。

二十一、白斑病

白斑病中醫稱為「白駁風」，俗稱「白癜風」。

【診查要點】

1.患處皮膚色素消失而形成白斑，界限清楚，斑上毛髮也同時變白，邊緣有色素沉著。

2.可發於全身各部，經過緩慢，歷久不變，偶亦有自行消失。

3.無任何自覺症狀。

【治療方法】

一、內服藥

白駁丸5克，每日3次。

二、局部治療

25％補骨脂酊、25％菟絲子酒精，搽藥後日光曬10～20分鐘。對紫外線過敏者忌用，一般要堅持數月才有效。

三、慧緣效驗方

白蒺藜粉、潼蒺藜粉各等量，每次5克，每日3次。

紫背浮萍，曬乾研末，蜜丸，每服5克，每日3次。

蒼耳莖、葉、子各等量，曬乾研末，每服5克，每日3次，開水加蜜成糖調服。

四、佛禪療法

每日禪定二次，每次30分鐘。

每天頌大明咒二次，每次10分鐘左右。

每日禮拜藥師佛一次，上蓮花明檀香三支。

二十二、雞眼、胼胝、蹠疣

雞眼、胼胝及蹠疣生於足底，為了便於區別，故合併介紹。

【診查要點】

1.雞眼：為豆大楔狀角質增生，略高於皮面，尖端向下深入皮

內，走路有壓痛。多生於足底骨突起處的受壓部位。

2.胼胝：為局限性表皮角質增厚，邊緣不清，表面光滑，觸之堅實。都生在受摩擦部位。

3.蹠疣：為黃豆大或更大疣狀增殖的丘疹，因經常受摩擦可不隆起，表面蓋有硬固角質，有壓痛，將硬角質除去後，方可見到碎點樣疣狀增殖。生於足蹠或趾間，不一定在受摩擦部位。

【治療方法】

雞眼

將表面角質削去，鴉膽子仁在玻璃片上壓扁出油，按在雞眼上，用膠布固定，隔日一次，連續2～3次，多能脫落。

蓖麻子用細鉛絲穿起置火上燒，待燒去外殼出油時，隨即按在雞眼上，用膠布固定，隔日一次，連續2～3次。

雞眼膏用法同上。

30％補骨脂酊，點在削去角質的雞眼上，每日3～4次。連用3～5天。

用藥效果不佳時，用尖頭手術刀，沿雞眼周圍與正常皮膚分界處劃開，再用有齒鑷鉗住提起，仔細地將角質增生部挖出，貼上膠布膏藥即可。

蹠疣

治療方藥同雞眼，對多發性者，參考尋常疣用藥湯浸泡。

胼胝

一般不需要治療，穿合適的軟底鞋減少摩擦。角化型腳癬最易發生胼胝，用薑黃浸劑浸泡，腳癬癒後，胼胝也多可自癒。

必要時用熱水浸軟，用刀削去角質部位。如不解決摩擦問題，會繼續再長。

第十八章

眼科病治療法

　　眼為視覺器官，屬五官之一，藉由經絡，與內在臟腑和其他組織器官保持著密切的聯結。

　　五臟六腑的精氣皆上注於目，肝藏血而開竅於目，肝氣通於目，諸脈者皆屬於目，十二經脈都直接或間接地與眼發生聯結。這種臟腑、經絡與眼的有機聯結，保證了眼的正常功能。如果臟腑功能失調，可以反映於眼部，引起眼病。反之，眼部疾病也可藉由經絡影響相應的臟腑，以致引起臟腑的病理反應。

　　因此，在診治眼病時，必須從整體觀念出發，運用局部辨證與全身辨證相結合的辨證方法，因證論治，調整人體內部與眼病有關的臟腑、氣血之間的相對平衡而達到治療目的。

一、五輪學說

　　中醫眼科的五輪學說，就是將眼分為五個部分，分屬於五臟，藉以說明眼的生理、病理與臟腑的關係。實際上是一種從眼局部進行臟腑辨證的方法，至今仍有一定的臨床實用意義。

　　(1)肉輪：指胞瞼(包括皮膚、肌肉、瞼板和瞼結膜)，在臟屬脾，因脾主肌肉，故稱「肉輪」。因脾與胃相表裡，故肉輪疾病常責之於脾與胃。

　　(2)血輪：指兩眥(包括兩眥的皮膚、結膜和淚器)，在臟屬心，因心主血，故「血輪」。因心與小腸相表裡，故血輪疾病常責之於心與

小腸。

(3)氣輪：指白睛(包括球結膜與鞏膜)，在臟屬肺，因肺主氣，故稱「氣輪」。因肺與大腸相表裡，故氣輪疾病常責於肺與大腸。

(4)風輪：指黑睛(包括角膜、虹膜、睫狀體)，在臟屬肝，因肝主風，故稱「風輪」。因肝與膽相表裡，故風輪疾病常責之於肝與膽。

(5)水輪：指瞳神(包括瞳孔與瞳孔以後的眼內組織，如晶狀體、玻璃體、脈絡膜、視網膜與視神經等)，在臟屬腎，因腎主水，故稱「水輪」。因腎與膀胱相表裡，故水輪疾病常責於腎與膀胱。但由於瞳神結構複雜，其生理病理還與其他臟腑有著相當密切的關係。

二、辨證

(1)辨內外障：「障」是遮蔽之意。按其部位來分，則可歸納為外障與內障兩大類。

1.外障：外障是肉輪、血輪、氣輪與風輪等部位病變的總稱。多為六淫外襲或遭受外傷所致。其特點是多突然起病，發展較快，外症比較明顯，眼部自覺症狀較突出。一般來說，外障眼病多有餘之證，以屬表、屬實、屬陽居多。

2.內障：內障有廣義與狹義之分。狹義內障專指瞳神中生翳障者，其主要病變在瞳孔與晶狀體。廣義內障則泛指水輪疾病，即包括發生於瞳孔及其後的一切眼內組織的病變，多外眼正常而只有視覺方面的異常，用檢眼鏡檢查常可發現眼內病變。一般來說，內障眼病多為內傷所致，如七情過傷，過用目力或勞累過度等，導致精氣耗損，血脈阻滯，臟腑經絡或氣血功能失調引起。多屬裡、屬虛、屬陰。

(2)辨翳：起於黑睛上的混濁稱為翳。可呈點狀、樹枝狀、地圖狀或圓盤狀等。根據混濁的形態、色澤、深淺程度不同，翳的名稱亦甚繁多，但首先要辨是新翳還是宿翳，然後再結合其他症狀進行辨

證。

1.新翳凡黑睛混濁，表面粗糙，邊界模糊，具有發展趨勢，伴有不同程度的目赤疼痛、畏光流淚等症者，統屬新翳範疇。相當於西醫的角膜活動性病變。多因外感六淫所致。亦易化熱入裡，病變由淺入深。多實證。

2.宿翳凡黑睛混濁，表面光滑，邊界清楚，無發展趨勢，不伴赤痛流淚等症狀者，統屬宿翳範疇。相當於西醫學的雲翳、斑翳、白斑等角膜瘢痕病變。多由新翳轉化而來。

(3)辨視覺：視力突然下降，多屬實證；逐漸模糊，多屬虛證。

(4)辨痛癢：暴痛屬實，久痛屬虛；持續性疼痛屬實，時發時止屬虛；痛而拒按為邪實，痛而喜按為正虛。目癢目赤，多外感風熱；瞼弦赤爛，癢如蟲行多脾胃濕熱，外感風邪。

(5)辨紅腫：胞瞼紅腫，多脾胃熱毒；胞腫不紅，不伴疼痛，多脾腎陽虛，水濕上泛。白睛紅赤，眵淚並作，多外感風熱；白睛紅赤如火，多肺經實熱；紅赤隱隱，多肺經虛熱。抱輪紅赤，羞明淚多，多肝膽實熱。

(6)辨眵淚：眵多黃稠，多肺經實熱，眵多清稀，多肺經虛熱。淚熱如湯，多肝經風熱；冷淚長流，多肝腎不足或淚道阻塞所致。

三、治療

由於眼與臟腑經絡的密切關係，以及眼的結構與功能上的特點，對眼病的治療，既有內治，也有外治。大多內障眼病以內治為主，外障眼病則多配合外治。此外如針灸、推拿與按摩等療法，亦常應用。

(1)內治法：常用的有疏風清熱法、瀉火解毒法、滋陰降火法、祛濕法、止血法、活血化淤法、疏肝理氣法、益氣養血法、補益肝腎法、軟堅散結法與退翳明目法等。

(2)外治法：包括點眼藥法、熏洗法、外敷法、沖洗法等一般外治法。還有勾割法、鐮洗法、熨烙法、三棱針法與金針撥內障法等等手術療法。

一、潰瘍性瞼緣炎

本病是由細菌感染所引起的睫毛毛囊炎和毛囊周圍炎，比較頑固難治。中醫稱「瞼弦赤爛」。多因脾胃濕熱蘊積，複感風邪而發。

【診查要點】

1.瞼緣充血，有較多黃色蠟樣分泌物，乾後結痂，剝除痂皮後，露出睫毛根端和小潰瘍。病久則睫毛脫落，形成禿睫；瞼緣組織形成瘢痕而變形，可引起倒睫、瞼外翻等。由於淚液浸漬，可致眼瞼濕疹。

2.自覺瞼緣發癢、刺痛，淚多、畏光。

【治療方法】

一、辨證論治

主證：瞼緣紅赤潰爛，痛癢並作，眵淚膠黏，睫毛成束，睫毛亂生或禿睫，舌紅，苔黃膩。

治法：祛風清熱除濕。

方藥：荊芥、防風各5克，滑石、木通、車前子、茯苓、黃芩、連翹各10克，枳殼、陳皮各6克，黃連、甘草各3克。

二、局部治療

本病以局部治療為主，並注意清潔衛生。

(1)拔除睫毛後，以黃連油膏加少許枯礬或八寶眼藥調勻，塗擦局

部，一日3～4次。

(2)較頑固者，尤其是合併眼瞼濕疹的，用人中白塊文火烤熱或夏天烈日下曬熱後燙局部，以勿燙傷皮膚為度。

(3)下瞼外翻者，在揩淚時，從頰部往上揩，避免因往下揩而加重外翻，造成惡性循環。

三、佛禪療法

每日禪定二次，每次20分鐘。

每天頌大明咒二次，每次10分鐘左右。

每日六觀想一次。

二、麥粒腫

本病是瞼腺因細感染所引起的急性化膿性炎症。中醫稱「針眼」。多風熱外侵或脾吸熱毒蘊積，氣血凝滯所致。

【診查要點】

1.自感眼瞼某一部位知覺過敏，逐漸疼痛加重，尤以長在眥部為甚。

2.瞼局部皮膚呈現紅腫，壓痛。在近瞼緣部可觸到硬結。以後硬結逐漸軟化而出現膿點，終則潰破而癒。嚴重者則可引起眼瞼及附近球結膜發生水腫及耳前淋巴結腫痛。

瞼板腺的急性炎症稱麥粒腫，可見瞼結膜面出現黃色膿頭，常可自行突破。

【治療方法】

一、辨證論治

(1)風熱外襲，病屬初起，局部微有紅腫及壓痛，可伴有頭痛，發熱。苔薄白，脈浮數。

治法：疏風清熱。

方藥：銀花、連翹、蘆根、桔梗、牛蒡子、黃芩各10克，薄荷、防風、竹葉各5克，生甘草3克。

(2)熱毒上攻，胞瞼紅腫，硬結較大，灼熱疼痛，伴有口渴喜飲，便秘尿黃。苔黃、脈數。

治法：瀉火解毒。

方藥：石膏20克，梔子、生地、丹皮、天花粉、蒲公英各10克，穿山甲、制大黃、白芷各6克。

二、局部療法

(1)雄黃粉或玉樞丹加醋調，塗敷局部，乾後再塗，保持局部潮潤。

(2)膿成後切開排膿，皮膚面切口與瞼緣平行，瞼結膜面切口與瞼緣垂直。切忌擠壓。

(3)鹽水熱敷，每日3次，每次15分鐘。

三、佛禪療法

每天頌大明咒二次，每次10分鐘左右。

每日六觀想一次。

三、霰粒腫

本病是因瞼板腺排出管道受阻和分泌物瀦留所形成的瞼板腺慢性炎性肉芽腫。中醫稱「胞生痰核」。多因脾失健運，痰濕互結而成。

【診查要點】

1.瞼皮膚隆起，皮膚顏色不變，可觸及堅硬腫塊，但與皮膚不粘連，且無壓痛。在正對腫塊的瞼結膜面呈紫紅色或灰紅色。

2.一般無顯著自覺症狀，硬結較大者可有沉重感和異物感。

【治療方法】

一、辨證論治

治法：化痰散結。

方藥：陳皮、半夏、茯苓、僵蠶、昆布、白朮各10克。瞼結膜面充血較明顯，可加黃連3克，夏枯草5克。

二、局部治療

(1)初起時，可於局部進行熱敷、按摩，以促進其消散。

(2)生南星磨醋，塗患處皮膚，乾後再塗。

(3)痰核較大者宜行霰粒腫切開刮除術。

三、佛禪療法

每日禪定二次，每次30分鐘。

每天頌大明咒二次，每次10分鐘左右。

每日六觀想一次。

四、急性結膜炎

本病為細菌或病毒感染而引起的結膜急性炎症。可以藉由手、手帕或生活用品等直接或間接接觸傳染。俗稱「紅眼」或「火眼」。如傳染性較大，且能引起廣泛流行者，中醫稱「天行赤眼」。多外感邪熱毒所致。

【診查要點】

1.眼有異物感、灼熱感，畏光，眼分泌物增多，呈黏液或黏液膿性，晨起分泌物可粘住上下睫毛而不能睜眼。

2.鮮紅色結膜充血，以瞼結膜與穹窿部最為明顯，結膜腫脹或有小出血點。可伴眼瞼紅腫。

3.如累及角膜則視物模糊，畏光、刺痛與流淚症狀加重。

【治療方法】

一、辨證論治

(1)外感風熱病初起，眼局部症狀悉俱，但不嚴重，全身症狀多不明顯。

治法：疏散風熱。

方藥：銀花、黃芩、連翹、大青葉各10克，淡竹葉、菊花、防風、薄荷各5克。

(2)肺胃熱盛患眼灼熱疼痛，胞瞼紅腫，白睛紅赤，眵多黏稠，伴有口乾便秘，舌紅苔黃。

治法：清熱解毒。

方藥：大黃、玄明粉、生地、連翹、銀花各10克，生石膏20克，菊花、陳皮各3克，丹皮12克。

二、局部治療

(1)分泌物較多時，可用生理鹽水或內服藥的澄清液沖洗結膜囊。

(2)日間用抗菌素或磺胺類藥滴劑頻頻滴眼，如為病毒性結膜炎則用抗病毒藥頻頻滴眼，嚴重時每1～2小時一次。

(3)晚間臨睡前用抗菌素軟膏塗眼一次。

三、針灸療法

體針：合谷、曲池、攢竹、絲竹空等穴。

點刺眉弓、耳尖、太陽穴放血。

四、佛禪療法

每日禮拜觀音菩薩二次，上蓮花明檀香一支。

每天頌大明咒二次，每次10分鐘左右。

五、慢性結膜炎

本病可因致病力較弱的微生物感染，或由急性結膜炎未痊癒而轉為慢性；也可由物理或化學因素或屈光不正所引起。病程較長。中醫稱「赤絲虬脈」，多是外感風熱或餘邪未清所致。

【診查要點】

1.瞼結膜充血，可有乳頭增殖。球結膜輕度充血，可有少量分泌物。

2.眼乾澀感、異物感，視物易疲勞。

【治療方法】

一、辨證論治

(1)**外感風熱**：病初起，眼微赤，刺痛，畏光。

治法：祛風清熱。

方藥：柴胡、黃芩、麥冬、桑白皮、地骨皮各10克，銀花15克，薄荷5克，生甘草3克。皆部紅赤較著者加黃連3克。

(2)**肺陰不足**：餘邪未清，病久未癒，舌紅少苔。

治法：養陰潤燥，兼清餘邪。

方藥：生地、知母、麥冬、當歸、白芍、黃芩、桑白皮各10克，

菊花3克，蟬衣、穀精珠各5克。便乾加麻仁。

二、局部治療

眼藥點眼，一日2次。

三、佛禪療法

每天頌大明咒二次，每次10分鐘左右。

每日六觀想一次。

六、沙眼

本病為一種常見的由沙眼病原體引起的慢性傳染性結膜炎症，如不積極防治，可發生許多合併症，嚴重者可導致失明。中醫稱之為「椒瘡」。多脾胃濕熱，外感風熱邪毒，內外合邪，氣血壅滯所致。

【診查要點】

1.初起可無特殊感覺，或僅有不同程度的發癢，異物感、流淚、畏光與分泌物增加，後期則刺激症狀加重。

2.瞼結膜血管紋理不清，並有乳頭肥大與濾泡存在，後期可出現條狀疤痕；角膜上緣有血管伸入血管翳，漸向下方伸長。

3.後期可產生倒睫、瞼內翻、全角膜血管翳、角膜潰瘍與眼球乾燥等多種合併症，不同程度地影響視力。

沙眼分期：沙 I 為進行期；沙 II 為退行期；沙 III 為完全結瘢期。

沙眼分級：病變面積＜1／3瞼結膜為「＋」，病變面積在1／3與2／3之間為「＋＋」，病變面積＞2／3瞼膜為「＋＋＋」。

【治療方法】

一、辨證論治

沙眼重症患者用之。

治法：清熱除濕，涼血散淤。

方藥：梔子、連翹、黃芩、大黃、當歸、赤芍、銀花各10克，紅花、防風、枳殼各5克，白芷3克。

二、局部治療

(1)平時可點八寶眼藥，每日2～4次。

(2)瞼結膜乳頭濾泡較多者，在1％地卡因液行表面麻醉後，用黃連水浸泡的烏賊骨(烏賊骨切成鴨舌形，表面磨平，約3.5×1.5公分大，煮沸消毒後曬乾，浸入黃連水內備用)輕輕摩擦局部，使濾泡略破，微出血為度。然後用生理鹽水沖洗，塗抗菌素軟膏即可。可數天進行一次。

(3)瞼結膜充血嚴重久而不退者，在1％地卡因液行表面麻醉後，用小刀或注射的針頭輕輕劃痕，以出血為度。

(4)少量倒睫可施行拔睫或電解法；眼瞼內翻者應施行內翻矯正術。

三、佛禪療法

每日禪定二次，每次20分鐘。

每天頌大明咒二次，每次10分鐘左右。

七、春季結膜炎

本病是一種過敏性結膜間質炎症。常發病於每年春夏之交，多見於兒童。屬中醫「癢如蟲行」、「時複症」等範疇。多脾肺濕熱，複感風邪所致。

【診查要點】

1.眼部奇癢、灼熱，眼內分泌物呈黏性絲狀，畏光，逢天暖則症狀加重。

2.球結膜穢紅色，上瞼結膜呈現排列整齊的肥大乳頭，形似去皮的石榴，或角膜緣呈現灰黃色膠樣隆起。兩者亦可同時出現。

3.結膜囊分泌物或結膜刮片檢查，可找到嗜酸球。

【治療方法】

一、辨證論治

治法：清熱除濕袪風。

方藥：茵陳15克，銀花、蒲公英、車前子、六一散各10克，白芷、蟬衣各5克。

二、局部治療

(1)內服藥澄清液加明礬少許，熏洗雙眼，一日2～3次。

(2)八寶眼藥點眼，一日2～3次。

(3)簡易方藥：銀花20克，生甘草10克煎湯，加明礬少許，熏洗雙眼。

三、佛禪療法

每天頌大明咒二次，每次10分鐘左右。

每日六觀想一次。

八、皰性結膜炎

本病多結膜變態反應所致。常見於體弱或營養不良的兒童。中醫稱「金疳」。多由肺經燥熱，或肺陰不足，複感外邪所致。

【診查要點】

一、輕度異物感，重者亦可有畏光、流淚現象。

二、近角膜緣部球結膜呈現一至數個泡狀結節，其周圍呈局限充血。它可隨球結膜移動。

【治療方法】

一、辨證論治

(1)肺經燥熱：泡狀結節較大，位置近角膜緣部，充血較重，畏光，流淚，眼刺痛，舌紅苔薄黃。

治法：清熱潤燥，消堅散結。

方藥：玄參、天花粉、銀花、連翹、黃芩、決明子各10克，夏枯草、象貝母各6克，防風、白芷各5克。

(2)肺陰不足：複感風熱、泡較小，充血呈淡紅色，稍有異物感，病已數日不消。

治法：養陰潤肺，兼祛風熱。

方藥：桑白皮、地骨皮、桔梗、麥冬、黃芩、玄參、生地各10克，白芷、防風各5克。

二、局部治療

八寶眼藥點眼，一日2～3次。

九、鞏膜炎

本病為鞏膜組織的慢性炎症，大多與自身免疫反應有關。中醫稱「火疳」。多因肺經蘊熱或濕熱上攻，氣血淤滯所致。

【診查要點】

1.疼痛、畏光、流淚。病變位置較深則疼痛較劇。

2.近角膜緣的鞏膜位置出現紫紅色結節，有壓痛。病變在淺層者較易吸收；病變在深層者，則紫紅色浸潤更為廣泛，或呈暗紅色，壓痛明顯，吸收後留下紺色瘢痕，如薄瘢組織逐漸隆起，可演變為鞏膜葡萄腫。

3.深層病變還可併發虹膜睫狀體炎與硬化性角膜炎，視力嚴重受損。

【治療方法】

一、辨證論治

(1)**肺熱上攻**：鞏膜紫紅色結節，眼痛、畏光、流淚，口乾咽燥，便乾，舌紅，苔黃。

治法：清熱散結。

方藥：銀花、連翹、黃芩、山梔、蒲公英、牛蒡子、桔梗、杏仁、夏枯草各10克，浙貝母6克。

(2)**濕熱上攻**：鞏膜紫脹，隆起，範圍較大，病程遷延不癒，眼酸脹痛，口乾不欲飲，苔黃膩。

治法：清熱除濕散結。

方藥：山梔、黃芩、黃檗、大黃、枳殼、蒼朮、桃仁、夏枯草各10克，土茯苓25克。

疼痛明顯，加穿山甲、延胡索。

二、局部治療

眼藥點眼，每日3次。

三、針灸療法

體針：睛明、合谷、太陽。

四、慧緣效驗方

板藍根15克，秦皮10克，野菊花10克，煎水服。

五、佛禪療法

每日禪定二次，每次30分鐘。

每日六觀想一次。

每日禮拜藥師佛一次，上桂花明檀香三支，頌藥師佛本願經一遍。

十、單純皰疹性角膜炎

本病是由單純皰疹病毒所引起的角膜炎症。因角膜病變形態有如樹枝狀，故又曰樹枝狀角膜炎。常繼發於熱病之後，特別是感冒、瘧疾。易反覆發作而影響視力，屬中醫「聚星障」與「花翳白陷」的範疇，多為外感風熱或肝膽實熱上攻所致。

【診查要點】

1.眼部充血，角膜呈點狀或樹枝狀浸潤，螢光素染色陽性，繼而可向深層發展，引起角膜基質浸潤與水腫，合併虹膜睫狀體炎。

2.眼痛，畏光，流淚，眼瞼痙攣，視物模糊。

【治療方法】

一、辨證論治

(1)外感風熱：病屬初起，眼痛畏光，流淚，睫狀充血，角膜點狀或條狀浸潤，苔薄白。

治法：祛風清熱。

方藥：荊芥、防風、薄荷、柴胡各6克，板藍根、蒲公英、連翹、銀花各10克，生甘草3克。

(2)肝熱上攻：眼部混合性充血，角膜浸潤範圍大，並有基質浸潤水腫。口乾便結，舌紅苔黃。

治法：清瀉肝膽實火。

方藥：龍膽草6克，炒山梔、黃芩、當歸、生地各10克，車前子、木通、柴胡各6克。大便秘結加制大黃10克。

二、局部治療

抗病毒眼藥水點眼。

三、慧緣效驗方

板藍根15克，秦皮10克，木賊10克，穀精草10克，野菊花10克，煎水服。

十一、化膿性角膜潰瘍

本病是由化膿菌侵入角膜而發生的急性角膜病變。又因前房每有積膿，故又名前房積膿性角膜潰瘍。起病前常有角膜表面外傷史，例如樹枝、稻穀等擦傷。常發生於老年人，中醫稱「凝脂翳」，前房積膿時又稱「黃液上沖」，是熱毒上攻於目所致。

【診查要點】

1.眼瞼紅腫，眼部混合性充血，開始時角膜出現灰黃色浸潤，迅速破潰形成潰瘍，繼之幾乎整個角膜可失去應有光澤，潰瘍表面附有黃白色壞死物。病變向深層發展，嚴重者可致角膜穿孔。

2.眼部劇痛，畏光，流淚，眼瞼痙攣。

3.多合併虹膜睫狀體炎，前房積膿。

【治療方法】

一、辨證論治

治法：清熱解毒。

方藥：蒲公英、紫花地丁、蚤休、板藍根、銀花各10克，白芷、桃仁各5克，生石膏20克，便秘加生大黃6克。虹膜睫狀體炎症明顯時，加生地、丹皮、赤芍、紫草等。

二、局部治療

抗菌素眼藥水點眼。

三、佛禪療法

每日禪定二次，每次30分鐘。

每日六觀想一次。

每日禮拜心佛一次。

十二、虹膜睫狀體炎

本病是由體內或外來感染所引起的虹膜和睫狀體的炎症過程。屬中醫「瞳神緊小症」與「瞳神乾缺」等範疇，多是肝膽實熱或陰虛火旺所致。

【診查要點】

1.眼部睫狀充血，壓痛，角膜後呈現沉澱物，房水混濁，虹膜腫脹，紋理模糊，瞳孔縮小，對光反應遲鈍或消失。如發生虹膜後粘連則瞳孔不圓而呈菊花形。有時發生前房積膿。

2.眼球脹痛，畏光，流淚，視物模糊。

【治療方法】

一、辨證論治

(1)**肝膽實熱：**發病較速，眼球疼痛，放射到同側眼眶及顳部頭痛，眼充血顯著，房水混濁，瞳孔緊小，舌紅苔黃或黃膩。

治法：清肝瀉火。

方藥：龍膽草6克，山梔、黃芩、澤瀉、生地、丹皮、赤芍、川芎、紫草各10克，木通5克。口渴喜飲加生石膏20克。眼痛甚加制沒藥10克。

(2)**陰虛火旺：**久病不退，充血淡，房水輕度混濁，瞳孔呈菊花菜形，對光反應消失，眼隱隱脹痛，舌紅少苔。

治法：滋陰降火。

方藥：生地、天冬、麥冬、玄參、知母、黃柏、澤瀉、茯苓、茺蔚子各10克。便乾加決明子、麻仁各10克。

二、局部治療

1%～2%阿托品眼藥水點眼，一日1～2次。

三、佛禪療法

每日禪定二次，每次30分鐘。

每日六觀想一次。

每日禮拜心佛三次。

十三、老年性白內障

本病是眼內晶狀體發生混濁，造成視力下降。常見於老年人，多雙眼先後患病。中醫稱「圓翳內障」，多因脾虛氣弱或肝腎兩虧，精

氣不能上榮於目所致。

【診查要點】

1.自覺視物漸趨模糊，眼前有固定陰影而無其他痛楚。經過較長時間後視力漸降，甚至只能辨別影子晃動與感動光亮。

2.早期晶狀體呈車輪狀混濁，逐漸加重，融合呈灰白色混濁，側照法於晶體表面見以新月形虹膜陰影；後期則晶狀體呈一片乳白色，是為白內障成熟期。白內障從早期至成熟期可經數月至數年不等。

【治療方法】

一、辨證論治(適用於白內障早期)

(1)脾氣虛弱：視物漸漸模糊，體倦乏力，面色淡白，食少便易溏，舌淡苔白，脈細弱。

治法：補脾益氣。

方藥：黨參、白术、茯苓、山藥、雞內金、當歸、陳皮、柴胡各10克。

(2)肝腎不足：視物模糊，頭暈耳鳴，腰膝酸軟，舌淡脈細。

治法：補益肝腎。

方藥：枸杞子、生地、熟地、山萸肉、澤瀉、首烏、菟絲子各10克，茺蔚子12克，砂仁3克，菊花5克。

二、針灸治療

適用於白內障早期，以提高部分視力。

體針：肝俞、睛明、腎俞、太衝。

三、手術治療

白內障成熟期，可行白內障針撥術或針撥套出術。

四、佛禪療法

每日禪定二次，每次30分鐘。

每天頌大明咒九次。

每日六觀想一次。

每日禮拜心佛三次。

十四、玻璃體混濁

本病是指玻璃體內出現不透明的物質而言。多由眼內組織炎性滲出、出血等侵入玻璃體內，或由玻璃體本身退行性改變所引起。中醫稱之為「雲霧移睛」。多由濕熱熏蒸，血熱妄行或脾腎兩虧所致。

【診查要點】

1.自覺眼前有影子晃動，有如蚊蠅，有如煙霧。黑影不隨眼球的運動方向而移動。嚴重者可引起視力嚴重障礙。

2.用檢眼鏡檢查可見玻璃體內有混濁，嚴重者可使眼底紅光反射消失。如有出血性者，裂隙燈下可見玻璃體內有棕紅色小點浮動。

【治療方法】

一、辨證論治

(1)**濕熱熏蒸**：視物模糊，眼前黑影晃動，頭重胸悶，心煩口苦，苔黃膩。

治法：清熱利濕。

方藥：山梔、黃芩、黃柏、法半夏、茯苓、澤瀉、木通各10克，陳皮6克，苡仁20克。苔厚膩加川樸10克。

(2)**血熱妄行**：視力突降，如降黑幕玻璃體有積血，煩躁易怒，

舌紅絳，脈細數。

　　治法：清熱涼血止血。

　　方藥：生地、赤芍、丹皮、水牛角(代犀角)、白茅根、藕節、側柏葉、旱蓮草各10克。

　　如視力漸復，玻璃體仍有積血者，則減去旱蓮草、水牛角、白茅根、藕節、加茜草、丹參、桃仁、川芎、當歸各10克。

二、原因治療

　　治療原發病。

三、佛禪療法

　　每日禮拜心佛三次，念大明咒九遍。

十五、視網膜靜脈阻塞

　　本病由視網膜靜脈阻塞導致血液回流障礙而發生的眼內病變。多因視網膜動脈硬化、血管炎症及血液流變學方面改變所引起。為嚴重的可致盲眼病。屬中醫「暴盲」範疇，多是氣血淤滯所致。

　　【診查要點】

　　1.視力驟降，或某一部位視野缺損。

　　2.外眼正常，眼底表現視神經乳頭水腫，境界不清，視網膜靜脈擴張彎曲，呈紫紅色，動脈常變細，視網膜大量放射狀出血，並有水腫現象。如為視網膜靜脈分支阻塞，則為此支靜脈相應區域發生出血水腫現象。

　　3.重症可繼發青光眼。

　　【治療方法】

一、辨證論治

治法：活血化淤。

方藥：生地、赤芍、當歸、川芎、桃仁、生牛膝、澤瀉、茜草、側柏葉各10克，紅花6克，葛根20克。久病氣虛加黃芪15克。

二、佛禪療法

每日禪定二次，每次20分鐘。

每天頌大明咒二次，每次10分鐘左右。

每日六觀想一次。

十六、視網膜靜脈周圍炎

本病為視網膜靜脈周圍的炎性病變，一般認為與結核有關，可能是由結核或其他病毒感染的過敏反應所致。常雙眼先後發病，多見於青年男性。視病情的輕重，分別歸入中醫的「視瞻昏渺」或「暴盲」範疇。多屬肝火或陰虛火旺，血熱妄行所致。

【診查要點】

1.眼前有黑影飛動，視力漸降，或突然視力高度障礙，僅可見手動或僅存光感。

2.外眼正常，玻璃體可呈現混濁，病變靜脈擴張扭曲，管徑不均勻，有白鞘伴隨，鄰近視網膜上有出血與灰白色滲出。出血與滲出可自行吸收，但大量出血可嚴重影響視力。

3.反覆出血是本病的特點，故又名青年復發性視網膜出血。反覆出血的結果可導致產生機化物，與新生血管而形成增殖性視網膜病變，還可繼發視網膜剝離而喪失視力。

4.出血量多還可繼發青光眼。

【治療方法】

一、辨證論治

(1)肝火上炎：視力下降明顯，視網膜出血量多，或有視網膜前出血與玻璃體積血，頭痛，口渴，便秘，舌紅，苔黃，脈細數。

治法：清肝瀉火，涼血止血。

方藥：龍膽草、夏枯草各6克，生地、丹皮、赤芍、白茅根、山梔、側柏葉各10克，旱蓮草12克，便秘加大黃10克。

出血漸止，視力漸複，則減旱蓮草，白茅根、龍膽草，加桃仁10克，紅花6克，生牛膝10克。如有氣虛現象則加黃芪15克。

(2)陰虛火旺：視網膜出血量少，但易反覆發作，舌紅少苔，脈細數。

治法：滋陰降火。

方藥：知母、黃柏、生地、丹皮、赤芍、旱蓮草、玄參、蒲黃、女貞子、澤瀉各10克。

潮熱，或眼底已有機化物形成者，可加鱉甲、龜板各20克。

二、中成藥

參三七片：3～4片，一日2次。

知柏地黃丸：5克，一日2～3次。

三、佛禪療法

每日禪定三次，每次30分鐘。

每日六觀想一次。

十七、中心性脈絡膜視網炎

本病為以水腫、滲出為主的黃斑部病變，是常見眼底病之一。可不同程度地引起視力障礙，且易反覆發作。一般預後尚佳。屬中醫「視瞻昏渺」與「視瞻有色」範疇，多是陰虛火旺或脾虛濕泛所致。

【診查要點】

1.眼前正中出現類圓形暗影，有呈灰白色或灰黃色，視物模糊變形。

2.眼底黃斑部呈現水腫，在水腫邊緣可見類圓形反射光暈，中心反射消失。水腫漸稍後可見黃白色或灰白色滲出斑點。

3.恢復期可見黃斑部色素紊亂，或兼有硬性出斑點。

【治療方法】

一、辨證論治

(1)**陰虛火旺**：視物模糊，黃斑水腫，久視眼脹，口乾，便乾，舌紅，苔薄黃。

治法：滋陰降火。

方藥：知母、黃柏、生地、女貞子各10克，車前子6克，茯苓皮12克，葛根20克。

(2)**脾虛濕泛**：視物模糊，黃斑水腫，乏力，納少，口淡，便溏，舌淡，苔薄白膩。

治法：健脾除濕。

方藥：蒼朮、白朮各10克，茯苓皮15克，白芍、葛根各20克，苡仁30克。

(3)**血淤痰阻**：視力漸複，黃斑水腫消退，黃白色滲出斑較多。

治法：活血化淤兼祛痰濕。

方藥：生地、當歸、川芎、桃仁、半夏各10克，白芍15克，紅花6克。

二、佛禪療法

每日禪定二次，每次30分鐘。

每天頌大明咒三十遍。

每日六觀想一次。

每日禮拜心佛三次。

十八、視神經炎

本病為視神經乳頭或視神經球後段的炎症。前者稱為視神經乳頭炎，後者稱為球後視神經炎。多兩側性，常見於青壯年。屬中醫「暴盲」與「視瞻昏渺」範疇。多肝熱上攻或肝氣鬱結所致。

【診查要點】

1.早期即發生視力障礙，嚴重者可至光感消失的程度。

2.視力高度障礙者，瞳孔有不同程度的擴大，對光反應不持續。

3.頭痛，眼球壓痛或眼球運動痛。

4.眼底變化：

(1)視神經乳頭炎：視神經乳頭呈不同程度的充血，邊緣模糊，視網膜靜脈擴張，視乳頭及其鄰近視網膜上有出血、滲出與水腫。

(2)球後視神經炎：早期眼底無變化。

5.視野檢查：多發現中心暗點。

【治療方法】

一、辨證論治

(1)肝熱上攻：視力迅速下降，視神經乳頭充血，腫脹，視網膜靜脈擴張，視網膜出血，滲出多，面部烘熱，耳鳴頭痛，舌紅，苔黃。

治法：平肝洩熱，兼通淤滯。

方藥：生地、赤芍、丹皮、山梔、夏枯草、決明子、當歸各10克，桃仁6克，菊花3克，石決明30克，車前子6克。

大便秘結者加大黃6克。

頭痛甚加勾藤10克，白蒺藜10克。

(2)肝氣鬱結：視力逐漸下降，眼底改變較輕或無改變，伴胸悶肋脹，或婦女月經不調等現象。舌質暗紅，苔薄或薄黃。

治法：疏肝理氣。

方藥：柴胡、廣鬱金、當歸、白芍、白朮、茯苓、桃仁、黃芩各10克，薄荷5克。

口乾、舌紅、苔黃者，加丹皮10克，山梔12克，紫草6克。

頭痛、眼脹痛者，加勾藤10克，夏枯草、香附各6克。

二、佛禪療法

每日禪定二次，每次30分鐘。

每天頌大明咒三遍。

每日禮拜心佛三次。

每日六觀想一次。

十九、原發性視神經萎縮

本病為視神經纖維發生變性和傳導功能的障礙，表現為視乳頭顏色變淡邊界清晰。屬中醫「青盲」範疇。多由氣血兩虧，不能上榮於

目所致。

【診查要點】

1.視物逐漸模糊，甚至最終可致失明。

2.眼底檢查可見視神經乳頭顏色變淡，境界清晰，血管變細。

【治療方法】

一、辨證論治

治法：補益氣血。

方藥：黃芪、當歸、熟地、白芍、黨參、茯苓、陳皮各10克，川芎、柴胡、升麻各5克，甘草3克。

老年人有腰膝酸軟等現象者，可加菟絲子、枸杞子各10克。

二、針灸療法

體針：球後、睛明、合谷、足三里。

三、佛禪療法

每日禪定二次，每次30分鐘。

每天頌大明咒二次，每次10分鐘左右。

每日六觀想一次。

每日禮拜心佛三次，念大明咒三十遍。

第十九章

耳鼻咽喉口腔科病治療法

一、耳部疾病

腎開竅於耳，腎氣通於耳，膽和三焦經絡俱彙入耳中。所以耳部疾病與膽(肝)、腎有關。耳部的急性炎症，多屬膽(肝)和三焦實火，治療應清洩肝膽實火；耳部慢性炎症，多屬腎經虛火，治應滋陰降火。

·化膿性中耳炎

化膿性中耳炎，中醫稱為「耳膿」，多因外感風熱火毒所引起；如熱毒留戀不清，遷延不癒，或癒後反覆發作，則轉慢性。

【診查要點】

1.急性中耳炎：一般以小兒為多，往往發病急劇，惡寒，發熱，頭痛，耳底跳痛，病兒哭鬧不安，如果鼓膜穿破出膿，則疼痛很快減輕，一般經過2～3周後痊癒。

2.慢性中耳炎：多先有急性發作病史，以後反覆發作，耳內流膿或稀或稠，持續不斷，持久不癒。多伴有頭昏、耳鳴、聽力減退。

3.檢查：鼓膜呈急性充血，穿孔時可見搏動性膿液湧出。鼓膜緊張或中央穿孔。

【治療方法】

一、辨證論治

(1)急性期：惡寒發熱，頭痛，耳底跳痛，流膿稀黃，或為血性膿液，苔黃，脈弦數。

治法：疏風清火。

方藥：柴胡清肝湯加減。柴胡、龍膽草、薄荷各5克，牛蒡子、黃芩、山梔、夏枯草各10克，銀花15克，血性膿液加生地15克，丹皮10克。

(2)慢性期：分兩種證型。

1.陰虛火旺表現為膿水清稀、頭暈、耳鳴、聽力減退。

治法：滋陰降火。

方藥：知柏地黃丸或大補陰丸，5克，一日3次。

2.肝經濕熱經常發作，耳底腫痛，流膿稠厚，最多。

治法：清肝利濕。

方藥：龍膽瀉肝丸，5克，一日3次。或改湯劑服。

二、局部處理

急性期或慢性期膿液稠厚者，以水劑為宜，黃連(或黃柏)滴耳液，每日3～4次。用前應將膿液拭淨。

慢性期膿水稀少，可用粉劑紅棉散吹入耳底，一日3次。用量宜少，每次用藥前要清洗耳道，防止藥粉堆積，堵塞引流。

三、慧緣效驗方

(1)活田螺一隻，挖開蓋頭，加入冰片少許，放入清潔小盤內，待有水滲出，取水滴耳，一日3次。適用於急性期鼓膜未穿破者，有清涼止痛消炎作用。

(2)鮮金絲荷葉(又名虎耳草)或鮮穿心蓮洗淨，搗爛取汁，加入微

量冰片,滴耳內。適用於膿多者。

如膿液青綠稀薄,氣味惡臭,持久不癒,X光攝片見乳突部骨組織有破壞陰影者,屬膽脂瘤型中耳炎,應手術治療。

四、佛禪療法

每日禪定二次,每次30分鐘。

每天頌大明咒二次,每次10分鐘左右。

每日六觀想一次。

·外耳道癤

外耳道癤中醫稱為「耳疗」,多由挖耳、浸水,耳道上皮損傷或軟化後,感染火毒所致。中耳膿液長期刺激亦可引起。

【診查要點】

1.有劇烈跳動性耳痛,如以指壓耳屏,牽引耳郭,則疼痛加劇。

2.外耳道軟骨段呈局限性紅腫,凸起,如已潰破則有膿液可見。附近淋巴結腫痛。

3.嚴重時可有畏寒發熱、全身不適等症狀。

【治療方法】

一、辨證論治

治法:清熱解毒。

方藥:五味消毒飲加減。銀花、地丁、蒲公英、連翹、黃芩、赤芍、山梔各10克,龍膽草5克。

初起畏寒發熱有表證者,加牛蒡子、薄荷。

二、局部處理

紅腫未化膿者，用30％黃連(或黃柏)水棉球冷濕敷，經常更換。

膿腫形成者應切開引流。以後每天用3％過氧化氫清洗，塗黃連膏。

三、佛禪療法

每日禪定二次，每次30分鐘。

每天頌大明咒二次，每次10分鐘左右。

每日六觀想一次，念大明咒三十遍。

·耳門瘻管

胚胎時發育畸形，在耳屏前有一小孔，瘻管深淺不一，最深的可以通到中耳或鼻咽部。

【診查要點】

1.此瘻自幼即有，可單側或雙側同時存在。耳屏前有一小孔，有時分泌帶有臭味的脂狀物。

2.一旦感染，局部紅腫熱痛，潰後膿液不斷。不易癒合，癒合後容易復發。

【治療方法】

此病不感染時沒有症狀，病人不來治療，亦無需治療。

一、局部紅腫熱痛，敷金黃膏，內服清熱解毒劑，以免炎症範圍擴大。

二、膿腫形成時應及時切開引流。

三、潰後，注意引流通暢，有膿腔者要擴大創口。每天用五五丹粉或引流條換藥，以腐蝕炎性芽和瘻管壁，膿少後改九一丹，只要堅持換藥，一般都能癒合。反覆發作者同樣處理。常因瘢痕化不再復發。

·耳道異物

常見的是蚊蠅、小蟲等飛入耳道，或兒童玩弄豆粒、果核、沙粒、紙團塞入耳道。

【診查要點】

1.小而無刺激的異物可不引起症狀，大的異物可引起聽力障礙、耳鳴、反射性咳嗽。

2.吸水性異物，脹大可刺激和壓迫外耳道，引起炎症和疼痛。

3.動物性異物，因在耳內騷動，引起癢、痛、耳鳴等不適感。

【治療方法】

一、一般宜用異物勾將異物取出。

二、活動的昆蟲，用菜油或眼藥水滴入耳道，待蟲死後用鑷子取出。

三、圓形異物不能用水沖洗，視情況採用異物勾、鑷子取出，或用回形針彎成「U」形套出。

二、鼻部疾病

肺開竅於鼻，肺氣通於鼻，因此鼻病與肺有密切的關係。外感風寒、風熱皆能由鼻傳於肺；肺中有火(熱)、肺燥陰傷、肺氣壅塞或肺氣不足，均能引起鼻病。其辨證論治要點如下：

鼻塞為肺氣為壅塞，治以宣通肺氣。流清涕為風寒，治以發散風寒。流黃涕為風熱，治以散風清熱。流膿涕味臭，為肺經熱毒，治以清肺解毒。鼻腔乾燥為肺陰虛，治以養陰潤肺。鼻腔紅腫破爛，為肺經火毒，治以清洩肺熱。噴嚏流清涕不止為肺氣虛，治以補益肺氣。

·慢性鼻炎

慢性鼻炎因鼻甲腫脹，影響呼吸，稱為「鼻窒」。由外感風寒或風熱，肺氣失和，鼻竅不能通利而成。

【診查要點】

1.鼻阻塞常為交替發生，鼻涕或多或少，或清或黃。

2.重者鼻阻塞為持續性，且伴有頭昏，頭脹，咽部不適。

3.鼻甲肥大，滴收斂劑後可縮小。

【治療方法】

一、辨證論治

治法：疏風宣肺。

方藥：蒼耳子散加減。蒼耳子、辛夷、白芷、藿香各10克，薄荷、橘梗、菖蒲各5克。

鼻流清涕為風寒，加麻黃3克，羌活、荊芥各10克。

鼻流黃涕為肺熱，加黃芩、桑白皮各10克，生石膏30克。

二、局部處理

1%～2%麻黃素溶液滴鼻。

鮮魚腥草、蒼耳莖葉、辛夷花各3克，薄荷2克，冰片微量，研末裝入瓶內。用少許吹入患側鼻孔，每日3次。

三、針灸療法

體針：迎香、合谷、列缺、印堂。

耳針：內鼻、腎上腺、額。

四、佛禪療法

每日禪定二次，每次30分鐘。

每天頌大明咒二次，每次10分鐘左右。

每日六觀想一次。

·鼻竇炎

副鼻竇炎中醫稱為「鼻淵」。由外感風火熱毒阻於鼻竅而成。如熱毒留戀不清，反覆發作，則轉為慢性。

【診查要點】

1.急性期：鼻塞，流黃膿涕，眉額或眼眶下壓痛。鼻腔黏膜充血腫脹，中鼻道有積膿。常伴有形寒發熱，頭昏頭痛。

2.慢性期：不同程度鼻塞，眉額脹痛不適，膿涕不斷，味臭，嗅覺減退，頭昏頭痛。上中鼻道有膿性分泌物。

【治療方法】

一、辨證論治

治法：疏風宣肺，清熱解毒。

方藥：辛夷清肺飲加減。辛夷、黃芩、山梔、麥冬、牛蒡子各10克，銀花、魚腥草各15克，生石膏30克，薄荷5克。

慢性期，去牛蒡子、薄荷，加蒼耳子、藿香、白菊花各10克。

二、局部處理

30%黃連水或黃柏水滴鼻。

1%麻黃素溶液滴鼻，收縮鼻甲，通暢引流。

三、慧緣效驗方

鮮魚腥草50克，煎服，並用鮮草搗汁滴鼻。

鵝不食草，煎濃汁，澄清滴鼻。

四、針灸療法

合谷、內庭、上星、少澤。

五、佛禪療法

每日禪定二次，每次30分鐘。

每天頌大明咒二次，每次10分鐘左右。

每日六觀想一次，念大明咒十遍。

・過敏性鼻炎

過敏性鼻炎中醫稱為「鼻鼽」，由於肺虛衛氣失固，抵禦外邪能力減弱，風寒乘虛入侵所致。

【診查要點】

1.多在吹風受涼時突然發作，鼻癢，鼻塞，連續噴嚏，流清水樣鼻涕。

2.鼻腔黏膜蒼白、水腫。

【治療方法】

一、辨證論治

治法：補肺固表，祛風散寒。

方藥：玉屏風散合桂枝湯加味。生黃芪15克，防風、白朮、桂村、白芍、蒼耳子各10克，炙甘草5克，生薑2片，紅棗4枚。

初起風寒重，加麻黃3克，細辛2克。

病久氣虛甚，加黨參、訶子各10克，五味子5克。

二、慧緣效驗方

鵝不食草研末，用凡士林調勻，塗紗布卷上塞鼻。

蟬衣研細末，每服3克，每日3次。

三、針灸療法

體針：上星、合谷、肺俞、迎香。

耳針：內鼻、腎上腺、額、內分泌。

四、佛禪療法

每日禪定二次，每次30分鐘。

每天頌大明咒二次，每次10分鐘左右。

每日六觀想一次。

· 萎縮性鼻炎

俗稱「臭鼻子」。由肺經有火，日久肺燥陰傷，鼻失滋養所致。

【診查要點】

1.鼻腔寬大，黏膜乾燥萎縮，嗅覺減退。

2.結有黃綠色膿痂，具有特殊臭味，痂塊堵塞時感覺鼻塞。

3.伴有頭昏、頭痛、鼻腔及咽喉常感乾燥。

【治療方法】

一、辨證論治

治法：養陰、潤燥、清火。

方藥：清燥救肺湯加減。北沙參、麥冬、玄參、花粉、黃芩、石斛、桑白皮、白菊花各10克，魚腥草15克，生石膏30克。

鼻血加側柏葉、生地各10克。

二、局部處理

(1)用生理鹽水洗鼻腔乾痂，減少臭味。

(2)用麻油、菜油、蜂蜜經常塗鼻腔，潤燥和保護鼻黏膜。

(3)黃連10克，煎濃汁1小酒杯，大蒜1瓣，搗爛加水取汁數滴，混合滴鼻。

三、針灸療法

體針：印堂、合谷。

耳針：內鼻、腎上腺、額。

四、佛禪療法

每日禪定二次，每次30分鐘。

每天頌大明咒二次，每次10分鐘左右。

每日六觀想一次。

・鼻息肉

鼻息肉中醫稱為「鼻痔」，由鼻腔或鼻旁竇長期受慢性炎症刺激而成。

【診查要點】

1.鼻腔內可見到灰白色或粉紅的半透明新生物，表面光滑柔軟，觸之無感覺，不易出血。

2.巨大息肉可使鼻梁變寬，外形臃大飽滿而如蛙形。

3.鼻塞涕多，嗅覺減退，頭昏頭脹。

4.如息肉表面粗糙不平，或有潰瘍及出血現象，要考慮惡性變，應做活組織病理檢查。

【治療方法】

一、辨證論治

1.積極治療鼻腔疾病，以免息肉除去後再生。

2.局部治療。

(1)硇砂散用水或麻油調成糊狀，塗在棉片上，貼在息肉的表面或根部。枯礬粉用法同上。

(2)大的息肉，應手術摘除，再用上藥可減少復發。

二、佛禪療法

每日禪定二次，每次30分鐘。

每天頌大明咒二次，每次10分鐘左右。

每日六觀想一次。

‧ 鼻前庭炎、鼻前庭癤

鼻前庭炎中醫稱為「鼻瘡」，鼻前庭癤中醫稱為「鼻疔」，均由肺炎熏灼而成。

【診查要點】

1.鼻前庭彌漫性紅腫、糜爛、結痂。如有局部性隆起、腫痛及有膿頭出現，則為鼻前庭癤。

2.鼻腔癢、痛、乾燥不適，常因挖鼻而引起鼻出血。

【治療方法】

一、辨證論治

治法：清洩肺火。

方藥：黃芩湯加減。黃芩、山梔、麥冬、桑白皮、野菊花各10克，銀花、連翹各15克，生甘草5克。

鼻出血加生地、丹皮各15克。

二、局部治療

鼻前庭炎用黃連膏塗鼻腔。

鼻前庭癤先用黃連膏塗，膿頭成熟後，不能用力擠壓，用鑷取出，消毒藥水揩拭乾淨後再塗藥膏。

三、佛禪療法

每日禪定二次，每次20分鐘。

每天頌大明咒二次，每次5分鐘左右。

每日六觀想一次，念大明咒十遍。

·鼻出血

鼻出血是多種疾病的常見症狀。小量出血稱「鼻衄」，嚴重出血不止稱「鼻洪」。

【診查要點】

1.外傷引起的，有外傷史，鼻腔內可見傷口。

2.因各種鼻炎引起的，鼻腔可見到糜爛及潰瘍。

3.因全身性疾病，如高血壓、血液病等引起的，有相應的病史和全身症狀。

【治療方法】

一、辨證論治

(1)外傷引起的，服三七片、雲南白藥。

(2)因鼻腔炎症潰破、糜爛引起的，內服清火涼血止血劑。清肺火如黃芩湯，清胃火如清胃湯加白茅根、茜草根、藕節之類，火盛者加大黃、芒硝。

(3)因全身性疾病引起的，查明原因對症治療。

二、局部處理

(1)冷濕毛巾、冰袋敷額及鼻根部。

(2)三七粉、雲南白藥、血餘炭、白芨粉，用棉球蘸藥塞入鼻腔。

(3)明膠海綿或止血澱粉海綿填塞在出血處。

(4)1％麻黃素溶液、1：1000腎上腺素溶液，棉片浸濕填塞。

(5)如出血量較多，可從前鼻孔填塞凡士林紗布條，壓迫止血。如出血部位靠後，可採用後鼻孔填塞法。用凡士林紗布卷成長形紗布條，直徑約1.5～2cm，長約6cm，在紗布條中間，用長粗絲線一根線紮緊，兩頭留等長二根絲線，消毒備用。

使用時，先用細導尿管沿下鼻道插入，至口咽部時用海綿鉗夾住拉出口腔，以油紗布條一根線紮住導尿管，拉出導尿管；自口腔中引出長線，拉緊長線，油紗布條反折，其中心部分即緊緊嵌於後鼻腔中，壓迫出血點；將線頭系在紗布卷上，用膠布固定於面頰部。口中的一根線，可以入軟齶以下剪斷。填塞時間一般不超過24小時，取出時剪斷前鼻孔的固定線頭。待油紗布條逐漸鬆動後，再用止血鉗夾住露在口咽部的線頭，將線連同紗布球經口內拉出。

·鼻腔異物

多見於兒童，在遊玩時把豆粒、珠子、紙片之類塞入鼻孔所致。

【診查要點】

1.症狀依異物的性質、大小、形狀及停留的時間長短而定。常見鼻塞、膿涕帶血、鼻臭等異常現象。

2.在清除鼻腔分泌物後，一般即能發現異物。金屬異物如果在鼻腔檢查不到，可做X線照片檢查。

【治療方法】

取出異物的方法要隨物體的形態而定。

一、如果異物不大，時間短，可用清潔的羽毛刺激對側鼻孔，促

使打噴嚏，使異物排出。

二、如果是紙片、布條、火柴棒之類的異物，可用鑷子取出。

三、光滑圓形的異物，切不可用鑷子或鉗子鉗取，這樣，反而會把異物推深。一般可用特製的鼻異物匙，輕輕沿鼻中隔放到異物後面後，將小頭匙向下，向前將異物拉出鼻腔。如異物是黃豆、果核等圓形硬性物時，拉出前應用紙遮住口腔，以免拉出時滾入口腔，嗆入氣管。

三、咽喉部常見疾病

喉連於氣管，為肺之通道；咽連於食管，為胃之通道。因此，咽喉與肺胃有密切關係。外感風寒風熱，自口鼻而入，或肺胃痰熱、火毒上蒸，皆可致病。病久轉慢性者，多因熱邪傷陰、肺胃陰虛所致。

咽喉病辨證論治要點：凡咽喉急性發作，有寒熱頭痛等表證者，多因感受外邪引起，治以解表散邪。咽喉紅腫的為熱壅，治以清熱。咽喉腐爛的為火毒，治以清火解毒。咽喉分泌物多的為痰，治以化痰。咽喉乾燥的為肺燥陰傷，治以養陰潤肺。

・咽炎

咽炎中醫稱為「喉痹」。急性者多因內蘊痰熱，外感風邪所致，稱「風熱喉痹」，慢性者由於痰熱蘊蓄日久，耗傷肺陰而成，稱「陰虛喉痹」。

【診查要點】

1.急性期的主要症狀為咽部紅腫、乾燥灼熱，咳嗽，有梗阻感，黏膜表面附有稠厚黏液，吞咽疼痛，並伴有形寒發熱、頭痛等症狀。

2.慢性期的主要症狀為咽部乾燥不適，有異物感，噁心。咽部充

血呈深紅色，咽後壁可見淋巴濾泡。痰液黏稠呈滴，吐出困難。

【治療方法】

一、辨證論治

(1)急性咽炎

治法：疏風清熱化痰。

方藥：銀翹散加減。牛蒡子、大貝母、僵蠶各10克，荊芥、薄荷、橘梗、生甘草各5克，銀花、連翹各15克，鮮蘆根30克。

(2)慢性咽炎

治法：養陰清熱化痰。

方藥：沙參麥冬湯加減。北沙參、麥冬、黃芩、桑白皮、花粉、玄參各10克，橘梗、生甘草各5克。

加減：淋巴濾泡多而異物感明顯時，加射乾、山慈菇各10克。

痰黏咳吐不出，加海浮石、瓜蔞皮各10克。

二、局部處理

冰硼散吹咽部，一日3次。

西瓜霜片經常含服。

蒲公英30克，野菊花10克，土牛膝15克，薄荷5克，煎湯，經常漱口，用於急性者。

三、針灸療法

急性者針合谷、內關、足三里、三陰交、少商(放血)。

慢性咽炎要少吸煙、飲酒，不大聲喊叫及過多說話。

四、佛禪療法

每日禪定二次，每次30分鐘。

每日六觀想一次，禮拜心佛三次，念大明咒十遍。

·扁桃體炎

扁桃體炎是最常見的喉病之一，冬春季節多見。中醫稱急性的為「喉蛾」，慢性的為「石蛾」。急性扁桃體炎因肺胃內蘊熱毒，感受風邪壅結而成；慢性扁桃體炎因反覆急性發作後，肺氣肺陰損傷，虛火上炎所致。

【診查要點】

1.急性扁桃體炎：起病急，畏寒發熱，頭痛，周身不適，咽痛，吞咽困難。頷下淋巴結腫大，壓痛。一側或兩側扁桃體紅腫，表面有黃白色片狀小點或片狀苔膜，易於拭去，不出血，可與白喉的假膜不易拭去，易出血作鑑別。如併發扁桃體周圍膿腫，可見紅腫突出的腫塊。

2.慢性扁桃體炎：無明顯全身症狀，可有低燒、乾咳。扁桃體腫大，呈暗紅色，擠壓時可見隱窩內有牙膏樣膿性分泌物溢出。如果炎症反覆發作，扁桃體萎縮，小而且硬。兒童的慢性扁桃體炎和扁桃體肥大，可影響呼吸和吞咽，睡眠時有鼾聲。

【治療方法】

一、辨證論治

(1)急性扁桃體炎

1.風熱型：畏寒發熱，頭痛身疼，扁桃體紅腫，根腳收縮，咽痛難咽，舌紅苔薄黃，脈浮數。

治法：散風清熱。

方藥：清咽利膈湯加減。牛蒡子、黃芩各10克，銀花、連翹各15克，薄荷、橘梗各5克，生甘草3克。

2.火毒型高熱，口乾而臭，大便燥結。扁桃體紅腫彌漫，表面有膿腐附著或有膿腫形成。苔黃膩，脈洪數。

治法：清肺解毒，散淤消腫。

方藥：黃連清喉飲加減。黃連3克，黃芩、玄參、射乾、山豆根、赤芍各10克，銀花、連翹各15克，土牛膝30克，生大黃10克(後下)。

(2)慢性扁桃體炎：扁桃體暗紅腫大，咽乾疼痛，或有異物感，口臭，午後低熱，或有乾咳。舌質紅，脈細數。

治法：益肺養陰，清咽消腫。

方藥：益氣清金湯加減。北沙參、太子參、玄參、麥冬、射乾、生地各10克。

咳嗽加杏仁、川貝，口乾口臭加知母、石斛，低熱加柴胡、黃芩。

二、局部處理

經常用藥水漱口(1)風化硝、白礬、食鹽各3克，加水200毫升，煮沸後待冷備用。(2)銀花30克，生甘草10克，煎湯待冷漱口。

扁桃體周圍膿腫形成時，應穿刺抽膿，或切開排膿。反覆發作的慢性扁桃體炎應摘除。

三、慧緣效驗方

土牛膝30克，板藍根30克，薄荷5克，水煎服。

鮮威靈仙全草(乾草用30克)，煎湯，當茶飲。

孩兒茶、柿霜各10克，枯礬5克，冰片0.5克，共研細末，甘草調成糊狀，塗扁桃體上。

四、針灸療法

體針：頰車、合谷、曲池、少商(放血)。

耳針：扁桃體、咽喉。

適用於急性期。

五、佛禪療法

每日禪定二次，每次30分鐘。

每日六觀想一次。

·梅核氣

病人自覺有如梅核塞於咽喉。本病與神經官能症、神經衰弱、病、婦女更年期症候群有關。中醫認為是七情鬱結所致。

【診查要點】

1.自覺喉中有異物感，咽之不下，吐之不出，但飲食可以順利下咽。

2.病久者自覺胸悶氣塞，精神不振，不思飲食，面黃肌瘦。

3.應詳細檢查咽喉部和頸頷部有無腫塊，必要時食道鋇餐檢查。

【治療方法】

一、辨證論治

治法：舒肝解鬱，行氣化痰。

方藥：四七湯加味。薑半夏、茯苓、蘇葉、橘梗、木香、佛手各10克，厚樸5克。

二、精神治療

醫生詳細而認真的檢查，尤其是食道鋇餐透視，可以消除病人的疑慮。在確實沒有其他異常的情況下，向病人說明病情，有時勝於服

藥。

三、佛禪療法

每日禪定二次，每次30分鐘。

每天頌大明咒二次，每次10分鐘左右。

每日六觀想一次。禮拜觀音菩薩一次，上蓮花明檀香三支。

四、口腔疾病

口為脾之外竅，舌為心之苗，腎脈夾舌本，牙齦屬脾胃。因此，口腔疾病與脾、胃、心、腎有密切關係。凡心腎之火上炎，脾胃濕熱熏蒸，都能引起口腔疾病。

·鵝口瘡、口糜

鵝口瘡多生於新生兒，俗名「雪口」，由心脾二經積火上炎所致，屬於實證。「口糜」多見於成年人，大都繼發於傷寒、大面積燒傷、長期腹瀉的患者及營養不良嬰幼兒，亦見於長期大量使用抗生素的病者。多因胃陰不足，虛火上炎，或脾虛實熱熏蒸所致，屬於虛證。西醫稱之為「念珠菌病」。

【診查要點】

1.口腔黏膜發生斑點狀白膜，逐漸融合成片，略高於黏膜面，周圍無紅暈，容易拭去。發生在病後的口糜，斑點狀的白膜多不融合；白膜可發生於口腔任何部位，但以舌、兩頰、上齶、口底為多，嚴重的病例可蔓延至咽喉、食道與氣管，妨礙吞咽與呼吸。

2.一般不發熱，重者可能有低熱，煩躁，食欲不振，口腔疼痛輕微，口中涎多，嬰兒則哺乳困難。

【治療方法】

一、辨證論治

(1)**心脾積火**：滿口白斑，唇舌紅赤，口涎增多，便秘尿赤。

治法：清洩心脾積熱。

方藥：涼膈散加減。梔子、連翹、黃芩、竹葉各5克，薄荷葉、生甘草各3克，大黃酌用蜂蜜一匙沖服。

(2)**胃虛火炎**：口咽乾燥，煩熱食少，舌紅少苔，脈象細數。

治法：清胃養陰。

方藥：益胃湯加味。麥冬、玉竹、北沙參各10克，鮮石斛、鮮生地、鮮蘆根各30克，生甘草5克。

(3)**濕熱上蒸**：舌苔黃白厚膩，口有穢味，胸悶嘔惡，食少便溏。

治法：清熱化濕。

方藥：芩連平胃散。黃連3克，黃芩、蒼朮、厚樸、藿香、茯苓各10克，陳皮5克，生苡仁30克。

二、局部處理

用棉球輕輕拭去白膜，再用扁桃體炎中所用的漱口藥水將口腔漱洗乾淨，搽綠袍散。

三、慧緣效驗方

野薔薇花一把，煎湯，漱洗口腔。

青黛粉，棉棒蘸擦白膜。

四、佛禪療法

每日禪定二次，每次30分鐘。

每天頌大明咒二次，每次10分鐘左右。

每日六觀想一次。

・皰疹性口腔炎

皰疹性口腔炎屬於中醫「口瘡」範圍，為幼兒常見口腔疾病。因脾胃二經濕熱上蒸所致。

【診查要點】

1.口腔及唇黏膜普遍充血紅腫，有散在或簇集水皰，破裂成為小潰瘍，表面有黃色膜狀物。口水增多，頷下淋巴結腫痛。

2.可有發熱，不欲飲食、便秘、尿赤等全身症狀。

【治療方法】

一、辨證論治

治法：清洩胃熱。

方藥：清胃湯加減。生升麻5克，黃連2克，生地、玄參、黃芩、丹皮各10克，生石膏20克，蜂蜜1匙。

惡寒、發熱、頭痛加牛蒡子5克，薄荷3克。

大便秘結加生大黃、芒硝各3～5克。

二、局部處理

綠袍散搽口腔，1日3次。

三、佛禪療法

每日禪定三次，每次30分鐘。

每天頌大明咒三次，每次10分鐘左右。

每日六觀想一次，禮拜心佛一次。

·復發性口瘡

復發性口瘡中醫亦稱「口瘡」。此因思慮太過，睡眠不好，以致心腎不交，虛火上炎；或因過食辛辣厚味，心脾積火上攻。

【診查要點】

1.好發生於成年人。

2.潰瘍較深，有灰白色假膜，從綠豆大到黃豆大，多孤立存在，好發於唇、頰內側、舌邊、牙齦等處。

3.反覆發作，持續甚久，常在情緒緊張、疲勞過度情況下復發。

【治療方法】

一、辨證論治

(1)**虛火型**：潰瘍紅腫不顯，非進食不痛，疲勞易發，無全身症狀，苔白，舌淡紅，脈細數。

治法：滋陰清火。

方藥：知柏地黃丸加減。知母、黃柏、山萸肉、白芍、丹皮各10克，熟地、玄參各12克。

失眠夢多，加朱茯神、炒棗仁、五味子。

便秘，加火麻仁。

久發不癒者，去知母、黃柏，加肉桂、附子引火歸源。

(2)**實火型**：潰瘍紅腫明顯，灼熱疼痛，或有口乾口臭，舌紅苔黃，尿黃便秘。

治法：清洩心脾。

方藥：導赤散加味。生地15克，竹葉、玄參、知母各10克，鮮蘆根、生石膏各30克，木通、甘草各3克。

二、局部處理

養陰肌散、錫類散、珠黃散，任選一種，塗在潰瘍上，每1～2小時塗一次。

三、慧緣效驗方

中成藥狀，敷於雙側內關穴，然後用紗布包紮，24小時後去之。適用於「疳積」出現腹脹、內熱、煩躁等症。

四、針灸療法

體針：合谷、足三里、太白。

五、其他療法

(1)刺四縫療法：取食指、中指、無名指及小指四指的中節橫紋，即第二指節與第三指節之間的橫紋處，經局部消毒後，用三棱針或粗毫針挑刺(左右均刺)約0.3公分深，有黏性黃白色透明液體隨針拔出時流出時外溢為度。每周刺2次，直至無液溢出或煩躁症狀消失為止。

(2)捏脊療法：先把病兒衣服解開，裸露背部，伏在大人身上(要伏平、伏正)。施術者位於病兒股部後方，兩手半握拳，兩食指抵於背脊之上，拳眼與背相垂直，再以兩手拇指伸向食指前方合力夾住肌皮提起，而後做食指向前、拇指後退的翻卷動作，兩手交替向前移動。自長強穴起沿脊柱兩旁向上推捏，一般上至大椎穴即可。如果患兒夜盲目燥，白膜遮睛，口角糜爛，鼻下紅赤，則捏至風府穴。如此反覆5～7次，但捏第3～4次時，每捏3把，將皮膚提一下。捏完後以拇指按摩兩側腎俞數下。不要撫摩其他俞穴。每天一次，6天為一短程；如需再做，連捏5天後，休息1天或間日1次，再捏5次，前後約半個月為一療程。

(3)**敷貼療法**：杏仁、桃仁、梔子、皮硝、大黃各6克，研末，以雞蛋清加麵粉，調敷於臍部。適用於肚腹膨大。

(4)**推拿療法**：推三關，退六腑，分陰陽，推脾土，運土入水，推板門，揉陰陵泉，揉足三里、脾俞、胃俞、摩腹。如肚脹腸鳴，大便稀溏，加運五經，側推大腸，揉大腸俞；發熱，加清天河水；潮熱，加揉外勞官；多汗，配揉陰郗。

(5)飲食療法

健脾八珍膏：由黨參、山藥、蓮心、米、白糖組成。每天10～20克，開水調沖作點心服。適用於「疳氣」脾胃虛弱、大便溏薄等證。

胡蘿蔔粥：胡蘿蔔適量，和大米混合煮粥充饑。適用於眼疳。烏魚或鯉魚加蔥薑和少量食鹽煮湯，連魚帶湯作餌服，用於疳症兼腫脹。

山藥粥：山藥粉10克，大米50克，煮粥作食用。適應證，脾虛腹瀉。

【預防與護理】

1.提倡母乳餵養，及時增添輔助食品，合理安排生活，培養良好的飲食習慣，積極防治各種疾病，驅除腸道寄生蟲。

2.精神不好、性格反常的小兒，要耐心哄導，不要隨意訓斥。

3.應注意疳積患兒大便排蟲情況。

4.對乾疳拒食患兒，要掌握「胃家以喜為補」原則，千方百計，誘導食欲，但要避免堅硬和生冷不潔之物。

5.注意生活起居，當心氣候的寒暖變化，及時加減衣服，防止外邪侵犯引發時令病，加重疳症病情。

·潰瘍性牙齦炎

本病中醫稱為「風熱牙疳」，是由胃經積熱上攻、外感風邪搏結

而成，或因濕熱病後餘毒上攻所致。

【診查要點】

1.好發於兒童，常見於營養不良時或熱性傳染病後。

2.牙齦紅腫腐爛出血，上覆灰白色或灰黃色假膜，口臭，唾液增多，疼痛明顯，碰觸易出血。頜下淋巴結腫痛。

3.伴有發熱、頭痛、飲食不香、便秘、尿赤等症。

【治療方法】

一、辨證論治

治法：疏風清熱解毒。

方藥：清疳解毒湯加減。牛蒡子、薄荷各5克，黃連、人中黃各3克，黃芩、玄參、連翹、生地、知母各10克。

便秘加大黃、芒硝。

二、局部處理

芒硝、白礬、食鹽各3克，加水200毫升擦洗口腔。

腐爛時搽綠袍散，腐脫後搽養陰生肌散。

三、佛禪療法

每日禪定二次，每次30分鐘。

每天頌大明咒二次，每次10分鐘左右。

每日六觀想一次。

- **智齒冠周炎**

智齒冠周炎中醫稱「牙根癰」。因內有積熱，複感風邪，風熱相搏而成。

【診查要點】

1.青年人生長智齒。

2.智齒處牙齦紅腫脹痛，壓之可從齦縫中溢出膿液，腮頰處有明顯腫脹。

3.牙關開合困難，吞咽說話都有影響。

4.重者有惡寒發熱、頭痛身疼、不思飲食、便秘等全身症狀。頜下淋巴結腫痛。

5.血白細胞總數及中性粒細胞增高。

【治療方法】

一、辨證論治

治法：疏風清熱消腫。

方藥：牛蒡解肌湯加減。牛蒡子、夏枯草、赤芍、僵蠶、皂刺、黃芩、山梔各10克，黃連3克，生甘草5克。

二、局部處理

腮頰腫處用金黃膏外敷。膿腫形成時切開排膿。按扁桃體炎用漱口藥水漱洗，搽冰硼散。

三、針灸療法

取穴：下關、頰車、內庭、合谷。

四、佛禪療法

每日禪定三次，每欠20分鐘。

每天頌大明咒三次，每次5分鐘左右。

每日六觀想一次。

• 牙周膿腫

牙周膿腫中醫稱為「牙癰」，是由過食膏粱厚味，胃經火毒上攻而成；或因齲齒、牙周疾病而誘發。多發性牙周膿腫，常與過度勞累、營養不良、糖尿病等正氣虛弱有關。

【診查要點】

1.患牙持續性疼痛，牙齦上有局部性腫塊，化膿時腫塊變軟或從齦縫中溢膿。病牙處腮頰或上唇腫脹。頜下淋巴結腫痛。

2.常伴有畏寒發熱、口乾、便秘等全身症狀。

【治療方法】

一、辨證論治

治法：清胃解毒。

方藥：清胃湯加減。生升麻5克，黃連、生甘草各3克，生地、丹皮各10克，銀花、連翹各15克，生石膏30克。

惡寒發熱加牛蒡子、薄荷。

口臭、便秘加生大黃、芒硝。

多發性牙周膿腫，應積極治療全身性疾病。

二、局部處理

腮頰腫處敷金黃膏，口內搽冰硼散，膿腫形成時切開排膿。

三、佛禪療法

每日禪定三次，每次20分鐘。

每天頌大明咒三次，每次5分鐘左右。

每日六觀想一次，禮拜心佛一次。

【預防】

有齲齒牙周疾病者，平時應重視治療，以免復發。

第二十章

肛腸疾病治療法

一、痔瘡

痔瘡的發病率很高，經調查約占全民的一半以上，女性的發病率高於男性，多由腹瀉便秘，久坐久立，負重遠行，嗜食辛辣曲酒等，誘發本病。痔瘡分為內痔、外痔、混合痔三類。

【診查要點】

詳細追查病史，局部均需指診和肛門鏡窺診，各類痔瘡的診斷標準如下：

1.內痔分為三期：

(1)**一期內痔：**排便時常有出血、滴血或射血。肛鏡檢查，齒線緣黏膜或肛腸柱隆起充血，病人除發現出血外，常無疼痛、脫出等自覺症狀。

(2)**二期內痔：**大便時內痔脫出，便後能自行回位，並有間斷性的便血，肛門鏡檢查，可見內痔如球狀突出。

(3)**三期內痔：**大便時內痔容易脫出，不能自行回位，必須手托或臥位休息以後，才能回進肛門。嚴重期內痔，病人在步行、體力勞動時，都會自行脫出。

2.外痔分為四種：

(1)**炎性外痔**：肛門齒線以外的皮膚部分，有大小不等的外痔贅生，常有紅、腫、熱、痛的炎症。

(2)**血栓性外痔**：肛周有淡藍色的血腫形成，伴有急性炎症，充血水腫，因而疼痛比較嚴重。皆由肛周皮下毛細血管破裂出血後淤血凝結而成。

(3)**結締組織性外痔**：肛周有皮贅樣大小不同隆起的組織，有炎症時發癢或疼痛，婦女患者最多。

(4)**靜脈擴張性外痔**：肛門邊緣有團狀的靜脈叢脹大，大便以後，久蹲或勞累以後，靜脈叢的脹大更為明顯，嚴重者也會發炎疼痛。

3・混合痔：

內痔和外痔，在肛門齒狀線上下方同一位置上發生，聯成一體，括約肌間溝消失，稱為混合痔。混合痔外痔部分，以結締組織性、靜脈曲張性為多。

【治療方法】

痔瘡的治療，由於專科的普及和學術的發展，已有了很大的變化，除了傳統醫療方法正在不斷改進和提高以外，在物理療法方面，又引進了鐳射、微波、熱療機、液氮冷凍、冷針、磁療等現代科技。

這些新方法，對痔瘡的治療，都有控制臨床症狀和灼除病灶的功能，但也有對鄰近正常組織產生損傷性反應和醫療費用昂貴等問題。

一、結紮療法

適應證：二、三期內痔。

禁忌症：肛門部有其他急性感染、急慢性腸炎、嚴重的心血管和其他全身合併病、婦女妊娠期等。

結紮方法：結紮治療，能使痔瘡阻斷、壞死、脫落，治療較徹

底，遠期效果較好，對健康組織沒有意外的損害。使用的材料，有7～10號綠線和氣門芯膠管小圈兩種。

絲線結紮的方法是，局部常規消毒和常規準備，不易脫出的內痔，需要局部或腰俞麻醉，容易脫出的內痔，則不需要麻醉，用大彎鉗夾持內痔基底部，8字形貫穿縫合結紮。或用吸引套紮器或拉勾套孔器，將內痔吸入或拉入套圈內，將小膠皮圈推向內痔基底部，使內痔血流與體內阻斷，以致壞死而脫落。可同時結紮3～4個肉痔。

術後處理：首先保持大便通暢，必要時給服通便劑。術後肛門有輕度墜脹，可用少量痔瘡膏注入肛內。

結紮後一般需7～10天，才能脫落線，在此期間，應避免較重的體力活動和外出旅行，以免內痔脫落時，創面滲血不止。一旦發生出血，需找有經驗的醫生，查找出血的病灶，進行有效的止血措施，如油紗布壓迫、局部結紮或縫紮止血，也可用注射液，如5％明礬液、消痔靈、5％石炭酸甘油等，1毫升左右，注射止血。

二、切除結紮療法

適應證：混合痔，三期內痔纖維化，內痔合併乳頭瘤等症。

禁忌症：同結紮療法。

切除結紮療法的手術要點：

(1)外痔部分或纖變的內痔部分切開分離，至齒線緣或齒線稍上方黏膜部分，而後用大彎鉗沿內痔基部夾緊。

(2)取7號或10號粗絲線在鉗子底部貫穿結紮，被結紮的痔瘡組織，再以硬化劑或壞死劑如消痔靈、5％明礬液2～4毫升注射。

(3)然後將壞死的痔組織切除1／2～2／3。

(4)切除和結紮的痔組織既不宜過多過深，又不宜過少過淺。

(5)切口的方向，應與肛門縱軸平行，如遇環狀混合痔，要做多個

切口，切口與切口之間，應保持一部分皮膚和黏膜，既有利創面的生長，又可避免因切口過大瘢痕收縮，而致肛門狹窄。

(6)術畢應仔細止血，修正創面，用生肌散加凡士林紗布填塞，加壓固定。

術後觀察和處理：

(1)術後肛門部有較重的腫脹和疼痛，應給予適量的有效的針痛劑。

(2)手術當天，如小便瀦留，可給予燈心草3克，竹葉10克，泡開水飲服。

(3)小便不暢，也可用針灸的方法，取穴如氣海、三陰交等。

(4)如肛部敷料加壓較緊，術後5小時以上，可以適當放鬆。

(5)術後24小時以後開始大便，如果大便難解，第二天晚上給服麻仁丸10克，或果導2片，以達到大便暢解，如術後72小時尚未大便，應給溫開水低壓灌腸通便。

(6)術後第6～10天左右，結紮的痔核脫落，應注意創口有無出血，如遇多量紫黑色出血現象，必須在局部麻醉下，及時尋找出血點，縫紮止血。創口慢性滲血，也可注射硬化劑止血，如果出血超過500毫升以上，有虛脫休克症狀者，應補液輸血，嚴密觀察，以防發生意外。

(7)術後必須臥床休息兩周，避免體力勞動和多走多動，忌吃辛辣刺激食物。

(8)排便後溫開水坐浴，創口常規消毒，換藥。

三、消痔療法

適應證：一、二、三期內痔。

禁忌症：同結紮療法。

消痔製劑：(1)5％枸橼酸液(又名603消痔液)。(2)消痔靈。

藥液配製：(1)1：4枸橼酸消痔液，取5％枸橼酸消痔液1毫升加入1％普魯卡因4毫升即成。(2)1：1消痔靈注射液，取消痔靈1毫升加入1％普魯卡因1毫升即成。

注射方法：術前需排空大小便，用肛門鏡插入肛管，暴露內痔，局部清洗消毒，而後將藥液注入痔核黏膜下層內，藥液浸潤之處，內痔黏膜即發生淺灰色變化，注射即可停止。每個痔可注射3～5毫升，針刺勿宜過深，一般在痔的黏膜下層內，針頭應沿黏膜下平行刺入。

術後當天禁止大便，避免重體力勞動2～3天，5～7天後復查。

四、切除療法

適應證：各型外痔、乳頭瘤和乳頭肥大等。

禁忌症：與結紮療法相同。

術前準備：與切除結紮法同。各型外痔，均可採用局部麻醉，而後將痔的組織摘除。病灶要徹底清除，傷口又不宜過大，對切除的創面，仔細檢查有否出血現象，要做好止血鉗的或壓迫的局部止血。術後要保持大便通暢，便後，必須清創換藥，以利創面的早日癒合。

五、對症治療

對症治療，是以藥物的內服與外用及針灸等以治療痔的出血、腫脹、疼痛、發炎、便秘等臨床症狀。

如肉痔便血較多，可給涼血地黃湯加減內服。

處方：細生地15克，當歸10克，地榆10克，槐花10克，黃芩10克，荊芥10克，赤芍10克，仙鶴草15克，阿膠10克，炒蒲黃10克。

如痔出血兼有便秘者，加火麻仁10克，生大黃5克。

體虛者根據氣虛和血虛的辨證，加黨參、黃芪或丹參、雞血藤。

出血而兼有痔瘡腫痛難忍，加黃連、澤瀉、車前草，以清火除濕。

肛門局部腫脹的病人，還可以清熱退腫的中藥，如魚腥草30克、荔枝草30克、菊花30克、黃柏20克、虎杖20克，煎湯1200毫升，坐浴熏洗。

針灸取穴：體針取二白、承山、長強；耳針取神門、交感，可治痔痛和痔血。艾灸百會，可治肛門或直腸脫垂。

六、佛禪療法

每日禪定三次，每次20分鐘。

每天頌大明咒三次，每次5分鐘左右。

每日六觀想一次。

每日禮拜心佛三次，念大明咒十遍。

二、肛裂

肛裂是肛管部因腸燥血熱便秘或肛道有慢性炎症等引起縱形創傷，發病率約占肛門直腸常見病的4.52%。患者常在大便時出現肛門劇痛、出血、便秘等症，要求專科診治。

【診查要點】

1.大便時肛門有刀割疼痛，便後常有小量鮮血流出，病重者疼痛可持續數小時。

2.檢查時常在肛管後中線上發生裂創，新鮮創面淺而細，鮮紅色；陳舊性肛裂，創面較大較深，邊緣發硬，多伴發外痔，創面呈暗紅色。

3.診斷標準：

一度肛裂：創面邊緣整齊、新鮮。

二度肛裂：創面較大，邊緣增厚變硬欠整齊，有形成外痔的增生組織。

三度肛裂：創面較深較大，創緣組織增厚潛行，伴發哨兵痔或乳頭肥大。

【治療方法】

一、對症治療

肛裂主要是便秘引起，因此通導大便，是肛裂對症治療的重要方法。便秘的治療，是一項富有研究專題，這裡僅舉通導大便的幾個方藥：黃連上清丸5克，每日2次；麻仁丸5克，每日2次；五仁湯劑加味內服。

處方：郁李仁10克，甜杏仁10克，火麻仁10克，桃仁10克，炒棗仁10克，枳實10克，生川軍5克，煎服。

秘結時間較長，積糞較多，可用鹽水灌腸，開塞露注射肛內，挖除積糞等方法處理。局部以清創、消炎、止血，生肌藥外敷，黃連膏20克或黃芩膏20克，生肌散5克，混合外塗。中成藥如馬雲龍痔瘡膏、洗必泰痔栓等也有一定效果。

二、切除、擴肛手術

適應證：三度肛裂，二度肛裂，肛門有狹窄，外痔已形成，對症治療未能治癒時，均宜手術治療。

禁忌症：與痔瘡結紮療法同。

手術前準備亦與痔瘡切除結紮術同，局部或骶管麻醉。手術可分兩種形式：(1)病灶部切除，括約肌部分切開，使肛管擴大；(2)肛門左側，截石位5點處，切斷部分外括約肌和內括約肌的纖維，使肛管

擴大三至四個指頭，對肛裂病灶輕者可不予處理，重者可切除部分纖維性變的組織和外痔。術後處理與痔瘡切除術同。

三、佛禪療法

每日禪定三次，每次20分鐘。

每天頌大明咒三次，每次5分鐘左右。

每日六觀想一次，每日禮拜心佛三次，念大悲咒三遍。

附 錄

佛學小常識

　　佛教傳入中國有近2000年的歷史，它在漫長的歷史過程中，逐漸與傳統文化相融合，成為傳統文化的重要的組成部分。佛教涉及政治、經濟和社會生活各領域，其教義不僅影響著人們的思想、行為規範，而且與人類的生命健康緊密地聯結在一起。它包含著心理保健、醫藥治療、禪定修持、武術強身等方法。

　　佛教就是以佛陀釋尊為其開祖而尊崇信奉的宗教，它是世界三大宗教(佛教、基督教、伊斯蘭教)之一。約於西元前6世紀由釋迦牟尼創建於印度，以後廣泛傳播於亞洲許多國家和地區，並逐漸在歐美地區流行。

　　佛教的基本教義有：三科、十二緣起、四聖諦、八正道、三學、三法印等。

一、三科

　　佛教把人們所認識的一切事物和現象稱為「法」。一切諸法可分為蘊、處、界三類，稱為「三科」，並有五蘊、十二處、十八界之說。

　　(1)五蘊：這是構成一切法的身與心(個人方面的一切法)，或物質與精神(內外的一切法)的五種要素的聚集，這五蘊是色、受、想、行、識。

1.**色**：即物質世界，對人而言是指身體及肉體的物質性。

2.**受**：即感受，在肉體方面是指感覺上的快與不快等感受，在精神方面是指知覺上的苦樂等心情。受來自於感覺與知覺的感受作用，也是憑藉感覺與知覺而獲得的感情。

3.**想**：即表象作用，想有苦想、樂想、無常想、不淨想、厭惡想、大想、小想等。

4.**行**：即意志。

5.**識**：即統一各種心理作用的意識。

總之，五蘊就是包括個人身心與環境的一切物質和精神的五種要素。

(2)十二處：它是從感覺與知覺和認識上考察一切法，是六種感覺器官(六根)及其相對的客觀對象(六境)的概括，六根的每一根與六境的每一境分別相對應。

1.**眼根**：是指視覺能力或視覺器官(視神經)。

2.**耳根**：是指聽覺能力或聽覺器官(聽神經)。

3.**鼻根**：是指嗅覺能力或嗅覺器官(嗅覺神經)。

4.**舌根**：是指味覺能力或味覺器官(味覺神經)。

5.**身根**：是指觸覺能力或觸覺器官，它感覺到冷暖、痛癢、澀滑等。

6.**意根**：指知覺器官所有的知覺能力。

7.**色境**：是眼的對象——色境，是眼睛所能看到的東西。

8.**聲境**：是耳的對象——聲境，是如人及動物從聲帶發出的聲音。

9.**香境**：是鼻的對象——香境。

10.**味境**：是舌的對象——味境，如酸、甜、苦、辛、鹹等。

11.**觸境**：是身的對象——觸境。

12.**法境**：是意的對象——法境。

(3)十八界：是指六根、六境以及由此產生的六識的合稱。「識」就是認識。六識包括眼識、耳識、鼻識、舌識、身識、意識。

三科與人體生理及心理活動相聯結，也是人體生理心理活動的反映。當然，三科的內涵與之相比卻要廣泛而深刻得多，它不完全是人體生理學的內涵，卻又與之有著重要的聯結。三科的分類法其意圖是要求佛教徒從這三個方面來觀察人和人所面對的客觀世界，以破除「我執」的謬見，認識「無我」的道理。

二、十二緣起

「緣起」，即「依緣而起」，是指藉由各種條件而產生現象的原理。佛教認為，世界上的萬事萬物皆具備種種因(事物生滅的主要條件)、緣(事物生滅的輔助條件)才得生起或壞滅，因緣和合則生，因緣分散則滅，並沒有獨立實在的自體。

人為萬物之一，也是因緣和合的表現。整個人生可以分為十二個彼此互為條件或因果聯結的環節，即「十二緣起」，它們構成三世二重因果業報輪迴。

(1)無明：即無知，對佛教的根本思想的世界觀及人生觀的無知，表現為愚迷暗昧，不明佛理。

(2)行：因無明而產生的身、語、意三業(三行)，它包括善惡行為。

(3)識：指認識作用或主觀認識，如三科中五蘊、十八界中的識，即「六識」。

(4)**名色**：指「識」所緣的六境，聲、香、味、觸、法合稱為「名」，再加「色」，稱之為「名色」。

(5)**六處**：指「六根」，即眼、耳、鼻、舌、身、意等六根的感覺和知覺能力。

(6)**觸**：即由六根、六境、六識而有感覺。

(7)**受**：即「五蘊」中的受，是對苦樂的感受。

(8)**愛**：即貪等欲望。如對苦人憎避，對樂的愛求，是心中產生激烈的愛憎之念。

(9)**取**：即追求取著，是對愛念產生取捨的實際行動。

(10)**有**：即各種生存環境的條件，意指一切的存在。

(11)**生**：指日常生活中有某種經驗產生。

(12)**老死**：代表一切的苦惱。

這十二因緣依此有則彼有，此無則彼無的法則，流轉不息。人生之苦皆源於無明所引起的造業受果，只有消除無明，皈依佛法，才能求得解脫，斷絕輪迴，達到「涅槃」和理想境界。

佛教的緣起學說，說明了人的緣起關係，個人是存在於與周圍環境關係之上的。個人既受外界善惡的影響，同時也不斷地影響周圍環境，「近朱者赤，近墨者黑」就是這個道理；個人的生存還表現了衣食住行、生老病死等方面，這些都與社會廣泛而必然地聯結在一起，佛教「眾生恩」就是指唯有依靠周圍社會的庇蔭，我們的生活才可繼續下去。

緣起學說，把人類生命與健康放在周圍環境之中加以考慮，只有依靠環境，適應社會才能健康成長。

三、四聖諦

「諦」，是實在或真理的意思，它在佛教哲學裡，是一般通用的概念和方法。「四聖諦」則是早期佛教理論的基本要點，也是佛學的基礎，這四諦為苦諦、集諦、滅諦、道諦，其核心是宣揚整個世界和全部人生皆為無邊之苦海。

(1)苦諦

這是對自然環境和社會人生的價值判斷；以為世俗世界的一切，本性都是「苦」。如生、老、病、死等四苦，與愛別離、怨憎會、求不得、五蘊盛苦合稱「八苦」。這些苦都包括於「三苦」之中，即寒熱饑渴引起的「痛苦」，榮華富貴不能持久之「壞苦」，人世言行、生活環境變幻無常之「行苦」。

(2)集諦

這是要人們認識造成諸苦的原因，是一切眾生，長期以來，由於貪嗔愚癡的行動，造成的善惡行為，導致生死輪迴產生。

(3)滅諦

這是要人們相信造成世俗諸苦的一切原因可以斷滅，從而了脫生死，不再受三界內的生死苦惱，達到「涅槃」寂滅的佛教最高境界。

(4)道諦

這是達到「涅槃」寂滅境界的修行方法。它分為八部分而成為神聖的八正道。佛教認為依道諦修行，就可以脫生死輪迴而達到寂滅解脫的滅諦。

四、八正道

「八正道」是道諦的發揮，是具體指出的八種解脫諸苦、超脫生死輪迴、達到「溫馨」境界的途徑和方法。這八種方法是：

(1)正見

是具有四諦佛理的正確見解，也相當於日常生活中，在幹任何事情之前所做的通盤透徹的計劃。

(2)正思維

根據四諦的真理進行思維和分析，出家人就要以出家人的柔和、慈悲、清淨的心來思維。而我們一般的人則要正確地考慮自己的立場和出發點。

(3)正語

說話不要違背佛理，不要說妄語、綺語、惡語等，要說真實而且與人融洽有益的語言。

(4)正業

正確的行為，一切行為都要符合佛理；不做殺生、偷盜、邪淫等惡行，要愛護生命，樂於佈施與行善，信守道德。

(5)正命

符合佛理戒律的正當生活，生活要有規律，如睡眠、飲食、工作、運動、休息等等都要依規律進行，對於我們平常人來說，這是增進健康，提高生命品質的有效方法。

(6)正精進

毫不懈怠地修行佛法，以達「涅槃」的境界。精進是努力趨向理想和除去邪惡，是一切宗教的、倫理的、政治的、經濟的、身體健康方面的「善」增加。

(7)正念

念念不忘四諦真理，日常生活不可散漫隨意。

(8)正定

專心致志地修習佛教祥定，於內心靜觀四諦真理，以進入清靜的

境界。日常生活中也應心靈安靜，精神集中，心如明鏡止水，無念無忘，這也是生命健康之法。

佛教認為，若能依此八正道，則可令「苦」永盡，到達「涅槃」境界。也可由「凡」入「聖」，從迷界通向悟界。因此，八正道是每個欲求解脫的佛教徒必須首先做到的。

據說，釋迦對他的五個初傳弟子講法時，也講「正八道」，再宣「四聖諦」，而「四聖諦」又是釋迦受古印度治病四訣(善知病、善知病源、善知病對治，善知治病)的啟發而作。所以，「四聖諦」、「八正道」可以認為是釋迦為解釋生命現象而提出的最基本理論，反映了佛教的人生觀和世界觀，其中他對人類生命與健康的思考，對於後人來說仍不乏指導作用。

五、三學

「心地無非自性戒，心地無亂自性定，心地無疾自性慧」。這是禪宗六祖慧能對戒、定、慧三學的解釋。《傳燈錄》說：「無意名戒，無念名定，無妄名慧。」這戒、定、慧三學是互相聯結的整套佛教徒修身方法，它雖因教派不同而有所差異，但都貫穿了濃厚的健康教育思想。

佛教認為，要解脫痛苦，必須熄滅一切欲望和煩惱，才能達到「涅槃」的境界。這樣就必須按照教義長期修道，包括四念住、四正勤、四神足、五根、五力、七覺支、八正道等修行法門，共稱三十七道品，它們都包括在戒、定、慧三學裡。

(1)戒

約束身心，防止作惡。即按照佛教的戒律行事，防止行為、語

言、思想「三業」的過失，調整身心，養成良好的習慣，它要求佛教徒避開道德上的不善和惡德，在宗教、經濟及至肉體健康方面都不做與戒律相違背的事。

由於佛教教派不同，守戒也有所區別，對出家和居家之士要求也不相同。如小乘有五戒、八戒、二百五十戒等；大乘有三聚淨戒、十重四十八輕或等。

我們所熟悉的某些規律為：不殺生、不偷盜、不邪淫、不妄語、不飲酒等「五戒」，這是出家和在家弟子共持的戒律。「十戒」是出家沙彌所受的戒律，它在五戒的基礎上，加上不塗飾香鬘、不視聽歌舞、不坐高廣大床、不非時食、不蓄金銀財寶等五戒，共計十戒。此外，無貪、無嗔、無癡等也是戒學的內容。

(2)定

即禪定，要擯除雜念，專心致志，觀悟四諦。定是廣義的戒，若按戒來調整身心，接著就會產生統一心的定，從而要調身、調息、調心，使身心安靜統一，達到精神上既不昏沉瞌睡，又不紛馳煩惱的安和狀態。禪定有四禪八定、九種大禪、一百零八種禪定等說法。

修習禪定有許多功德。如以利佛教提了五種，即：

1.得現法樂住，有助於身心樂住健康；2.得觀，即得到悟的智慧；3.得神通；4.生於勝有；5.得滅盡定。

藉著學習禪可以依定得慧，並且對慧加以活用，因為在集中思慮觀悟的過程中，身心遠離愛欲樂觸而變得身心輕安，終於能集中思想，進而引發一種無漏的智慧。

(3)慧

即智慧，就是有厭、無欲、見真，要通達事理，斷除一切欲望和煩惱而獲得解脫。即能開動腦筋，專思四聖諦、十二因緣，以領悟佛

法，分別一切法的自相(特殊性)與共相(一般性)，最後摒除煩惱，證悟真理。

三學徹底轉變修行者的世俗欲望和原來的錯誤認識，以達到超脫生死輪迴的境界。可以說，戒、定、慧三學概括了全部佛教教義，也包含六度(即佈施、守戒、忍辱、精進、坐禪、智慧六波羅密)、三十七菩提等全部修行法門。

在三學中，以慧最為重要，戒和定都是獲得慧的手段。只有獲得慧，才可完全超脫生死輪迴，而達到「涅槃」境界。

這戒、定、慧三學貫穿了濃厚的健康教育思想，可以說它把人類追求健康長壽和幸福生活的思想，彙入這三學之中，從而吸引著廣大信奉者的追隨，其中也總結了許多健康長壽之法，提供了保健知識並向社會廣泛傳播。

六、三法印

「法印」是佛教用來鑑別佛法真偽的標準。凡符合法印的是佛法，違背法印的是不正確的佛法。佛教教義在發展中曾被概括為不能移易的根本教義就是「三法印」。這三法印為：諸行無常，諸法無我，涅槃寂靜。

(1)諸行無常

宇宙萬物都是虛妄幻化，處於瞬息萬變之中，是無常的。這種物質運動變化的理論與現代科學真理相一致，佛教則以此推論為「無常故苦」、「無常故無我」。

(2)諸法無我

世界上一切現象都是因緣和合，沒有獨立的實體或主宰者，人類

生命也是如此，只是由於無明的煩惱熏染，人們才迷執於我體，困擾於生老病死，輪迴於六道之中。諸法無我就是一切事物非我。

(3)涅槃寂靜

所有的貪欲滅盡，嗔恚滅盡，愚癡滅盡，達到無苦安穩的理想境界。因此，人們要悟破我體實無，進而才可外不迷於境，內不迷於我，於境知無常，於我知無我，以解脫起惑造業流轉生死招來的苦惱，這便是涅槃寂靜。

三法印是釋迦關於人生的三大命題，其教義也建立於「一切皆苦」之上，一個人要從苦海中解脫，就必須消除「無明」，打破「我執」，歸於「涅槃」。在這三大命題的召喚下，使不少宗教需要者以一種虔誠的心理需要，從佛教信仰和儀式中，從習禪修定中激發出特殊的情感體驗，獲得內心的安寧和解脫，在客觀上有利於他們的身心健康和生命長壽。

七、因果報應

在佛教中，因果報應是被使用最多的一個理論，它將因果並稱，是佛教思想體系的基礎。所謂「因」，亦可稱為「因緣」，泛指能產生結果的一切原因，包括事物存在和變化的一切條件。

佛教對「因」的解釋有「六因」、「十因」、「四緣」等。所謂「果」，亦稱為「果報」，即是從原因而生的一切結果。《瑜伽師地論》卷三十八說：「已作不失，未作不得。」認為任何思想和行為，都導致相應的後果，「因」未得「果」之前，不會自行消失；沒有業因，也不會得到相應的果報，因果相應，毫釐不差，這就是佛教所說的「因果報應」。

八、六道輪迴

佛教稱：善業是清淨法，不善業是染污法，以善惡諸業為因，能招致善惡不同的果報，是為業果。作為業果的表現形式，都是依於善惡二業而顯現出來的，依業而生，依業流轉。

所以，眾生行善則得善報，行惡則得惡報。而得到了善惡果報的眾生，又會在新的生命活動中造作新的身、語、意業，招致新的果報，故使凡未解脫的一切眾生，都會在天道、人道、阿修羅道、畜生、餓鬼道、地獄道中循環往復，這就是佛教所說的輪迴。

九、三寶

所謂「三寶」即是佛、法、僧。佛：最初是指佛教的創始人釋迦牟尼，後來泛指十方世界無數諸佛。法：是指諸佛所說的一切教法，包括佛教的一切理論學說。僧：指佛教的出家信徒，是依照佛的教法出家進行修行的人。佛、法、僧三者，合稱為「三寶」。

十、水陸法會

水陸法會，全稱法界聖凡水陸普度大齋勝會，亦稱法界聖凡水陸大齋普利道場，略稱法界聖凡水陸大齋、水陸道場、水陸會、水陸齋儀、有時稱悲濟會。這是為超度亡靈、拔救幽冥、普濟水陸一切鬼神而舉行的一種佛事活動，其內容主要為設齋誦經、禮懺施食，屬佛教中盛行的一種重要佛事。

十一、放焰口

「焰口」,為焰口施食或瑜伽焰口施食的略稱,原是由密教施諸餓鬼飲食法演變而來的一種佛事儀式。「焰口」本為一餓鬼名,原出《佛說救拔焰口餓鬼陀羅尼經》,故流行「焰口」一名,更以此來指稱施食餓鬼之法。

十二、度牒、戒牒

「度牒」是政府機構發給公度僧尼以證明其合法身份的憑證,而「戒牒」則是由僧官機構及傳戒師簽發給受戒僧尼以證明其所取得的資格的憑證。古代度牒一般由尚書省下的祠部頒發,故亦稱祠部牒。

唐代的度牒都用綾素、錦素、鈿軸製成,其形質與官吏的任命狀「綸誥」相似,宋代一度改用紙造,至南宋仍舊用綾。度牒上一般寫明所度僧尼的法名,俗名、身份(指明童子或行者及其職銜)、籍貫、年齡、所住或請住持寺院(入何寺院名籍)、所誦經典、師名等,並有祠部的批文、簽署日期和官署署名等。

僧尼有了度牒,便取得了合法的身份,留居本寺或行遊他方都不被為難,可獲免賦稅和勞役、兵役等義務,得到政府的保護。

戒牒並不像度牒那樣具有官方色彩,它是佛教內部的一種管理制度,由僧官機構及其僧官直接簽發,或由傳戒師發給。戒牒上一般要寫明受戒人,戒名(如菩薩戒等)、日期、傳戒和尚,證戒師、教授師、壇頭、和尚、同學伴侶、同受戒人及受戒發願文,未署僧錄等名,或蓋僧官機構的印章。其中證戒師、教授師、伴侶等有時象徵性地以佛、菩薩代之,簽署者一般為高級僧官。